ENERGIA SEM LIMITES

ENERGIA SEM LIMITES

DRA. CASEY MEANS
E CALLEY MEANS

Traduzido por Carolina Simmer

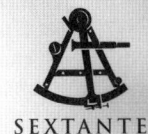

Este livro é uma obra de referência e não um manual médico. As informações nele contidas têm o objetivo de ajudar o leitor a tomar decisões conscientes sobre sua saúde. O propósito desta publicação não é substituir tratamentos nem orientações de profissionais da área médica. Caso você suspeite que tem um problema de saúde, nós o aconselhamos a consultar um médico. Além disso, busque a orientação desse profissional antes de tomar qualquer medicamento. Os autores e a editora não se responsabilizam por quaisquer efeitos colaterais que possam resultar do uso ou da aplicação das informações aqui apresentadas.

Título original: *Good Energy: The Surprising Connection Between Metabolism and Limitless Health*

Copyright © 2024 por Good Energy Health LLC
Copyright da tradução © 2025 por GMT Editores Ltda.

Todos os direitos reservados. Nenhuma parte deste livro pode ser utilizada ou reproduzida sob quaisquer meios existentes sem autorização por escrito dos editores.

coordenação editorial: Alice Dias
produção editorial: Livia Cabrini
preparo de originais: Ângelo Lessa
revisão técnica: Gilberto Stam
revisão: Hermínia Totti e Luis Américo Costa
diagramação: Valéria Teixeira
capa: Caroline Johnson
imagem de capa: Xorosho/ iStock/ Getty Images Plus
adaptação de capa: Ana Paula Daudt Brandão
impressão e acabamento: Bartira Gráfica

CIP-BRASIL. CATALOGAÇÃO NA PUBLICAÇÃO
SINDICATO NACIONAL DOS EDITORES DE LIVROS, RJ

M431e

    Means, Casey
        Energia sem limites / Casey Means, Calley Means ; tradução Carolina Simmer. -1. ed. - Rio de Janeiro : Sextante, 2025.
        384 p. ; 23 cm.

        Tradução de: Good energy
        ISBN 978-65-5564-988-8

        1. Síndrome metabólica. 2. Síndrome metabólica - Aspectos nutricionais. 3. Síndrome metabólica - Dietoterapia. I. Means, Calley. II. Simmer, Carolina. III. Título.

24-95498   CDD: 616.39
                              CDU: 616-008.9

Meri Gleice Rodrigues de Souza - Bibliotecária - CRB-7/6439

Todos os direitos reservados, no Brasil, por
GMT Editores Ltda.
Rua Voluntários da Pátria, 45 – 14º andar – Botafogo
22270-000 – Rio de Janeiro – RJ
Tel.: (21) 2538-4100
E-mail: atendimento@sextante.com.br
www.sextante.com.br

Para Gayle Means

*Nascida em 1949 e falecida em 2021 de câncer de pâncreas
(um transtorno metabólico evitável)*

SUMÁRIO

INTRODUÇÃO Tudo está conectado ... 9

PARTE 1 A VERDADE SOBRE A ENERGIA ... 21

1. A saúde compartimentalizada versus a saúde baseada na energia ... 23
2. A Energia Ruim é a fonte das doenças ... 46
3. Confie em si, não no seu médico ... 77

PARTE 2 COMO GERAR ENERGIA BOA ... 93

4. O corpo tem as respostas ... 95
5. Os seis princípios da alimentação para gerar Energia Boa ... 135
6. Como planejar uma refeição para gerar Energia Boa ... 159
7. Respeite seu relógio biológico ... 203
8. Recupere aquilo que a modernidade tirou de nós ... 227
9. A ausência de medo ... 256

PARTE 3 O PLANO DA ENERGIA BOA ... 281

Energia Boa em quatro semanas ... 283

PARTE 4 RECEITAS PARA ESTIMULAR A PRODUÇÃO DE ENERGIA BOA ... 325

AGRADECIMENTOS ... 379

INTRODUÇÃO

Tudo está conectado

Quando nasci, eu pesava 5,2 quilos. Os médicos da minha mãe a parabenizaram por parir um dos maiores bebês da história do hospital.

Minha mãe teve dificuldade para perder o peso da gravidez e seguiu lutando contra a balança por anos. Seu médico dizia que era normal – afinal, ela havia acabado de ter uma filha e estava envelhecendo. Disseram que ela deveria "comer de forma mais saudável".

Com 40 e poucos anos, ela recebeu o diagnóstico de hipertensão arterial, comumente chamada de pressão alta. Seu cardiologista explicou que isso era muito comum em mulheres de sua faixa etária e receitou um inibidor da enzima conversora da angiotensina (ECA) para ajudar a relaxar as artérias.

Com 50 e poucos anos, o clínico geral informou que minha mãe estava com o colesterol elevado (ou, mais precisamente, com triglicerídeos altos, colesterol HDL baixo e colesterol LDL alto). Ela recebeu uma receita de estatina e foi informada de que isso era quase um rito de passagem para pessoas da sua idade: a estatina é um dos medicamentos mais usados da história dos Estados Unidos, com mais de 221 milhões de prescrições por ano.

Com 60 e poucos, seu endocrinologista disse que ela estava pré-diabética. Explicou que isso também era muito comum e não havia motivo para preocupação. Afinal, trata-se de uma "pré-doença", que afeta 50% dos adultos americanos. Ela saiu do consultório com uma receita de metformina, medicamento prescrito mais de 90 milhões de vezes por ano nos Estados Unidos.

Em janeiro de 2021, quando tinha 71 anos, minha mãe estava fazendo uma de suas caminhadas diárias com meu pai perto de casa no norte da Califórnia. De repente, sentiu uma dor forte na barriga e um cansaço atípico. Preocupada, marcou consulta com seu clínico geral, que pediu tomografia e exame de sangue.

No dia seguinte, ela recebeu os resultados no celular: câncer de pâncreas estágio IV.

Treze dias depois, faleceu.

Os oncologistas no Stanford Hospital chamaram seu câncer de pâncreas de um "azar". Minha mãe – que na época do diagnóstico se consultava com *cinco especialistas diferentes*, que receitavam *cinco medicamentos diferentes* – passou a década anterior recebendo elogios de seus médicos por ser "saudável" em comparação com a maioria das mulheres de sua faixa etária. E, estatisticamente, ela era mesmo: o americano médio com mais de 65 anos se consulta com 28 médicos ao longo da vida. Por ano, 14 receitas são prescritas para cada americano.

É óbvio que há algo de errado com as tendências de saúde que afetam nossos filhos e pais – e nós mesmos.

Entre os adolescentes, 18% têm gordura no fígado, quase 30% estão pré-diabéticos e mais de 40% estão acima do peso ou obesos. Cinquenta anos atrás, muitos pediatras passavam a carreira inteira sem se deparar com essas doenças em seus pacientes. Hoje, jovens adultos estão inseridos numa cultura em que problemas como obesidade, acne, exaustão, depressão, infertilidade, colesterol alto e pré-diabetes são comuns.

Seis de cada dez adultos vivem com doenças crônicas. Cerca de 50% dos americanos enfrentarão alguma doença mental durante a vida e 74% dos adultos estão acima do peso ou obesos. Os níveis de câncer, doenças cardiovasculares, doenças renais, infecções do trato respiratório e transtornos autoimunes aumentam ao mesmíssimo tempo que gastamos cada vez mais dinheiro para tratar essas condições. Diante dessas tendências, a expectativa de vida dos americanos vem apresentando a mais longa queda desde 1860.

Estamos convencidos de que o aumento da prevalência dessas condições – tanto mentais quanto físicas – faz parte da experiência humana e somos orientados a usar "inovações" da medicina moderna para combatê-las. Nas décadas que antecederam o diagnóstico de câncer da minha mãe, ela foi informada de que o aumento do colesterol, da circunferência abdominal, da glicemia em jejum e da pressão arterial eram condições "tratáveis" para sempre com um simples comprimido.

Porém, em vez de questões isoladas, todos os sintomas que minha mãe sentia antes da morte eram sinais de alerta da mesma coisa: um desequilíbrio na maneira como suas células produziam e usavam energia. Até o fato de eu ter nascido grande – dentro dos critérios para macrossomia fetal (literalmente, "bebê grande") – era um forte indicador de disfunção na produção de energia de suas células e quase certamente um sinal de diabetes gestacional não diagnosticada.

O problema é que, ao longo de décadas de sintomas, minha mãe – e a maioria dos adultos da atualidade – foi orientada a simplesmente tomar remédios, nunca foi incentivada a descobrir como suas questões estavam conectadas e como tratar a raiz do problema.

Existe um caminho melhor a seguir, e seu primeiro passo é compreender que a maior mentira da medicina é que o motivo de estarmos ficando mais doentes, pesados, deprimidos e inférteis é complexo.

Meu ponto de vista pode parecer radical, até você se dar conta de que praticamente nenhum animal selvagem passa por epidemias de doenças crônicas. Não existe epidemia de obesidade, doenças cardíacas ou diabetes tipo 2 entre leões ou girafas. Por outro lado, atualmente 80% das mortes humanas são causadas por condições evitáveis causadas pelo estilo de vida.

Depressão, ansiedade, acne, infertilidade, insônia, doenças cardiovasculares e muitas outras doenças que atrapalham e encurtam nossa vida são causadas pela *mesma coisa*. E a capacidade de prevenir e reverter essas condições – e nos sentirmos bem *hoje* – está sob nosso controle e é mais fácil de alcançar do que se imagina.

ENERGIA BOA

Quero compartilhar uma visão de saúde grandiosa e ousada. Ela prevê a saúde e a longevidade de cada indivíduo com base em algo simples, poderoso e fundamental, um fenômeno fisiológico que pode mudar radicalmente a forma como você se sente e age hoje e daqui para a frente. Chama-se Energia Boa, e seu impacto revolucionário vem do fato de ela nos propiciar aquilo que (literalmente) nos faz funcionar: células com energia para nos manter nutridos, com estabilidade mental, equilíbrio hormonal, imunidade alta, coração saudável, corpo funcional e muito mais. A Energia Boa é a função fisiológica básica que, mais do que qualquer outro processo do corpo, determina nossa propensão a ter ótima saúde mental e física.

A Energia Boa também é conhecida como "boa saúde metabólica". Metabolismo se refere ao conjunto de mecanismos celulares que transformam alimentos em energia para nutrir cada célula no corpo. Talvez você nunca tenha se perguntado se tem Energia Boa. Quando a produção de energia celular funciona bem, não precisamos "pensar" nela nem ter consciência dela. Ela simplesmente existe. O corpo humano conta com um incrível conjunto de mecanismos que fazem a Energia Boa acontecer a cada segundo de cada dia; esses mecanismos celulares criam uma energia constante e equilibrada, fazem a distribuição dela por todas as células do corpo e limpam os resíduos do processo, que podem travar o sistema se não forem eliminados.

Quando você descobre como funciona esse processo físico essencial, se torna uma pessoa diferente, de um jeito verdadeiramente positivo. Você se sente cheio de vida e animado, passa a ter clareza mental. Tem um peso saudável, um corpo livre de dores, uma pele boa e um humor estável. Se quiser filhos e estiver em idade fértil, terá a fertilidade natural que nasceu para ter. Se estiver envelhecendo, não sentirá a ansiedade causada pela expectativa de sofrer um rápido declínio físico ou mental ou de desenvolver uma doença "de família".

Por outro lado, quando você perde o controle da Energia Boa, muitas coisas começam a dar errado – afinal, órgãos, tecidos e glândulas são conjuntos de células. A perda da capacidade de alimentar essas células de forma apropriada e segura faz com que os órgãos formados por elas tenham dificuldades e comecem a falhar – o que não surpreende. Resultado: praticamente qualquer doença pode surgir, e, hoje em dia, levando em conta as pressões sofridas pela Energia Boa, é exatamente isso que acontece.

Simplificando, trata-se de um problema de incompatibilidade. Os processos metabólicos que comandam o corpo evoluíram ao longo de milhões de anos num relacionamento sinérgico com o ambiente que nos cerca. O problema é que as condições ambientais ao redor das células do nosso corpo mudaram de forma drástica e veloz nas últimas décadas. De lá para cá, tudo mudou: nossa dieta, nossos padrões de movimento e de sono, nossos níveis de estresse e nossa exposição a substâncias químicas não naturais. O ambiente para as células do ser humano médio moderno é radicalmente diferente daquele que as células esperam e precisam ter.

Essa incompatibilidade evolutiva faz com que a função metabólica normal se transforme em disfunção, ou seja, Energia Ruim. E quando pequenos distúrbios celulares ocorrem em cada célula, a cada segundo, o efeito se amplia, estendendo-se por tecidos, órgãos e sistemas, o que prejudica nossos sentimentos, pensamentos e ações, nossa aparência, nosso envelhecimento e até nossa capacidade de combater agentes patológicos e evitar doenças crônicas. Na verdade, quase todo sintoma crônico de saúde tratado pela medicina ocidental é resultado do impacto negativo dos nossos hábitos sobre as nossas células. Isso é algo terrível e acontece aos poucos: a Energia Ruim gera células enfraquecidas, órgãos enfraquecidos, corpos enfraquecidos e dores.

Nós temos duzentos tipos de células no corpo, e, quando a Energia Ruim se faz presente em diferentes tipos de célula, diferentes sintomas podem surgir. Por exemplo, se uma célula tecal do ovário tem Energia Ruim, ela pode se manifestar como infertilidade na forma da síndrome do ovário policístico. Se uma célula que reveste vasos sanguíneos tem Energia Ruim, ela pode se manifestar como disfunção erétil, doenças cardiovasculares, pressão alta, problemas na retina ou doença renal crônica (problemas resultantes da circulação sanguínea ineficiente em diferentes órgãos). Se uma célula do fígado tem Energia Ruim, ela pode se manifestar como doença hepática gordurosa não alcoólica (DHGNA), que é o acúmulo de gordura no fígado. No cérebro, a Energia Ruim pode se manifestar como depressão, acidente vascular cerebral (AVC), demência, enxaqueca ou dores crônicas, dependendo do local onde os processos celulares anômalos são mais proeminentes.

Pesquisas recentes mostram que cada uma dessas condições – e dezenas de outras – está diretamente ligada a questões metabólicas, um problema na forma como as células produzem energia: essa é a Energia Ruim. No entanto, a maneira como exercemos a medicina não acompanhou essa descoberta. Continuamos "tratando" as *consequências* da Energia Ruim nos órgãos, e *não* a Energia Ruim em si. O problema é que nunca conseguiremos reverter a queda nos níveis de saúde atuais se não resolvermos o problema certo (disfunção metabólica); é por isso que quanto mais gastamos em tratamentos de saúde, quanto mais os médicos trabalham, quanto mais acesso a cuidados e medicamentos oferecemos a pacientes, piores são os resultados.

Em comparação com 100 anos atrás, consumimos muito mais açúcar (até 3.000% mais xarope de frutose), temos empregos mais sedentários e dormimos 25% menos tempo. Também somos expostos a mais de 80 mil substâncias químicas sintéticas na comida, na água e no ar. Como resultado desses e de muitos outros fatores, nossas células deixaram de produzir energia como deveriam. Muitos aspectos da vida industrializada do último século têm uma capacidade única e *sinérgica* de atacar a usina de energia dentro das células. Resultado: disfunção celular por todo o corpo, que se manifesta na explosão de doenças e sintomas crônicos que encaramos hoje.

O corpo tem formas simples de mostrar que está sofrendo disfunção metabólica: aumento da gordura abdominal, colesterol acima do ideal, glicose em jejum elevada, pressão arterial alta. Minha mãe sofria dessas quatro condições, e 93% dos americanos estão na zona de perigo de pelo menos um marcador metabólico importante.

Tirando o excesso de gordura abdominal, por fora minha mãe parecia saudável. Era animada, alegre e cheia de disposição, e parecia anos mais jovem do que era. A disfunção metabólica é esquisita nesse sentido: não necessariamente se manifesta por todos os lados de uma só vez e parece diferente em cada pessoa, dependendo dos tipos de célula que manifestam o problema de maneira mais óbvia.

O caso da minha mãe é só um exemplo de algo que acontece todos os dias com milhões de pessoas e famílias. Estou escrevendo este livro porque a história dela é relevante para todo mundo. As doenças não são eventos aleatórios que podem acontecer no futuro, e sim o resultado das escolhas que fazemos e de como nos sentimos hoje. Se você vem travando uma batalha contra questões de saúde irritantes e aparentemente não letais – como cansaço, confusão mental, ansiedade, artrite, infertilidade, disfunção erétil ou dores crônicas –, saiba que um dos fatores básicos que geram esses problemas costuma ser a mesma coisa que causará uma doença "grave" em algum momento posterior da sua vida caso você não comece a se cuidar. Esta informação é difícil de assimilar e pode ser assustadora, mas é fundamental: se você ignora os problemas menores que se manifestam hoje e os enxerga como leves sinais de Energia Ruim se manifestando no seu corpo, no futuro é bem possível que esses sinais se tornem bem mais gritantes.

ACORDE

Durante boa parte da vida adulta fui defensora ferrenha do sistema de saúde moderno e colecionei credenciais para crescer dentro dele: com 16 anos estagiei nos Institutos Nacionais de Saúde (NIH, de National Institutes of Health), com 18 fui líder da minha turma de faculdade em Stanford, com 21 recebi o prêmio de melhor tese de graduação em biologia humana, com 25 me formei como melhor aluna da turma na Faculdade de Medicina de Stanford, com 26 fui residente cirúrgica de otorrinolaringologia na Universidade de Saúde e Ciências do Oregon (OHSU, na sigla em inglês) e com 30 colecionava prêmios de pesquisa no campo da otorrinolaringologia. Publiquei em periódicos renomados de medicina, apresentei pesquisas em conferências nacionais, passei noites e noites solitárias em claro, estudando, e era o orgulho da família. Essa era minha identidade.

Mas, no quinto ano da residência cirúrgica, conheci Sophia.

Sophia era uma mulher de 52 anos atormentada por uma sinusite recorrente que causava dificuldade para respirar e um odor desagradável persistente nas narinas. No ano anterior, seus médicos tinham receitado sprays nasais com esteroides, antibióticos, esteroides orais e lavagens nasais com medicamentos. Ela havia feito tomografias, endoscopias nasais e uma biópsia de pólipo nasal. As infecções recorrentes a levavam a faltar ao trabalho e afetavam seu sono, e ela apresentava sobrepeso e pré-diabetes. Também tomava medicamentos para pressão alta e sofria de dores nas costas e depressão, que atribuía às suas questões de saúde e ao fato de que estava envelhecendo. Consultava-se com diferentes médicos e tinha planos de tratamento distintos para cada problema.

Nenhum dos medicamentos para a sinusite estava resolvendo o problema, então ela procurou meu departamento para fazer uma cirurgia. Em

2017, eu era uma jovem médica começando o quinto e último ano de treinamento cirúrgico.

Na sala de operação, inseri uma câmera nas narinas de Sophia e usei um instrumento para quebrar os ossos e o tecido inchado, depois aspirei as cavidades nasais, a poucos milímetros de seu cérebro. No pós-operatório, os anestesistas tiveram dificuldade para controlar sua glicemia com insulina e sua pressão arterial com anti-hipertensivos intravenosos.

– Você me salvou – disse ela, segurando minha mão após o procedimento.

Mas, olhando nos seus olhos após a cirurgia, eu não me sentia orgulhosa; na verdade, me sentia derrotada.

Na melhor das hipóteses, eu tinha aliviado os vários sintomas de sua inflamação nasal crônica, mas não havia feito nada para curar a dinâmica que causava a inflamação em si. Também não fiz nada para melhorar sua saúde. Sabia que ela voltaria com muitos outros sintomas e continuaria visitando especialistas para tratar problemas que não eram da minha alçada. Ela sairia "saudável" da operação após eu alterar para sempre sua anatomia nasal? Qual era a chance de os fatores causadores do pré-diabetes, do sobrepeso, da depressão e da pressão alta (condições essas que eu sabia que estavam relacionadas à inflamação) não terem absolutamente *nada* a ver com sua inflamação recorrente?

Sophia foi minha segunda cirurgia de sinusite do *dia*, a quinta da semana. Durante minha residência eu tinha realizado esse procedimento centenas de vezes, mas grande parte dos meus pacientes voltava ao hospital para novos procedimentos nasais e também para tratar outras doenças – as mais comuns sendo diabetes, depressão, ansiedade, câncer, doenças cardiovasculares, demência, hipertensão arterial e obesidade.

Embora eu fizesse cirurgias em tecidos inflamados da cabeça e do pescoço todo santo dia, nunca – *jamais* – me ensinaram o que *causa* a inflamação no corpo humano e quais são suas ligações com as doenças crônicas inflamatórias que tantos americanos enfrentam hoje. Nunca fui incentivada a perguntar: *Por que tanta inflamação?* Minha intuição me dizia que talvez as condições de Sophia estivessem associadas, mas, em vez de ouvir essa voz interior, eu me mantinha focada na minha especialidade e seguia as regras, usando bloco de receitas médicas e bisturi.

Pouco depois do meu encontro com Sophia, adquiri uma convicção avassaladora de que não poderia operar mais nenhum paciente até descobrir por que as pessoas adoeciam, apesar de toda a abrangência e todo o escopo de nosso sistema de saúde.

Eu queria entender por que tantos problemas vinham aumentando de forma exponencial, com padrões nítidos que indicavam possíveis conexões entre si. E mais importante: eu precisava descobrir se, como médica, podia fazer algo para manter meus pacientes *fora* da sala de cirurgia. Eu tinha me tornado médica para ajudar meus pacientes a ter boa saúde, e não para passar o dia medicando e cortando o maior número possível de pessoas para, no fim, entregar a conta.

Para mim, ficava cada vez mais claro que, embora estivesse cercada de profissionais que entravam na medicina para ajudar pacientes, a realidade é que toda instituição de saúde – de faculdades de medicina a empresas de planos de saúde, hospitais e fabricantes de medicamentos – ganha dinheiro "tratando" a doença, e não curando o paciente. Esse incentivo cria uma mão invisível que leva pessoas boas a permitir resultados ruins.

Meu grande objetivo era chegar ao topo da área médica, e operar pacientes era meu único plano. Na minha cabeça, não havia alternativa, e a verdade é que a essa altura meio milhão de dólares já tinham sido investidos na minha educação. Na época, eu ainda não conseguia me imaginar fazendo outra coisa além de ser cirurgiã.

Mas todas essas considerações pareciam irrelevantes em comparação com o único fato gritante que não saía da minha cabeça: **os pacientes não estão melhorando.**

Em setembro de 2018, no meu aniversário de 31 anos, poucos meses antes de completar meus cinco anos de residência, fui à sala do diretor da OHSU e pedi demissão. Na época eu tinha uma parede cheia de prêmios e honrarias pelo desempenho como médica e pesquisadora, e sistemas hospitalares renomados me oferecendo cargos com altos salários. Mesmo assim, saí da OHSU e embarquei numa jornada para entender os reais motivos que fazem as pessoas adoecerem e como ajudá-las a recuperar e manter a saúde.

As descobertas que fiz nessa jornada não poderiam salvar minha mãe – é bem provável que o câncer estivesse se desenvolvendo silenciosamente muito antes de eu abandonar a medicina convencional. Escrevo este livro porque milhões de pessoas podem melhorar e prolongar seu tempo de vida agora, seguindo princípios simples que médicos não aprendem na faculdade.

Também estou convencida de que nossa falta de conhecimento sobre a origem das doenças representa uma crise espiritual mais abrangente. Nós perdemos o fascínio pelo nosso corpo e pela vida, nos afastamos da produção dos alimentos que ingerimos, nos tornamos mais sedentários devido ao trabalho e aos estudos, nos desconectamos de nossas necessidades biológicas básicas, como sol, sono, água e ar puros. Com isso, nosso corpo se encontra num estado constante de confusão e medo. Nossas células estão extremamente desreguladas, e isso afeta nosso cérebro e nosso corpo, que determinam nossa percepção do mundo.

O sistema de saúde se aproveitou desse medo e oferece "soluções" para os sintomas dessa disfunção. É por isso que o sistema de saúde é o maior setor da economia americana e o que cresce mais rápido. Somos forçados a ter uma visão reducionista e fragmentada do corpo, que nos divide em dezenas de partes, mas essa visão não incentiva o desenvolvimento humano. Na realidade, o corpo é uma entidade incrível e interconectada que o tempo todo se regenera e troca energia e matéria com o ambiente externo sempre que comemos, respiramos e absorvemos a luz do sol.

Não resta dúvida de que o sistema de saúde americano produziu milagres nos últimos 120 anos, mas estamos perdidos em relação à prevenção e reversão dos transtornos metabólicos hoje responsáveis por mais de 80% dos custos de tratamentos e das mortes. A situação é desesperadora, mas este é um livro sobre otimismo e ações práticas. Um dos pontos positivos do nosso sistema de saúde é o fato de podermos criticá-lo e reformulá-lo. Em momentos cruciais do passado, a engenhosidade humana criou avanços e mudanças que poucos conseguiam imaginar.

A próxima revolução na saúde partirá da compreensão de que quase todas as doenças têm origem na energia e de como a resposta para isso é ser mais generalista e menos especializado. Veremos como as doenças estão conectadas, e não isoladas, uma realidade que pesquisas recentes vêm começando a mostrar e esclarecer, agora que temos ferramentas e tecnologias para entender de verdade o que acontece dentro das células no nível molecular. Quando mudamos nossa mentalidade e adotamos o paradigma focado na energia, rapidamente conseguimos curar nosso sistema e nosso corpo. Felizmente, melhorar a Energia Boa é mais fácil e simples do que parece – e você pode tomar medidas para fazer disso uma prioridade na sua vida. Este livro mostrará o que você deve fazer.

A Parte 1 explica cientificamente como o metabolismo desregulado dá origem às doenças e mostra por que o sistema de saúde atual ignora o problema. A Parte 2 apresenta estratégias para nos sentirmos melhor hoje. A Parte 3 reúne todos esses conceitos em um plano prático e a Parte 4 apresenta 33 receitas que seguem princípios de Energia Boa na alimentação. Ao longo do livro contarei histórias sobre minha experiência dentro e fora do sistema e apresentarei a visão de grandes nomes da área da saúde metabólica.

Nosso objetivo é encher o corpo de Energia Boa, criando um estado de espírito incrível que vai melhorar nossa vida em diversos aspectos. Passamos a viver num mundo em que comemos alimentos saudáveis e maravilhosos, nos exercitamos, interagimos com a natureza, encontramos prazer no contato com o ambiente ao nosso redor e nos sentimos realizados, alegres e vivos. Essa visão é empolgante porque viver com Energia Boa significa comer comida boa, ser feliz, fazer conexões verdadeiras e viver nossa preciosa vida da melhor forma possível.

Hoje os desafios que enfrentamos para melhorar a saúde são imensos, mas tenho certeza de que tudo pode mudar *agora*. O primeiro passo é fazer a si mesmo uma pergunta simples: *Como é ter Energia Boa?* Convido você a refletir sobre esse questionamento agora: como seria ter seu corpo funcionando da melhor forma possível e desfrutando a experiência humana com tranquilidade total, ter a mente aguçada, funcionando com clareza e criatividade, e sentir que a vida que você criou para si está fundamentada numa fonte poderosa e regular de poder interior? Imagine uma força vital potente que lhe permite viver cada dia com prazer, energia, gratidão e alegria. Pense um pouco. Sinta isso de verdade. Imagine. Permita-se.

Espero que este livro mude sua vida, ajudando você a se sentir melhor hoje e a prevenir doenças amanhã. O primeiro passo para isso é entender e usar a ciência da Energia Boa.

Para consultar as referências científicas citadas ao longo do livro, acesse o site (em inglês) caseymeans.com/goodenergy.

PARTE 1

A VERDADE SOBRE A ENERGIA

1

A saúde compartimentalizada versus a saúde baseada na energia

Ao fim da faculdade de medicina, precisei escolher uma de 42 especialidades possíveis: uma parte do corpo à qual dedicar minha vida.

A separação define a medicina moderna. Desde o primeiro ano de faculdade, fui passando por um funil que começa com uma perspectiva ampla sobre o corpo e se estreita cada vez mais. Antes de começar a estudar medicina propriamente dita, deixei de lado os estudos de física e química e decidi me dedicar apenas à biologia. Quando comecei a especialização médica, decorei todos os fatos sobre biologia *humana*, abandonando o foco em outros sistemas biológicos, como os das plantas e dos outros animais. Durante a residência, eu realizava cirurgias numa área específica – cabeça e pescoço – e mal prestava atenção no resto do corpo.

Se eu tivesse concluído os cinco anos de residência nessa área, poderia me concentrar ainda mais numa subespecialização dentro dessa especialização. Poderia me tornar rinologista (focada apenas no nariz), laringologista (focada apenas na laringe), otologista (focada apenas nos três ossinhos minúsculos no ouvido interno, além da cóclea e do tímpano) ou especialista em câncer de cabeça e pescoço (entre outras opções). O grande objetivo da minha carreira era me tornar cada vez melhor em tratar partes cada vez menores do corpo.

Se eu fosse *excepcional* na minha área, talvez as autoridades médicas até batizassem uma doença em minha homenagem, como fizeram com o diretor da Faculdade de Medicina de Stanford – um otologista mundialmente renomado chamado Dr. Lloyd B. Minor, que se dedicou por inteiro ao estudo e tratamento de cerca de 20 centímetros quadrados do corpo. Na doença batizada em homenagem a ele – que em inglês se chama "Minor's syndrome" e em português, síndrome da deiscência do canal semicircular superior –, mudanças microscópicas nos ossos do ouvido interno causam vários problemas otológicos e de equilíbrio. Minor representava o modelo máximo de sucesso de um médico: manter o foco na sua especialidade e chegar ao degrau mais alto de sua área. Essa também era uma forma de se proteger: na clínica médica, quando você se atém à sua área, evita ser processado por cometer erros ao tratar algo fora de seu escopo.

No meu quinto ano, eu era residente-chefe de otologia, uma subespecialização da cirurgia otorrinolaringológica. Meu foco eram aqueles 20 centímetros quadrados do corpo ao redor da orelha que controlam a audição e o equilíbrio. Eu costumava atender pacientes como Sarah, uma mulher de 36 anos que nos procurou porque tinha mais de 10 crises de enxaqueca terríveis por mês. Como esse estado neurológico debilitante pode causar sintomas de tontura e auditivos, a pessoa costuma procurar o departamento de otologia em meio a inúmeras outras opções. Após uma década de enxaquecas fortes, o mundo de Sarah havia se reduzido a quase nada: mal saía de casa e se mantinha financeiramente com o auxílio do governo para pessoas com deficiência. Sua vida girava em torno do problema. Sarah tinha tanta fotofobia que sempre usava óculos fechados nas laterais e andava acompanhada de cão-guia. Fora isso, apoiava-se em uma bengala devido à artrite inflamatória.

Enquanto lia as centenas de páginas de seu histórico médico, descobri que só no ano anterior ela havia se consultado com oito especialistas para tratar um conjunto maior de sintomas persistentes e dolorosos. Um neurologista havia receitado medicamentos para as crises de enxaqueca. Um psiquiatra receitara um inibidor seletivo de recaptação de serotonina (ISRS) para a depressão. Um cardiologista passara medicamentos para hipertensão. Um especialista em cuidados paliativos tinha recomendado remédios adicionais para a dor persistente nas articulações. Mas, apesar do grande número de intervenções e medicamentos, Sarah continuava sofrendo.

Analisando o histórico da paciente, fiquei em choque. O que *eu* poderia oferecer àquela mulher que ela já não tivesse tentado?

Como parte da minha anamnese de rotina para enxaquecas, perguntei se ela tivera algum sucesso tentando uma dieta de eliminação de enxaqueca. Ela disse que nunca tinha ouvido falar disso. Fiquei surpresa. Nossas clínicas tinham panfletos sobre o assunto para pacientes como ela. O problema é que meus colegas não achavam que as intervenções nutricionais eram importantes o suficiente e não as mencionavam. Em vez disso, Sarah havia sido orientada a fazer exames e tomografias caros e recebido prescrições de substâncias psicoativas e outros medicamentos. Ficou visivelmente decepcionada quando descrevi as possibilidades de uma dieta que eliminaria alimentos que poderiam servir de gatilho para a enxaqueca. Por linguagem corporal, ela disse: *Se algo tão simples quanto* comida *fosse capaz de ajudar, os médicos teriam me dito isso muito tempo atrás*. Ela queria experimentar novos medicamentos.

O caso de Sarah não foi o primeiro em que me deparei com essa situação. Era comum que pacientes chegassem com relatos de doenças crônicas e uma pilha de exames e documentos. Mas era crueldade uma pessoa jovem como Sarah sofrer tanto, e ela havia passado por tantos especialistas em tão pouco tempo que seu caso tornava o fracasso do sistema ainda mais inquietante. Sarah estava doente e piorando, vivendo não com uma doença crônica, e sim com várias. Ela não sabia, mas para mim ficou óbvio que sua expectativa de vida estava diminuindo cada vez mais. Mesmo frustrada, ela se mantinha apegada aos cuidados que vinha recebendo – talvez até demais.

Tentei esconder meu incômodo. Como eu poderia receitar qualquer medicamento sem antes incentivar Sarah a tentar algumas estratégias simples que eram baseadas em dados científicos consistentes? Senti o estômago embrulhar ao pensar que um remédio a mais não mudaria a vida dela num passe de mágica. Viveríamos a farsa de depositar as esperanças num novo medicamento e marcar o retorno para dali a seis semanas a fim de avaliar os resultados, saindo da consulta satisfeitas por termos feito o melhor possível. Só que, no fundo, ambas sabíamos que não era por "falta de medicamentos" que sua doença se manifestava por todo o corpo.

Eu poderia fazer o mesmo que os médicos anteriores de Sarah – e o que se esperava de mim: identificar o problema de acordo com critérios baseados em sintomas, descartar doenças graves que fossem uma ameaça à vida dela, prescrever uma receita, cobrar a consulta e seguir em frente. Seria uma prática médica respeitável. Só que Sarah e outros casos complexos como o dela me faziam querer trabalhar de outra forma, buscar a origem do problema e questionar por que esses sintomas existem.

DESCASCANDO AS CAMADAS: O QUE CAUSA AS DOENÇAS?

Inflamação invisível: em todos os lugares, ao mesmo tempo

Na dúvida, sempre comece fazendo perguntas. E a mais óbvia no caso de Sarah era: os diferentes problemas que ela apontava eram mesmo tão distintos ou estavam conectados por algo que eu e meus colegas não conseguíamos enxergar?

Analisando os exames dela, notei que um dos seus marcadores de inflamação estava elevado. Eu me lembrava vagamente de ler, durante a faculdade de medicina, que esse marcador era alto em pacientes diabéticos e obesos. Notei que Sarah também tinha artrite inflamatória. A inflamação crônica era um fator no caso dela. Então fiz outra pergunta: a inflamação poderia ser uma causa da enxaqueca? Surpreendentemente, uma busca rápida no PubMed (maior base de dados de citações e resumos de artigos científicos sobre biomedicina) revelou que havia mais de mil trabalhos científicos associando as duas coisas.

Eu sabia que a inflamação é associada a inchaço, calor, vermelhidão, pus ou dor gerados quando as células imunológicas vão para o local de uma lesão ou infecção. Todos esses sintomas são úteis: indicam que o corpo está executando uma defesa forte e coordenada para conter, solucionar e curar tecidos danificados ou em perigo. O sistema imunológico está sempre patrulhando em busca de qualquer coisa externa, indesejada ou prejudicial e entra em ação segundos após detectar o problema. Depois que ele é solucionado, o sistema imunológico desliga a inflamação e tudo volta ao normal. O calor, a vermelhidão, o inchaço e a dor desaparecem.

Só que o exame físico e os resultados laboratoriais de Sarah eram confusos. Ela não apresentava lesões nem infecções visíveis. Não era algo temporário. Sua reação inflamatória estava constantemente ativada, chegando ao ponto de causar danos colaterais em seu corpo. Por que o sistema imunológico permanecia ativado e num estado tão persistente de alerta e defesa? Por que essa inflamação crônica se não havia uma situação grave, chegando a provocar danos colaterais nos tecidos de seu corpo?

Quando refleti sobre as condições que tratava como cirurgiã otorrinolaringologista, algo me chamou atenção: praticamente *tudo* era inflamação. Na medicina, o sufixo *-ite* significa *inflamação*, e na nossa prática a todo momento tratamos de sinusites, amidalites, faringites, laringites, otites, condrites, tireoidites, traqueítes, adenoidites, rinites, epiglotites, sialadenites, parotidites, celulites, mastoidites, osteomielites, neurites vestibulares, labirintites, glossites, etc.

Eu era uma médica que cuidava de inflamações e nem tinha percebido! Como otorrinolaringologista, passava o tempo curando inflamações que apareciam no ouvido, no nariz ou na garganta. Com frequência, o processo incluía o uso de medicamentos *anti-inflamatórios* orais, nasais, intravenosos, inalatórios e tópicos: sprays de fluticasona, irrigadores nasais com corticoide, cremes de prednisona, metilprednisolona intravenosa e nebulizações de esteroides – um monte de coisas para lidar com o turbilhão do sistema imunológico.

Vamos supor que os medicamentos não surtissem o efeito desejado, como tinha acontecido com minha paciente com sinusite, Sophia. Nesse caso, poderíamos seguir para a etapa cirúrgica: criar orifícios no corpo da paciente para reduzir a obstrução causada pela inflamação e drenar o líquido inflamatório. Às vezes fazíamos intervenções mecânicas para alterar a anatomia de modo a não pressionar o edema. Podíamos inserir tubos pelo tímpano para drenar a secreção, perfurar os ossos do crânio para liberar pus acumulado ou inserir um balão para alargar as vias aéreas estreitadas pela inflamação crônica.

Os medicamentos e a cirurgia curavam temporariamente a inflamação ou minimizavam seus efeitos, mas muitas vezes os tecidos voltavam a inchar ou o pus voltava a se acumular na área bloqueada. Como profissionais da medicina, não era nosso trabalho entender *por que* a inflamação voltava.

Porém, depois que passei a descascar as camadas, as perguntas começaram a se acumular. Por que o sistema imunológico de pacientes como

Sophia e Sarah estava sempre tão ativo? Por que células que deveriam estar saudáveis enviavam sinais de "medo" e pediam a ajuda de células imunológicas auxiliares? Eu não conseguia detectar nenhuma ameaça óbvia, como um corte ou uma infecção, e meus pacientes também não, então por que essas células estavam tão apavoradas no nível microscópico?

Refleti sobre os exames de Sarah e o marcador de inflamação que eu sabia estar associado a questões crônicas como diabetes, obesidade e doenças autoimunes. E de repente a ficha caiu. Será que *todos* os sintomas dela – não só os que estavam sob minha alçada como otorrinolaringologista – eram causados por inflamação? Um mesmo mecanismo seria capaz de impulsionar tantos estados patológicos distintos? Todas as partes do corpo dela reagiam com medo às mesmas ameaças *invisíveis*? Hoje essa verdade me parece óbvia. Pesquisas mostram que a inflamação crônica é um instigador crucial de vários tipos de doença e condição fora do ouvido, do nariz e da garganta – como câncer, doenças cardiovasculares, doenças autoimunes, infecções respiratórias, distúrbios gastrointestinais, problemas de pele e transtornos neurológicos. Ainda assim, não fazia parte da cultura médica institucional concentrar-se nessas conexões nem ir além e perguntar *por que* toda essa inflamação.

Então comecei a perceber o quanto sabia. Após concluir as disciplinas obrigatórias de histologia da faculdade e analisar centenas de amostras de tecido e matéria humana sob o microscópio, fiquei fascinada pelos 37 trilhões de células que formam o corpo humano. Fiquei fascinada pela complexidade e importância de algo tão minúsculo que é a base da vida, e também por constatar que no fundo somos apenas um conjunto de células que guardam uma quantidade absurda de informações em seu interior. Cada célula é um pequeno universo de trabalho e atividade, e o resultado de toda essa atividade, em resumo, é a vida.

As células não falam nem são capazes de nos contar seus medos. Mas, por incrível que pareça, se olharmos pela perspectiva delas, as respostas para as perguntas estarão lá – complexas, sim, porém bem menos confusas ou complicadas do que algumas pessoas podem querer nos fazer acreditar.

Após deixar meu cargo de residente-chefe na OHSU, uma oportunidade de descobertas surgiu diante de mim. Livre para preencher as lacunas deixadas pela minha educação convencional – e me sentindo infinitamente mais saudável e cheia de energia –, comecei estudos avançados sobre bioquímica nutricional, biologia celular, biologia de sistemas e redes, e medicina funcional, expandindo e revolucionando minha compreensão da saúde e das doenças. Conheci dezenas de médicos que, assim como eu, tinham abandonado instituições renomadas em busca de uma medicina melhor, para descobrir como ajudar pacientes a se *curarem* de verdade em vez de apenas cuidar dos sintomas.

Inspirada e revigorada, pouco tempo depois abri um pequeno consultório em Portland, num espaço de coworking com janelas ensolaradas e muitas plantas. Contei a alguns amigos e colegas de trabalho que estava fazendo algo diferente: em vez de oferecer tratamento para doenças, meu foco seria promover a saúde. Em vez de cuidar de doenças como uma respeitada cirurgiã, eu tentaria restaurar e manter a boa saúde na base da pirâmide, a partir de conversas aprofundadas e planos personalizados. Juntos, eu e meus pacientes construiríamos a estrutura de um corpo estável e saudável. A notícia correu: em pouco tempo minha agenda estava lotada.

Muitos pacientes me procuravam com uma série de transtornos crônicos e aparentemente intratáveis, como os de Sarah e Sophia. Só que, dessa vez, começamos a cuidar do problema a partir de uma perspectiva diferente: a do nível celular básico. Meu foco era dar às células aquilo de que precisavam para fazer seu trabalho e remover os elementos que as inibiam, com foco em mudanças nutricionais, transformações de estilo de vida e suporte ao funcionamento celular de forma geral.

Os resultados que meus pacientes alcançaram também foram diferentes – muitas vezes, transformadores. Questões insistentes – como ganho de peso, sono conturbado, dores que não passavam, transtornos crônicos, colesterol alto e até problemas reprodutivos – começaram a melhorar, às vezes em semanas, às vezes em meses. A inflamação sumia e não voltava mais. Muitos pacientes reduziam, e às vezes até eliminavam, seus medicamentos de rotina. Pessoas dedicadas que eu tinha a oportunidade de ajudar voltavam a encarar a vida com esperança e otimismo. Muitas vezes alcançávamos excelentes resultados ao prescrever *menos* medicamentos e realizar *menos* procedimentos, indo na contramão do que eu havia aprendido na faculdade.

Aprendi muitas coisas ao praticar a medicina dessa nova maneira. A mais importante delas é que a inflamação – que causa doenças, dores e sofrimento – surge de disfunções que ocorrem dentro das células, afetando a forma como funcionam, enviam sinais e se reproduzem. Uma coisa ficou bem clara: para recuperar a saúde geral do corpo e da mente, precisamos ir uma camada além do mecanismo de inflamação em si e alcançar o interior das células.

Um problema difícil de enxergar: metabolismo, mitocôndrias e mau funcionamento

Após anos de busca, a resposta para o que causava inflamação em pacientes como Sarah acabou se mostrando bem simples: a inflamação crônica costuma ser uma reação das células ao se sentirem ameaçadas pelo enfraquecimento persistente causado por processos de Energia Ruim. As células imunológicas correm para as áreas do corpo que estão em perigo e com isso produzem infamação.

Uma célula *enfraquecida* – metabolicamente disfuncional, com dificuldade para gerar energia e incapaz de realizar bem seu trabalho cotidiano – é uma célula em situação de risco. Ela utiliza sinais químicos para pedir ajuda ao sistema imunológico. As células imunológicas atendem ao pedido, mas criam uma guerra dentro do corpo para protegê-lo de si mesmo. Com isso, causam danos colaterais que resultam em sintomas piores. Esse é um dos principais motivos pelos quais a inflamação crônica costuma andar de mãos dadas com disfunções metabólicas e sintomas generalizados.

Mergulhar no mundo da biologia celular pode parecer uma ideia intimidante, mas existe um indicador simples que pode reformular a maneira como entendemos a saúde e as doenças: a capacidade de nossas mitocôndrias de produzir energia.

É provável que você já tenha escutado o termo "mitocôndria" e até se lembre das aulas de biologia em que ela era descrita como "a usina de energia da célula". As mitocôndrias convertem energia alimentar em energia celular. Essas organelas minúsculas são transformadoras: convertem o produto da digestão dos alimentos que ingerimos numa corrente de energia usada pelas células para executar suas mais diferentes tarefas. Cada tipo de célula – fígado, pele, cérebro, ovário, olhos, etc. – tem em seu interior um número altamente variável de mitocôndrias. Algumas células têm centenas de milhares de mitocôndrias; outras, apenas um punhado, dependendo do tipo de trabalho que a célula deve executar e de quais são suas necessidades energéticas para trabalhar.

Quando o corpo está saudável, os ácidos graxos das gorduras alimentares e a glicose (açúcar) dos carboidratos alimentares são decompostos na digestão. Em seguida entram na corrente sanguínea e são transportados para dentro das células, onde a glicose é decomposta novamente. As moléculas resultantes desse processo são transportadas para dentro da mitocôndria e geram elétrons (partículas com carga negativa) a partir de uma série de reações químicas. Esses elétrons são carregados e passam por um maquinário mitocondrial especializado que, por fim, sintetiza adenosina trifosfato (ATP, na sigla em inglês). Essa é a molécula mais importante do corpo humano: é a moeda energética que "paga" por toda a atividade dentro das células – e, portanto, paga pela nossa vida.

Existe muito ATP no corpo. Trilhões de reações químicas ocorrem dentro de nós a cada segundo, e o resultado disso é a nossa vida. Todas essas atividades dependem de energia – isto é, o ATP produzido pelas mitocôndrias – e o exigem a cada segundo. Sem ela, literalmente desmoronaríamos; sem uma força energética para nos manter inteiros, entraríamos em decomposição.

Apesar de o ATP ser uma molécula microscópica, o ser humano médio produz, cumulativamente, cerca de 40 quilos dele por dia. Nosso corpo o fabrica, reutiliza e recicla tão rápido que nem percebemos. Temos 37 trilhões de células, e cada uma delas é como uma cidadezinha agitada, produzindo e fazendo trocas a cada segundo, contida por sua membrana celular. Embora não seja possível contar o número de processos de que nossas células participam a cada segundo, as principais necessidades de uma célula para seu funcionamento ideal podem ser agrupadas em sete categorias, e todas exigem ATP – e, portanto, Energia Boa – para acontecer da forma apropriada.

1. **Produção de proteínas:** As células são responsáveis por sintetizar cerca de 70 mil tipos de proteína necessários para todos os aspectos da construção e do funcionamento do corpo humano. Existem proteínas de todos os formatos e tamanhos, e elas podem ter uma série de funções. Podem ser receptores na superfície das células; canais de entrada e saída das células de substâncias como a glicose; estruturas para dar forma e ajudar a célula a se mover; reguladores que ativam ou suprimem genes do DNA; moléculas sinalizadoras, como hormônios e neurotransmissores que enviam informações para outras

células; e âncoras que mantêm células unidas. Além disso, as proteínas podem se ligar para formar máquinas especializadas dentro da célula, como a turbina giratória chamada ATP sintase, que opera no interior da mitocôndria e é o último passo na produção do ATP. Esses são apenas alguns exemplos de coisas que as proteínas fazem, mas, em resumo, elas são burros de carga com funções estruturais, mecânicas e de sinalização no interior da célula.

2. **Reparação, regulação e replicação de DNA:** As células são responsáveis por replicar o próprio DNA e garantir que cada nova célula tenha uma cópia completa do material genético resultante do processo de divisão celular. Também podem reparar danos no DNA, evitando mutações capazes de causar câncer e outras doenças. Além disso, contam com mecanismos complexos para modificar a estrutura tridimensional do genoma por meio de alterações *epi*genéticas, que regulam quais genes são expressos em determinadas células e em que momento isso ocorre. Os processos de replicação de DNA e divisão celular permitem que nossas células estejam sempre se renovando e se substituindo umas pelas outras.

3. **Sinalização celular:** Todas as atividades intracelulares são coordenadas por sinalização celular – mensagens bioquímicas microscópicas que a todo momento são transportadas tanto para dentro quanto para fora da célula, enviando instruções e informações sobre o que tem que ser feito, onde as coisas devem estar e o que precisa ser acionado ou desligado. Por exemplo, para fazer a glicose no sangue voltar ao normal após uma refeição, o corpo produz insulina. A insulina se liga à superfície das células, iniciando a emissão de uma série de sinais internos para que enviem canais de glicose para a membrana celular, permitindo a entrada da glicose. As células também se comunicam constantemente com outras células no corpo através de diversas vias de sinalização, pelas quais recebem e transmitem informações na forma de sinais químicos, como hormônios, neurotransmissores e impulsos elétricos.

4. **Transporte:** As células precisam transportar materiais moleculares em seu interior para que as coisas funcionem bem, e elas embalam, etiquetam e enviam moléculas por esse ambiente microscópico com

uma precisão incrível. Por exemplo, quando a célula nervosa prepara uma fornada do neurotransmissor serotonina – que, entre outras coisas, ajuda a regular o humor –, coloca-o numa bolsa celular chamada vesícula, que é enviada numa proteína motora (como um carrinho) para a membrana celular, de modo a poder atuar em neurônios vizinhos. Esse processo cria nossos pensamentos e sentimentos. Em certos momentos, algumas células – como as imunológicas – também devem *se* transportar pelo corpo. Por exemplo, quando um sinal químico inflamatório convoca uma célula imunológica a ir ao local onde há uma ameaça, a célula pode sair da medula óssea direto para a corrente sanguínea. Quando ela alcança o órgão em perigo, arrasta-se lentamente dentro dele até alcançar o ponto onde precisa agir.

5. **Homeostase:** As células estão sempre trabalhando para manter condições de funcionamento saudáveis – como o pH, a concentração de sódio, os gradientes eletroquímicos das moléculas e a temperatura. A manutenção de um ambiente otimizado no qual as reações químicas do corpo podem acontecer se chama homeostase.
6. **Autofagia e limpeza de resíduos celulares:** As células também são capazes de reciclar os próprios componentes por meio de um processo chamado autofagia (literalmente "autoingestão"), no qual limpam partes e proteínas danificadas e reciclam matérias-primas. A reciclagem e renovação das mitocôndrias se chama mitofagia, componente essencial para a manutenção de populações mitocondriais saudáveis dentro das células. As células podem até causar a própria morte para abrir espaço para células mais saudáveis, um importante processo chamado apoptose.
7. **Metabolismo:** E, é claro, a produção de energia em si. Até para *esse* processo é preciso usar energia!

Cada uma dessas atividades requer ATP gerado por mitocôndrias em bom estado de operação para acontecer. Quando os materiais adequados estão disponíveis nas quantidades corretas, as mitocôndrias produzem energia suficiente para as atividades celulares, melhorando a saúde do corpo inteiro. Os órgãos são, em resumo, aglomerações celulares. Assim, grupos de células saudáveis e cheias de energia, capazes de fazer seu trabalho, se tornam órgãos saudáveis que cumprem suas funções. Toda célula sabe o que deve fazer para funcionar, só precisa de recursos. O problema é que, quando as mitocôndrias não estão em boas condições ou são inundadas por substâncias ruins nas quantidades erradas, não produzem ATP suficiente para as células fazerem seu trabalho. Esse problema de Energia Ruim em nível celular não só é diretamente responsável pelo aumento de problemas nos órgãos como leva as células a tocar um alarme: *Tem algo errado, precisamos de ajuda*. Sempre pronto para ajudar, o sistema imunológico age num piscar de olhos.

Só que, nesse caso, o problema não é uma infecção ou uma ferida que as células imunológicas podem curar e seguir em frente, e sim uma questão mais profunda, no funcionamento básico das células. E é algo que as células imunológicas não conseguem curar, porque aquilo que impede as mitocôndrias de fazer seu serviço – e, com isso, impede as células de trabalhar certo – está *fora de nós*. É o ambiente em que nosso corpo está inserido hoje, um ambiente que, do ponto de vista das células, é basicamente irreconhecível se comparado ao que existia 100 anos atrás.

A dieta e o estilo de vida atuais estão agindo em sinergia para destruir nossas mitocôndrias. As mitocôndrias e as células que as abrigam evoluíram juntas por uma eternidade, interagindo com o ambiente. Seus mecanismos funcionam em parceria com uma combinação de estímulos e informações que invadem nosso corpo. Certos tipos de nutriente, luz solar, informações de bactérias intestinais e outras coisas ajudam a ativar as células e suas usinas de energia, ou fornecer a elas aquilo de que precisam para funcionar. Só que muitas fontes desses estímulos e informações mudaram de forma drástica no último século, impedindo o funcionamento ideal da mitocôndria e causando danos diretos a ela.

Uma célula imunológica que tenta ajudar uma célula ameaçada por disfunção mitocondrial não pode fazer nada. A célula imunológica não conseguirá reverter os fatores prejudiciais ou a ausência de recursos vindos do ambiente artificial construído no mundo moderno industrializado em que vivemos. Ela não vai impedir você de tomar refrigerante, beber água contaminada, passar o dia estressado no celular, ingerir pesticidas e microplásticos ou dormir pouco. Assim, ela usa a ferramenta que possui: recruta outras células imunológicas, envia mais sinais inflamatórios e continua lutando até a situação se resolver. Mas isso não acontece, porque os estímulos ambientais nocivos não vão embora. Essa é a raiz da inflamação crônica.

Quando um grupo de células não funciona devido à disfunção mitocondrial e à reação exagerada (e inútil) do sistema imunológico de invadir a área para tentar ajudar, o resultado é uma disfunção no órgão, que se manifesta como um sintoma. Os sintomas crônicos que enfrentamos hoje são, em sua maioria, diferentes expressões desse mesmo desastre acontecendo em outras partes do corpo. Primeiro as mitocôndrias são danificadas pelo nosso estilo de vida; em seguida, a célula, com pouca energia, se torna disfuncional; o sistema imunológico tenta ajudar, mas não consegue, e isso piora o problema.

Mas como o ambiente em que vivemos hoje destrói nossas mitocôndrias? Vamos nos aprofundar nesse assunto na Parte 2, mas a resposta se resume a dez fatores principais, todos interconectados:

1. **Supernutrição crônica:** A supernutrição crônica – consumo de mais calorias e macronutrientes do que o corpo precisa ao longo de um período estendido de tempo – pode causar a disfunção mitocondrial de várias formas. Nós ingerimos cerca de 20% mais calorias do que 100 anos atrás, e entre 700% e 3.000% mais frutose, e o corpo precisa processar tudo isso. Imagine ter que fazer entre 700% e 3.000% mais trabalho do que você costuma fazer diariamente – qualquer um entra em colapso! A célula não consegue processar todo o material que chega do excesso de comida, então as coisas se acumulam, o corpo produz um excesso de subprodutos nocivos e muitos processos celulares – incluindo os esforços das mitocôndrias – deixam de funcionar da forma correta.

    Essa pressão faz com que o interior da célula se encha de gorduras tóxicas, que a impedem de realizar suas sinalizações e atividades normais. Para piorar, quando precisam converter o excesso de alimentos em energia, as mitocôndrias produzem e liberam radicais livres, moléculas com um elétron muito reativo de carga negativa que tentam se ligar a outras estruturas nas mitocôndrias e na célula para se neutralizar, mas causam danos significativos. O corpo tem vários mecanismos para neutralizar radicais livres de forma segura, incluindo a produção de antioxidantes.

Mas, quando a produção de moléculas nocivas supera a capacidade de lidar com elas – como acontece nos casos de supernutrição crônica –, pode haver um desequilíbrio nocivo chamado estresse oxidativo, que danifica as mitocôndrias e estruturas celulares ao redor. Em geral, um nível baixo e controlado de radicais livres é saudável e eles agem como moléculas sinalizadoras na célula. Porém, quando o nível foge de controle e há estresse oxidativo, tem início uma danosa reação em cadeia. Níveis saudáveis de radicais livres funcionam como uma fogueira de acampamento aconchegante; o estresse oxidativo é um incêndio florestal destrutivo.

Um dos principais motivos de consumirmos energia alimentar em excesso é o amplo acesso a alimentos ultraprocessados e industrializados, que prejudicam os mecanismos autorregulatórios de saciedade do corpo e causam fome e vontade de comer. Os alimentos industrializados ultraprocessados são quimicamente projetados para serem viciantes e hoje compõem quase 70% das calorias consumidas pelos americanos.

2. **Deficiências nutricionais:** A falta de certos micronutrientes, como vitaminas e minerais, pode levar à disfunção mitocondrial. Nos últimos passos do processo de transformação de energia nas mitocôndrias, os elétrons passam por cinco estruturas proteicas chamadas cadeia de transporte de elétrons, que abastecem de energia um pequeno motor molecular que gera ATP. Esses cinco complexos de proteínas precisam de micronutrientes para serem ativados, como chaves e fechaduras. Infelizmente, nossa dieta atual é a mais pobre em micronutrientes da história da humanidade.

Quase metade dos americanos tem deficiência em pelo menos alguns micronutrientes importantes. Isso acontece em parte devido ao esgotamento do solo (causado por práticas modernas de agricultura industrializada, como o uso de pesticidas e a lavoura mecanizada) e à falta de variedade em nossas dietas. Pelo menos 75% das pessoas não comem as quantidades recomendadas de legumes e frutas. A maioria das nossas calorias vem de commodities agrícolas refinadas, como trigo, soja e milho, que são deficientes em micronutrientes e inundam nosso corpo de carboidratos e gorduras, causando inflamação. Por exemplo, pesquisas concluíram que a deficiência da coenzima Q10 (CoQ10), micronutriente essencial para o funcionamento da cadeia de transporte de elétrons, causa diminuição na síntese do ATP. Outros micronutrientes envolvidos em processos mitocondriais importantes são o selênio, o magnésio, o zinco e várias vitaminas B.

3. **Questões de microbioma:** Um microbioma intestinal saudável e vigoroso, que recebe alimentos saudáveis e evita substâncias químicas nocivas, produz milhares de substâncias químicas "pós-bióticas" que percorrem o corpo desde o intestino e funcionam como moléculas sinalizadoras importantes, algumas afetando diretamente as mitocôndrias. As moléculas pós-bióticas, como os ácidos graxos de cadeia curta (AGCC), são essenciais para o bom funcionamento das mitocôndrias e para protegê-las do estresse oxidativo. Quando ocorre desequilíbrio do microbioma– a chamada disbiose –, a produção dessas substâncias químicas úteis é prejudicada, privando as mitocôndrias desses sinais e desse apoio. A disbiose pode ser causada por excesso de açúcar refinado, alimentos ultraprocessados, pesticidas, anti-inflamatórios não esteroides (AINEs, como Advil), antibióticos, estresse crônico, falta de sono, consumo de bebidas alcoólicas, sedentarismo, tabagismo, infecções, etc.

4. **Estilo de vida sedentário:** A falta de exercícios físicos pode diminuir a atividade, a quantidade e o tamanho das mitocôndrias nas células. Quando nos movimentamos, enviamos para as células um poderoso sinal de que elas precisam produzir mais energia para os músculos trabalharem. Com isso, a atividade física estimula a função e a quantidade saudável de mitocôndrias nas células, por meio da suprarregulação de vias genéticas e hormonais. Os exercícios físicos também estimulam o corpo a fabricar mais moléculas antioxidantes. Quando estamos sedentários, ficamos menos protegidos de radicais livres, que impedem o envio de sinais positivos para as mitocôndrias e causam uma piora no funcionamento delas.

5. **Estresse crônico:** O estresse prolongado pode causar disfunção mitocondrial através de vários mecanismos. O primeiro é a liberação do cortisol, hormônio esteroide do estresse capaz de danificar as

mitocôndrias e inibir a expressão dos genes envolvidos em sua produção, reduzindo, assim, a quantidade de mitocôndrias na célula e com isso a geração de energia. O excesso de cortisol também gera um aumento de radicais livres, em parte ao inibir a produção de antioxidantes.

6. **Medicamentos e drogas:** Muitos medicamentos prejudicam o funcionamento das mitocôndrias, entre os quais antibióticos, substâncias quimioterápicas, antirretrovirais, estatinas, betabloqueadores e bloqueadores de canais de cálcio (remédio para pressão alta). Álcool, metanfetaminas, cocaína, heroína e cetamina também podem prejudicar as mitocôndrias.

7. **Falta de sono:** Quando dormimos pouco tempo ou temos um sono de má qualidade, ficamos sujeitos a uma grande variedade de efeitos negativos que prejudicam as mitocôndrias. A falta de sono de qualidade gera desequilíbrios hormonais, entre os quais alterações no cortisol, na insulina, no hormônio de crescimento e nos níveis de melatonina, e todos eles interagem com as mitocôndrias. Além disso, o sono de má qualidade atrapalha a expressão dos genes envolvidos na produção de mitocôndrias. Assim como o estresse, a falta de sono gera aumento de radicais livres, tanto ao estimular a formação deles quanto ao inibir a produção de antioxidantes.

8. **Toxinas e poluentes ambientais:** Grande parte das substâncias químicas sintéticas que entraram em nossa cadeia alimentar, na água, no ar e em produtos comercializados no último século é nociva para as mitocôndrias. Uma lista incompleta inclui: pesticidas; bifenilas policloradas (PCBs); ftalatos encontrados em plásticos e produtos aromatizados; substâncias perfluoroalquil e polifluoroalquil (PFASs), encontradas em utensílios de cozinha não aderentes, embalagens de alimentos e muitos outros produtos comercializados; bisfenol A (BPA), encontrado em plásticos e resinas; dioxinas, etc.

    Algumas substâncias naturais se tornaram parte do nosso ambiente e também afetam as mitocôndrias. É o caso de metais pesados, como o chumbo, o mercúrio e o cádmio. A fumaça de cigarro e as substâncias químicas de cigarros eletrônicos também estão entre as toxinas mais potentes para nossas mitocôndrias e biologia. Você já se perguntou por que cigarros fazem tão mal à saúde? Um dos grandes motivos é o fato de as substâncias químicas presentes na fumaça (como cianeto, aldeído e benzeno) serem causadoras diretas de Energia Ruim: afetam a função mitocondrial, promovem mutações no DNA das mitocôndrias e causam alterações estruturais nelas (como o edema mitocondrial). O álcool também pode ser considerado uma toxina para as mitocôndrias, causando mudanças no formato e na função delas, e danos a seu DNA, além de gerar estresse oxidativo e prejudicar a fabricação de mitocôndrias.

9. **Iluminação artificial e distúrbio do ritmo circadiano:** Com o advento dos aparelhos digitais portáteis, somos expostos a fontes constantes de luz azul artificial, hoje considerada responsável direta e indireta pela disfunção mitocondrial. Ela afeta o ritmo circadiano e as muitas vias metabólicas que deveriam ser ativadas em ciclos diários específicos, de acordo com a exposição dos olhos (e, portanto, do cérebro) à luz. Além disso, hoje em dia passamos pouco tempo ao ar livre, o que nos priva de ter contato direto com a luz do sol no começo da manhã, um dos melhores sinais que o cérebro pode receber para reforçar o ritmo circadiano natural.

10. **"Termoneutralidade":** Na vida moderna é comum passarmos boa parte do tempo em ambientes fechados e temperaturas mais ou menos homogêneas, conceito que chamaremos de termoneutralidade. No entanto, é interessante saber que sentir variações de temperatura é ótimo para o funcionamento mitocondrial, tendo em vista que, por um lado, o frio estimula o corpo a aumentar a atividade mitocondrial e estimular a formação e o uso de ATP para gerar calor e nos aquecer. Por outro, a exposição ao calor é associada à ativação de proteínas de choque térmico (PCTs) dentro da célula, o que pode proteger as mitocôndrias e ajudá-las a manter o bom funcionamento. As PCTs também estimulam a produção de mitocôndrias e as fazem fabricar ATP com mais eficiência.

Glicose e insulina

Quando as mitocôndrias são danificadas pelos fatores listados, não conseguem converter energia alimentar em energia celular da forma adequada e se tornam máquinas ineficientes, causando acúmulo. Isso é um problema grave.

Em geral, os produtos da quebra da gordura e da glicose seriam transportados para as mitocôndrias e depois processados e transformados em ATP. Em circunstâncias ideais, saudáveis, nossas necessidades energéticas seriam mais ou menos equivalentes à nossa ingestão de alimentos, as mitocôndrias não seriam prejudicadas pelos 10 fatores ambientais listados e o processo inteiro correria sem problemas.

Só que não é isso que está acontecendo. Quando as mitocôndrias não funcionam da maneira ideal, a conversão de gorduras e glicose em ATP é prejudicada, e essas matérias-primas são armazenadas como gorduras nocivas dentro da célula. O armazenamento de gordura em células que não têm esse propósito é um problema grave, porque atrapalha as atividades celulares normais comentadas antes, como a sinalização celular e o transporte de itens pela célula para promover o bom funcionamento celular. Esse excesso de gordura causa uma espécie de engarrafamento na célula. Uma das vias sinalizadoras inibidas é a de insulina, que eleva o nível de glicose circulando no corpo.

Em circunstâncias normais, quando o nível de açúcar na corrente sanguínea aumenta após a ingestão e digestão de uma refeição rica em carboidratos, o hormônio insulina é liberado pelo pâncreas e circula pelo corpo, conectando-se a receptores de insulina nas células e estimulando-as a levar os canais de glicose para a membrana celular, de modo a permitir a entrada da glicose. No entanto, quando a célula está cheia de gordura, o processo de sinalização da insulina é prejudicado, os canais de glicose não são enviados à membrana celular e a glicose não consegue penetrar a célula; a via é inibida. Essa inibição, chamada de resistência à insulina, é uma forma de a célula se proteger do excesso de energia alimentar (glicose). A célula "sabe" que seus problemas mitocondriais a impedirão de converter a matéria-prima (glicose) em energia celular, por isso impede que a glicose entre na célula. A resistência à insulina faz com que a glicose se acumule na corrente sanguínea, causando uma série de problemas.

Mas a história não para por aí. O corpo é muito inteligente, sabe que a circulação de glicose excessiva na corrente sanguínea pode ser problemática, então *se esforça* para incentivar as células a absorvê-la. Para isso, obriga o pâncreas a produzir um volume bem maior de insulina (elevando o nível de insulina no sangue) para vencer a inibição da sinalização da insulina. E, surpreendentemente, isso funciona, mas só por um tempo. O corpo pode passar anos compensando a resistência à insulina com um aumento de produção, bombardeando os receptores de insulina e forçando as células a absorver a glicose. Durante esse período, os níveis de glicose no sangue parecem normais e saudáveis, mas na verdade o corpo está passando por uma disfunção grave e resistindo à insulina. Com o tempo, a célula subjugada – lotada de gordura e mitocôndrias disfuncionais – simplesmente não consegue mais continuar recebendo glicose. É quando começamos a ver as pessoas tendo aumentos súbitos nos níveis de glicose no sangue e dificuldade em controlá-los.

Essa é a origem dos problemas com a glicose, como o pré-diabetes e o diabetes tipo 2, condições que afetam mais de 50% dos adultos e quase 30% das crianças nos Estados Unidos. Causado por fatores ambientais diversos, esse efeito dominó de disfunções mitocondriais gera armazenamento de glicose e ácidos graxos, que se transformam em gorduras tóxicas que preenchem a célula, impedindo a sinalização da insulina e fazendo com que a célula tenha dificuldade em absorver a glicose da corrente sanguínea. A resistência à insulina gera o aumento nos níveis diários de glicose.

Para piorar a situação, o aumento do nível de açúcar no sangue (conhecido como hiperglicemia) também estimula a ativação do sistema imunológico e a formação de radicais livres em excesso, contribuindo para uma tempestade de disfunções nas células e no corpo. A disfunção mitocondrial gera inflamação e excesso de radicais livres, e a glicose elevada faz o mesmo, o que também pode fazer com que o excesso de açúcar grude em proteínas, num processo chamado de glicação. As estruturas glicadas não funcionam da maneira correta e são vistas pelo sistema imunológico como um corpo estranho, contribuindo ainda mais para a inflamação crônica.

Um exemplo simples da glicação que causa disfunção é o surgimento de rugas. O excesso de glicose gruda na proteína mais difundida na pele, o colágeno. Em geral, o colágeno dá à pele sua integridade estrutural. Porém a glicação contorce o colágeno, gerando rugas e levando a uma aparência de envelhecimento precoce. Mas ela também pode ter efeitos bem mais sérios e possivelmente fatais. Por exemplo, pode causar problemas nos tecidos que revestem os vasos sanguíneos e acelerar o processo de aterosclerose, que causa ataque cardíaco, AVC, doença vascular periférica, retinopatia, doenças renais, disfunção erétil, etc.

Cerca de 74% dos adultos americanos sofrem de sobrepeso ou obesidade e 93,2% têm disfunção metabólica. Os números parecem elevados até nos darmos conta de quantos fatores da sociedade moderna fazem mal às mitocôndrias e ao metabolismo: açúcar em excesso, estresse, sedentarismo, poluição, remédios, pesticidas e excesso de tempo diante de telas, além de pouco tempo de sono e falta de micronutrientes. Essas tendências – que se mantêm devido a investimentos de trilhões de dólares – estão causando níveis epidêmicos de disfunção mitocondrial e levando a corpos fracos, doentes, inflamados.

O trio de defeitos celulares que são a raiz de praticamente todos os sintomas e doenças que assolam os americanos modernos talvez não seja o tema mais agradável para uma conversa à mesa de jantar nem esteja entre os assuntos mais comentados no Instagram. Só que *você* precisa saber que questões são essas, porque, assim, passa a entender a origem da epidemia que assola os sistemas de saúde melhor que a maioria dos médicos e se torna mais capaz de ajudar a si mesmo e seus entes queridos a alcançar a cura, manter a saúde e evitar limitações. O trio de disfunções que geram Energia Ruim é formado pelos seguintes elementos:

1. **Disfunção mitocondrial:** As células não conseguem produzir energia da maneira correta porque suas fábricas de energia – as mitocôndrias – estão sobrecarregadas e danificadas pelas porcarias que recebem do ambiente. Isso leva a uma queda na produção de ATP e a um aumento na gordura armazenada dentro das células, impedindo-as de funcionar corretamente.
2. **Inflamação crônica:** O corpo enxerga a disfunção mitocondrial e a baixa produção de energia celular (ATP) como ameaças e reage indo para o combate. Essa reação se torna crônica, porque a ameaça não desaparece sem que haja mudanças no ambiente.
3. **Estresse oxidativo:** As células criam radicais livres para tentar processar todo o lixo despejado pelas mitocôndrias danificadas. Os radicais livres fazem mal às células, causando disfunção.

COMO MEDIR A ENERGIA BOA

Se você é como os milhares de pessoas com quem já compartilhei essas informações, provavelmente terminou esse mergulho na biologia celular com uma pergunta na cabeça: como vou saber se esses distúrbios invisíveis estão acontecendo *dentro de mim*?

É uma ótima pergunta. E, por sorte, temos boas respostas. Alguns marcadores simples servem de alerta. Uma forma bem básica e acessível de avaliar como anda sua saúde metabólica é verificando cinco marcadores que quase sempre estão nos exames de rotina: glicemia, triglicerídeos, colesterol lipoproteína de alta densidade (HDL), pressão e circunferência da cintura. Quando esses marcadores estão dentro dos níveis ideais sem que você precise tomar medicamentos (veja o Capítulo 4 para saber os valores exatos), é possível deduzir que sua produção de energia celular está bem. Nesse caso, em geral você se sentirá alegre, saudável e livre de dores. Essas sensações também indicam que o corpo tem Energia Boa, a base da boa saúde.

No entanto, quando vários desses marcadores estão fora dos níveis desejados, a coisa muda de figura e eles indicam o oposto: a síndrome metabólica, que ocorre quando as células não conseguem trabalhar da forma correta devido a problemas em seu sistema de produção de energia. Clinicamente, a síndrome metabólica é caracterizada pela presença de três ou mais dos elementos a seguir:

- Glicemia em jejum a partir de 100 mg/dL
- Circunferência da cintura maior que 90 cm para mulheres e 100 cm para homens
- Colesterol HDL abaixo de 40 mg/dL para homens e 50 mg/dL para mulheres
- Triglicerídeos acima de 150 mg/dL
- Pressão arterial de 130/85 mmHg ou mais

Marcadores fora do padrão ideal são um sinal certo de que processos de Energia Ruim estão acontecendo dentro das células, e isso precisa ser remediado para prevenir ou reverter os inúmeros problemas que podem surgir em consequência da falta de Energia Boa. Você aprenderá bem mais sobre isso na Parte 2, onde mostrarei que, apesar dos enormes desafios encarados pelas células diariamente, todo mundo é capaz de estabelecer (ou restabelecer) o funcionamento apropriado das células; melhorar os biomarcadores; elevar a saúde em geral; e prevenir ou se recuperar das doenças e dos problemas de saúde mais comuns da atualidade.

Ao longo da vida nos ensinam que, em geral, as doenças são aleatórias (ou hereditárias), e talvez por isso minha afirmação principal – de que é possível controlar e prevenir alguns dos maiores assassinos do planeta – pareça surpreendente. No entanto, quando analisamos a literatura científica, nos deparamos com uma perspectiva fenomenal: pessoas com Energia Boa correm muito menos riscos de desenvolver doenças cardiovasculares (primeira causa de morte nos Estados Unidos), vários tipos comuns de câncer (segunda causa), AVC (quinta causa), doença de Alzheimer (sétima causa), diabetes tipo 2 (oitava causa) e doenças no fígado (décima causa). Pessoas com Energia Boa também têm mais chance de se recuperar de pneumonia (nona causa de morte), covid-19 (terceira causa) e infecções do trato respiratório inferior (sexta causa). Estudos mostram que 70% das pessoas com doenças cardiovasculares e 80% das pessoas com doença de Alzheimer têm glicemia alta.

O metabolismo deficiente de energia, em parte representado por uma glicemia alta, faz com que você se torne forte candidato a viver uma jornada lenta e dolorosa rumo à morte, ter uma queda na expectativa de vida, sentir diversos sintomas no cérebro e no corpo e gastar cada vez mais com saúde. Mesmo que hoje você só tenha sintomas "leves" – como cansaço, infertilidade e confusão mental –, as evidências são claras: é possível melhorar quando você entende cientificamente como o corpo processa energia, passa a encarar os alimentos como a informação necessária para otimizar essa máquina e usa alguns comportamentos simples do dia a dia como informações bioquímicas de alto nível necessárias para que suas células funcionem bem. Você se sentirá sem limitações, positivo, focado, poderoso e livre.

Mas, se você ignorar os alertas dados por esses sinais "menores", sua usina de Energia Boa vai piorar com o tempo e os sintomas ficarão mais graves. Esse é um grande problema se pacientes são informados de que condições como diabetes tipo 2, doenças cardiovasculares e obesidade são completamente isoladas. Na verdade, todas são sinais de alerta de Energia Ruim e podem ser melhoradas ou revertidas a partir das mesmas ações.

O ato de me afastar da mentalidade separatista e reducionista da medicina e passar a ter uma perspectiva celular unificada da saúde e das doenças foi uma grande mudança na minha vida. Provavelmente os pacientes têm a mesma sensação. Agora sinto que tenho nas mãos uma chave de ouro que abre uma fechadura que antes parecia impenetrável. Essa chave abre as portas para você se sentir bem e funcionar melhor, mesmo que esteja vivendo problemas crônicos, desafiadores, desanimadores. Essa chave pode ajudar pessoas – até as mais jovens – a evitar as doenças e os sintomas crônicos físicos e mentais que infelizmente foram normalizados nos dias de hoje. Não é normal que 74% de uma população apresentem sobrepeso ou obesidade, que cerca de 15% tenham doenças autoimunes e que 25% dos jovens adultos tenham gordura no fígado. Não é normal que a principal causa de consultas a médicos seja a vaga sensação de "estar cansado".

Agora você tem o superpoder de compreender como quase todos os sintomas mais comuns no mundo ocidental estão conectados e como um dos maiores equívocos da medicina é afirmar que pessoas jovens são "saudáveis" só porque não estão muito doentes ou acima do peso. (Pelo contrário: os dados sugerem que a maioria dos jovens – independentemente de peso – não tem boa saúde.) Esse superpoder é inestimável num mundo em que estamos nadando contra a maré (assim como todas as formas de vida ao nosso redor: plantas, animais e microrganismos) e em que nossa força vital vem diminuindo de forma drástica e sistemática.

Para entender exatamente por que isso acontece, precisamos nos afastar do interior das células e analisar algo mais amplo e abrangente: o espectro metabólico das doenças.

2

A Energia Ruim é a fonte das doenças

Aos 36 anos, Lucy vinha se sentindo cada vez mais frustrada com uma série de problemas de saúde que afetavam seu bem-estar, sua autoconfiança e seus sonhos para o futuro. No ano anterior ela havia consultado um dermatologista para tratar acne adulta, um gastroenterologista para cuidar da sensação de estufamento após as refeições, um psiquiatra para lidar com o desânimo e a ansiedade, e um clínico geral para acabar com a insônia. Lucy e o marido tentavam engravidar havia mais de dois anos, sem sucesso, e ela se consultava frequentemente com sua ginecologista para tratar a síndrome do ovário policístico. Estava prestes a começar uma rodada caríssima de fertilização *in vitro*.

Lucy foi uma das primeiras pacientes a se sentar diante de mim em busca de respostas no consultório particular que abri após abandonar a residência. Nada estava dando certo e ela queria se sentir melhor, ficar mais bonita e começar uma família. Quando se acomodou numa confortável poltrona no meu consultório cheio de plantas – que eu havia projetado para lembrar mais uma tranquila sala de estar do que um ambiente clínico –, Lucy parecia ansiosa e um pouco tensa. Havia acessado meu site e visto que meu foco era tratar as origens da doença, e não apenas os sintomas isolados, e sentiu que era *disso* que precisava.

Estatisticamente, Lucy era uma pessoa típica. Afinal, não apresentava nenhuma doença "letal" clara e não corria risco imediato de internação ou morte. Não se sentia bem nem tinha a aparência que achava que deveria ter, mas todo mundo é assim, certo? Mais de 19% das mulheres adultas tomam antidepressivo e até 26% têm síndrome do ovário policístico. As questões de Lucy pareciam tão comuns que ela sempre se considerou "saudável", mas não conseguia se livrar da sensação de que havia algo errado e de que podia ter uma vida mais tranquila, alegre e cheia de energia.

Ao longo das duas horas da primeira consulta, Lucy e eu começamos a descascar as camadas. Para ela e seus outros médicos, exaustão, acne, desconforto gastrointestinal, depressão, insônia e infertilidade pareciam problemas isolados. Percebendo a postura derrotista de Lucy, expliquei que mudaríamos de perspectiva e passaríamos a enxergar seu corpo sob outro prisma. Embora estivessem localizados em partes diferentes do corpo e tivessem diferentes nomes, provavelmente esses problemas eram galhos da mesma árvore. Nosso trabalho era entender que árvore era essa e como curá-la.

Numa consulta de rotina, Lucy diria que "come e dorme bem" e a conversa sobre estilo de vida ficaria por isso mesmo. Porém fomos mais fundo e descobrimos o seguinte:

- **Sono:** O marido ia se deitar depois dela e seu gato costumava pular na cama; os dois interrompiam seu sono.
- **Comida:** Sua dieta consistia em muitos alimentos refinados e ultraprocessados (como grãos refinados usados na fabricação de tortillas, torradas de pão árabe e croûtons), além de alimentos com açúcares adicionados, como barras de cereal, produtos de padaria e confeitaria e bebidas alcoólicas.
- **Movimento:** Lucy fazia ioga e, nos fins de semana, trilhas, mas eram eventos isolados; fora isso, era sedentária e passava o dia inteiro trabalhando na frente do computador. Não fazia treinos de força e quase não tinha músculos.
- **Estresse:** Ela não tinha um grupo de amigos na cidade para a qual tinha se mudado; sentia-se solitária. O trabalho como engenheira de software lhe causava um estresse constante de nível baixo, assim como o envelhecimento dos pais e a dificuldade para engravidar.

- **Toxinas:** Lucy não bebia água filtrada – ou seja, ingeria substâncias químicas e toxinas ao longo do dia. Seus produtos de cuidados pessoais e de limpeza da casa continham várias toxinas comuns. Ela bebia vinho várias noites por semana.
- **Iluminação:** Ela passava o dia inteiro diante da luz azul do computador, depois ficava até tarde da noite na frente da TV enquanto escrevia e-mails. As lâmpadas de casa também não ajudavam. Ela passava a maior parte do tempo no apartamento, no escritório ou no estúdio onde fazia ioga e quase não passava tempo ao ar livre.

Criamos um plano que abordava alimentos como remédios, otimizava o sono, reduzia o estresse crônico, protegia seu microbioma, reduzia sua exposição a toxinas e maximizava a exposição à luz solar.

Ao longo de seis meses, quase todos os sintomas desapareceram: os ciclos menstruais foram normalizados, as cólicas menstruais ficaram bem mais leves, o humor melhorou, e a função digestiva, também. Lucy conseguiu diminuir os medicamentos aos poucos e – confiante de que seus hormônios reprodutivos estavam se reequilibrando – adiou a primeira sessão de fertilização *in vitro*. Não só havia começado a se sentir melhor, mais disposta e feliz consigo mesma como havia reduzido muito a chance de desenvolver uma doença crônica no futuro.

No meu consultório, testemunhei transformações semelhantes em pacientes que implementaram mudanças consistentes no estilo de vida. Essas mudanças vieram da compreensão de três verdades simples:

1. A maioria dos sintomas e doenças crônicos que nos afligem hoje em dia tem a mesma origem: uma disfunção celular que costuma gerar Energia Ruim. *Todos* os sintomas são resultado direto do mau funcionamento das células, não surgem do nada. E a disfunção metabólica é a principal causa da disfunção celular.
2. Problemas crônicos associados à Energia Ruim fazem parte de um espectro e vão de não imediatamente graves (como disfunção erétil, exaustão, infertilidade, gota, artrite) até os mais urgentes (como AVC, câncer e doenças cardíacas).

3. Devemos enxergar sintomas "leves" que sentimos hoje como pistas de que doenças mais sérias estão por vir.

A melhor maneira de explicar a conexão entre doenças "leves" e "graves" é me aprofundando na história de vida da minha mãe – e na minha.

UM BEBÊ "SAUDÁVEL"

Quando minha mãe se preparou para engravidar na década de 1980, seguiu à risca os conselhos da época: muitos grãos, pão, biscoitos de água e sal (a orientação era comer entre seis e onze porções por dia) e vários lanches com pouca gordura – já que, naqueles tempos, a crença era de que a ingestão de gorduras devia ser feita "com moderação". Não havia instruções para que ela consumisse proteína saudável, o que não surpreende, considerando que a proteína está no meio da pirâmide alimentar, uma confusa terra de ninguém. Na época, minha mãe tinha cerca de 30 anos e detestava legumes e verduras – seu prato vegetariano favorito era tomates assados recheados com parmesão derretido, que comia de vez em quando. Ela nunca aprendeu a cozinhar quando nova e, morando em Nova York, só comia comida de restaurante. Fazia caminhada, mas não se exercitava com regularidade e sempre dormia tarde. Fumou dos 20 aos 50 anos, parando apenas durante a gravidez.

Suas anomalias metabólicas foram transferidas para mim no útero sem que ela soubesse. Nenhum bebê nasce com 5,2 quilos à toa. E ter um bebê grande aumenta o risco de futuros problemas metabólicos para a mãe e para a criança, incluindo diabetes tipo 2 e obesidade. Essa associação acontece por vários motivos:

1. **Resistência à insulina:** Em geral, bebês com macrossomia são expostos a níveis elevados de glicose no útero, o que pode causar resistência à insulina. Essa exposição a níveis elevados de insulina no começo da vida pode persistir até a vida adulta, aumentando o risco de desenvolvimento de diabetes tipo 2 e outros problemas metabólicos.

2. **Número e tamanho das células de gordura:** Bebês com macrossomia costumam apresentar aumento na quantidade e no tamanho das células de gordura, em boa parte devido ao fato de os ácidos graxos maternais estimularem a conversão das células-tronco fetais em células de gordura, o que pode levar a obesidade e problemas metabólicos no futuro.
3. **Inflamação:** Bebês com macrossomia com frequência são expostos a altos níveis de inflamação no útero, o que pode contribuir para o desenvolvimento de problemas metabólicos neles à medida que crescem e envelhecem.

Por eu ser tão grande, o médico da minha mãe insistiu em fazer cesárea. Com isso, não passei pelo canal vaginal e não ingeri os organismos do microbioma da minha mãe, os quais ajudariam a desenvolver os meus. Além disso, a amamentação é mais complicada para quem faz cesárea, e minha mãe não conseguiu me amamentar. Também foi instruída a não levantar mais de 5 quilos enquanto o corte da cirurgia não cicatrizasse, e eu sozinha pesava mais que isso, dificultando ainda mais a amamentação. Assim, não me beneficiei da saudável transferência de bactérias e oligossacarídeos que faz parte do leite materno e determina o microbioma da criança por toda a vida.

No começo da infância, embora fizéssemos muitas refeições caseiras, preparadas com todo o carinho, eu comia muitos dos alimentos mais consumidos por qualquer criança: cereais açucarados, biscoitos recheados, batatas chips, barrinhas de flocos de arroz, marshmallows, biscoitos salgados e bolinhos industrializados. Os sinais de alerta da Energia Ruim não demoraram a aparecer. Quando eu era pequena e tinha crises de otite e amidalite, minha mãe me levava correndo para o médico, que receitava antibióticos. Ela "morava" no consultório do pediatra e sabia o nome de todos da equipe médica.

Agora entendo que essas infecções crônicas provavelmente eram resultado de um sistema imunológico debilitado, algo que em grande parte é determinado pela composição do microbioma e pela integridade da mucosa intestinal (a casa de 70% do nosso sistema imunológico). Como nasci de cesárea, me desenvolvi sendo alimentada por fórmula e quando cresci comecei a comer alimentos processados e a tomar antibióticos destruidores do microbioma, minha função intestinal devia ser um desastre (na literatura científica, esse "desastre" é uma mistura de "disbiose" e "permeabilidade intestinal"). Isso contribuía para um círculo vicioso de piora da saúde metabólica, intensificando o desejo por alimentos processados e piorando a função imunológica.

Com apenas 10 anos, meu jovem corpo tinha peso em excesso. Antes mesmo de chegar à oitava série, eu já pesava 95 quilos. No começo da adolescência sofria de ansiedade leve, ciclos menstruais dolorosos, acne no maxilar e nas costas, dores de cabeça frequentes e amidalites regulares. Mas eu não pensava nesses problemas como sinais de alerta, e sim como ritos de passagem para a juventude, e os médicos até diziam que eu estava "saudável". Ter cólicas, dores de cabeça intermitentes, espinhas e dor de garganta de vez em quando parecia ser o padrão. Eu sabia que esses problemas eram comuns no mundo moderno, por isso não entendia que todos eram sinais de uma biologia disfuncional.

Com 14 anos, prestes a entrar no ensino médio, tomei uma decisão: alcançar um peso saudável. Assim, li um monte de livros sobre culinária e nutrição e me comprometi a ser saudável: preparei todas as minhas refeições, entrei para uma academia e passei a ir todos os dias para suar no elíptico e fazer musculação enquanto ouvia Backstreet Boys no CD player. Perdi todo o peso em excesso ao longo de seis meses, de forma rápida e saudável. Meus outros sintomas também melhoraram um pouco. Embora não tivesse como saber na época, provavelmente reverti a resistência à insulina e a inflamação crônica que causavam ou pioravam meu ganho de peso e outros problemas desde a infância. Ao me transformar em atleta e chef na adolescência, parei de sofrer com muitos dos meus sintomas.

DESAFIOS "NORMAIS" NAS DUAS DÉCADAS SEGUINTES

Uma década depois, aos 26 anos, eu era uma jovem médica recém-formada e estava no primeiro ano da residência cirúrgica quando voltei a ter problemas celulares. Desde o dia em que entrei no hospital como uma residente inteligente e saudável, meu mundo se resumiu a estresse crônico e adrenalina. Meu pager apitava sem parar e as lâmpadas fluorescentes do hospital me iluminavam a cada segundo do dia e da noite. Eu tinha um sono irregular durante os frequentes plantões noturnos, comia alimentos processados no refeitório, mal me exercitava, bebia cafeína o tempo todo e respirava ar viciado. Passava dias seguidos sem ver a luz do sol, acordando antes do amanhecer e saindo do trabalho após o anoitecer. Meu corpo voltou a ser um epicentro de Energia Ruim, que se manifestou quase imediatamente com vários sintomas.

Síndrome do intestino irritável

A síndrome do intestino irritável (SII) foi o primeiro sinal de que as células do meu intestino estavam disfuncionais e não conseguiam cumprir seu papel. Passei quase dois anos sem produzir fezes sólidas. A SII pode ter vários sintomas, e, em mim, ela causava gases dolorosos e diarreia líquida entre oito e dez vezes por dia.

Fortes evidências mostram que a SII leva à redução da atividade mitocondrial e à queda da produção de energia dentro das células da mucosa intestinal. A queda na atividade provoca sintomas como dores abdominais e mudanças nos hábitos intestinais. Por mais estranho que pareça, a SII está fortemente associada à resistência à insulina e a problemas com Energia Ruim. Quem tem SII corre o dobro de risco de sofrer de síndrome metabólica e de apresentar triglicerídeos elevados.

A resistência à insulina pode ter efeitos negativos no sistema nervoso entérico (no trato digestivo), que alguns chamam de nosso "segundo cérebro", podendo alterar a motilidade intestinal, que é o movimento coordenado de contração e relaxamento dos músculos da parede do intestino. A resistência à insulina também altera a função da barreira intestinal, que é a capacidade da mucosa de impedir a entrada de substâncias nocivas na corrente sanguínea, causando inflamação e sensibilidade no intestino, o que, por sua vez, gera dor abdominal e outros sintomas de SII. A inflamação crônica de uma barreira intestinal prejudicada pode acelerar problemas metabólicos no restante do corpo.

Acne

A acne cística surgiu no meu rosto e no pescoço quando eu era uma jovem médica, indicando que níveis elevados de glicose no sangue e insulina estavam causando mudanças hormonais. Estudos mostram que pessoas com acne têm níveis mais altos de insulina do que aquelas sem acne. Níveis elevados de insulina são associados ao excesso de hormônios masculinos que estimulam a produção de óleo na pele, o chamado sebo. Quando as glândulas sebáceas da pele têm uma produção excessiva, o sebo pode se misturar com células mortas da pele e entupir folículos capilares, criando um ambiente propício para a proliferação de bactérias. Estudos apontam que uma baixa carga glicêmica (isto é, pouco açúcar no sangue) ou uma dieta pobre em carboidratos podem levar a uma forte redução da acne.

Também há estudos que concluíram que pessoas com acne têm uma carga mais elevada de estresse oxidativo e doença mitocondrial, marcas registradas da Energia Ruim. O interessante é que mais de dez problemas de pele são associados a esses dois fatores, incluindo alopecia areata (um tipo de queda capilar), dermatite atópica (eczema), líquen plano, esclerodermia, vitiligo, rosácea, queimaduras solares, psoríase, etc. A disfunção em vários tipos de célula da pele pode assumir a forma de uma grande variedade de doenças e sintomas dermatológicos, e parece que boa parte dessa disfunção é impulsionada por Energia Ruim.

Depressão

O surgimento da depressão durante minha residência cirúrgica tem uma forte conexão com o metabolismo. O cérebro é extremamente sensível ao estresse oxidativo e à inflamação, e é um dos órgãos que mais consomem energia, usando 20% da energia total, embora tenha apenas 2% do peso corporal. Ao mesmo tempo, sabe-se que os processos de Energia Ruim – como a disfunção mitocondrial, a inflamação e o estresse oxidativo – afetam a função cerebral e a regulação do humor da mesma maneira que impactam o funcionamento intestinal na SII. Meu ambiente de trabalho tóxico e o estilo de vida da residência trabalharam juntos para danificar as vias de produção de energia do meu sistema digestório e do meu cérebro.

O eixo intestino-cérebro se refere à comunicação entre os sistemas digestório e nervoso central. Essa conexão é fundamental na depressão, porque o microbioma intestinal tem um papel significativo na produção de neurotransmissores, que controlam pensamentos e sentimentos, além de regularem o humor e o comportamento. Desequilíbrios nesses neurotransmissores contribuem para a depressão. Mais de 90% da serotonina, o hormônio que regula o humor e o nível de satisfação, são produzidos no intestino, *não* no cérebro. Qualquer coisa que prejudique o funcionamento intestinal – como a fisiologia da Energia Ruim que causa SII – pode afetar a saúde mental. Não surpreende que a SII e a depressão tenham forte conexão, com a SII às vezes sendo chamada de "depressão intestinal" e muitas vezes sendo tratada com antidepressivos.

Estudos em animais e humanos também apontam que mudanças nocivas no microbioma intestinal podem influenciar o desenvolvimento de comportamentos semelhantes à depressão e da própria depressão. Foi observado que a transferência do microbioma de animais deprimidos para animais saudáveis rapidamente induz comportamentos semelhantes aos depressivos.

Problemas com a Energia Ruim contribuem de diversas maneiras para a fisiopatologia da depressão:

1. **Produção de energia:** A disfunção mitocondrial pode levar à queda da produção de energia no sistema nervoso central, causando alterações na sinalização de neurotransmissores, entre os quais se encontram os reguladores de humor, como a serotonina e a norepinefrina.
2. **Inflamação:** A disfunção mitocondrial também pode causar aumento de estresse oxidativo, que pode gerar inflamação. A inflamação crônica já foi associada à depressão, e muitos estudos mostram que pessoas com depressão apresentam níveis elevados de marcadores de inflamação.
3. **Função neuronal:** As mitocôndrias participam de vários processos vitais para a função neuronal, incluindo a apoptose (morte celular), a regulação de cálcio e a defesa contra o estresse oxidativo. A disfunção mitocondrial pode alterar esses processos e gerar disfunção neuronal, contribuindo para a depressão.
4. **Resposta ao estresse:** O eixo hipotálamo-pituitária-adrenal (HPA), que regula a resposta ao estresse, depende da função mitocondrial adequada. A disfunção mitocondrial pode alterar a regulação do eixo HPA e causar uma reação alterada, contribuindo para a depressão.

Uma glicemia alterada pode confundir as células cerebrais e qualquer outra célula do corpo. Pode levar as células a promover a produção de mais hormônios do estresse, criando um ciclo infinito de retroalimentação do estresse e da disfunção. Os cinco biomarcadores metabólicos principais mencionados no Capítulo 1 podem nos oferecer muitas pistas sobre o risco de depressão. Segundo um estudo, cada 18 mg/dL adicionais de glicemia em jejum aumenta em 37% o risco de desenvolver depressão. Além disso, o aumento de uma unidade na razão triglicerídeos-HDL aumenta em 89% a probabilidade de desenvolver depressão. Quando descrevi meus sentimentos de depressão para meus pais durante a época de residência, expliquei aos prantos que meu cérebro parecia ter deixado de ser colorido e se tornado preto e branco de uma hora para outra. Minha criatividade, a capacidade de resumir conceitos e a memória aguçada tinham sumido. Algumas vezes, após plantões de 30 horas, eu tinha a sensação perturbadora de que era mais fácil simplesmente *não existir*. Sob o prisma da Energia Ruim, tudo isso faz sentido para mim agora: devido às várias mudanças negativas no meu estilo de vida e ao aumento no nível de estresse como nova residente cirúrgica, as células do meu cérebro provavelmente não tinham força para me fornecer todo o espectro de raciocínio e emoções, tampouco a energia para querer seguir em frente.

Pesquisas apontam a existência de associações entre biomarcadores da síndrome metabólica e ideação suicida, conexão que deveria ser investigada e tratada quanto antes, uma vez que os índices de depressão e suicídio aumentam cada vez mais, sobretudo entre jovens.

Dores crônicas

Até a dor crônica na nuca que desenvolvi quando comecei a trabalhar na residência cirúrgica provavelmente era causada pelo caos metabólico. Pesquisas mostram que a função mitocondrial ineficiente e a resistência à insulina podem levar ao desenvolvimento de dores crônicas. O estresse oxidativo e a inflamação nos nervos e em outros tecidos podem causar lesões nos nervos e sensibilidade na área afetada. A disfunção mitocondrial pode provocar uma redução na produção de neurotransmissores e de outras moléculas de sinalização importantes que regulam a percepção da dor. A resistência à insulina também pode alterar o metabolismo das células em músculos e outros tecidos, causando desgaste muscular, desgaste nas articulações e outras mudanças que causam dor. Provavelmente era uma disfunção nas vias de produção de energia das minhas células que estava causando o incômodo, e não o fato de eu passar longas horas com o pescoço curvado sobre a mesa de cirurgia, que eu acreditava ser a origem da dor. E com certeza eu não era a única pessoa a ter esse problema: estima-se que 20% dos adultos americanos sofram de dores crônicas.

Sinusites e enxaquecas

Se, por um lado, eu desconhecia a origem dos meus problemas de saúde, por outro o próprio departamento de otorrinolaringologia em que trabalhava também desconhecia as possíveis causas dos problemas que levavam pacientes a encarar nossos bisturis. Vejamos a sinusite, que assolava Sophia e acomete 31 milhões de outras pessoas só nos Estados Unidos. Médicos descrevem a sinusite crônica – caracterizada por dor e pressão no rosto, congestão nasal, dores de cabeça, secreções nasais e muco nasal verde e amarelo – como a inflamação crônica do tecido das cavidades nasais. Mas nunca nos aprofundamos a ponto de perguntar: *O que causa essa inflamação crônica?*

Quanto maior é a glicemia da pessoa, maior é a probabilidade de ela ter sinusite. E a chance é 2,7 vezes maior se ela tiver diabetes tipo 2!

Lembro-me do choque que senti ao ler um artigo sobre sinusite no *Journal of the American Medical Association (JAMA)* que mostrava a imagem de vias inflamatórias ativadas de uma pessoa com sinusite. Muitos marcadores de inflamação aumentados no tecido nasal são os mesmos que se elevam em pessoas com doenças cardiovasculares, obesidade e diabetes tipo 2. Vendo a imagem sob a luz forte da sala de descanso dos plantonistas, pensei: *Será que o mesmo problema básico de inflamação intensa se manifesta em diferentes partes do corpo e cada uma delas tem um sintoma distinto?*

A enxaqueca, como a de minha paciente Sarah, também tem tudo a ver com a saúde metabólica. Na clínica de otorrinolaringologia era comum nos depararmos com esse transtorno, mas tínhamos dificuldade em tratá-lo. As pessoas assoladas por essa doença neurológica debilitante tendem a apresentar níveis mais elevados de insulina e resistência à insulina. Uma revisão abrangente de 56 artigos de pesquisa identificou associações entre enxaqueca e saúde metabólica debilitada, destacando que "quem sente enxaqueca costuma ter mais resistência à insulina". A revisão sustenta a teoria "neuroenergética" da enxaqueca.

Evidências também sugerem que deficiências em micronutrientes em cofatores mitocondriais importantes podem contribuir para enxaquecas. Pesquisas sugerem que é possível tratar o problema restaurando os níveis adequados de vitaminas B e D, magnésio, CoQ10, ácido alfa-lipoico e L-carnitina. A vitamina B_{12}, por exemplo, está envolvida na cadeia de transporte de elétrons responsável pelos últimos passos da geração de ATP nas mitocôndrias, e estudos indicam que altas doses de B_{12} ajudam a prevenir enxaquecas. Esses micronutrientes costumam ter menos efeitos colaterais que outros medicamentos usados para tratar o transtorno, tornando-se, assim, uma opção promissora que pode ser adotada por suplementação ou uma dieta rica nesses micronutrientes.

Mulheres com marcadores elevados de estresse oxidativo – característica marcante da Energia Ruim – correm um risco significativamente maior de enxaqueca, e estudos sugerem que as crises são uma reação sintomática de níveis elevados de estresse oxidativo. Embora menos dolorosas, as dores de cabeça causadas por tensão são mais comuns e também estão associadas a grandes oscilações (excesso de subidas e quedas vertiginosas) na glicemia.

Perda auditiva

Uma das queixas mais comuns dos pacientes encaminhados ao departamento de otorrinolaringologia era relativa a problemas de audição e perda auditiva, outra questão em que a falta de conhecimento sobre o metabolismo fazia toda a diferença. Em geral, dizíamos aos pacientes que a perda era inevitável, causada pelo envelhecimento e pelos shows barulhentos na juventude. Assim, sugeríamos intervenções como aparelhos auditivos. Mas a verdade é que a resistência à insulina tem uma conexão pouco conhecida com problemas de audição. Pessoas com resistência à insulina são mais propensas a apresentar perda auditiva ao envelhecer, causada pela produção ineficiente de energia nas delicadas células do ouvido e pelo bloqueio dos minúsculos vasos sanguíneos que abastecem o ouvido interno.

Um estudo mostrou que a resistência à insulina está ligada à perda auditiva associada ao envelhecimento, mesmo desconsiderando fatores como peso e idade, provavelmente porque o sistema auditivo utiliza muita energia para seu complexo processamento de sinais. No caso da resistência à insulina, o metabolismo da glicose é abalado, o que leva a uma queda na produção de energia.

O impacto da Energia Ruim na audição não é nada sutil: um estudo mostrou que a prevalência de perda auditiva de alta frequência entre participantes com glicemia alta em jejum era de 42%, em comparação com 24% naqueles com níveis normais. Além disso, a resistência à insulina é associada a uma leve perda auditiva de alta frequência entre homens com menos de 70 anos, mesmo antes do desenvolvimento de diabetes. Alguns trabalhos sugerem que avaliar a função metabólica inicial e os níveis de resistência à insulina é importantíssimo na otorrinolaringologia, sendo imprescindível informar os pacientes sobre possíveis sinais de alerta.

Doenças autoimunes

Mesmo em condições mais raras, como as doenças autoimunes – que ocorrem quando o sistema imunológico ataca os próprios tecidos –, pesquisas indicam uma forte conexão metabólica. Nós tratávamos várias doenças autoimunes na clínica de otorrinolaringologia, entre as quais a síndrome de Sjögren (que causa o mau funcionamento de glândulas do corpo) e a tireoidite de Hashimoto (inflamação autoimune crônica da tireoide que prejudica seu funcionamento). Embora na faculdade de medicina eu nunca tenha aprendido a pensar no meu trabalho sob o prisma do metabolismo celular e em como ele poderia causar autoimunidade, cada vez mais pesquisas mostram que problemas metabólicos e autoimunes estão associados. É preciso ter em mente que uma célula que não produz energia da forma correta envia sinais de perigo, causando a invasão do sistema imunológico. Some-se a isso o fato de que pessoas com doenças autoimunes têm, respectivamente, níveis de resistência à insulina e síndrome metabólica 1,5 e 2,5 mais altos em comparação com pessoas sem essas condições. A Energia Ruim pode causar inflamação crônica e, em certos casos, *auto*imunidade.

A Dra. Terry Wahls, renomada pesquisadora e médica, sugere que talvez a autoimunidade se dê, em parte, por causa da reação do corpo à "resposta de perigo celular" coordenada pelas mitocôndrias, que ocorre devido à percepção de possíveis ameaças à célula, como uma dieta desequilibrada, ferimentos, infecções e falta de nutrientes. A resposta de perigo celular ativa uma série de eventos que culminam com a liberação de ATP fora da célula. (Em geral o ATP estaria dentro dela, fornecendo energia para os processos biológicos celulares.) A liberação de ATP fora da célula funciona como um sinal para outras células da área, alertando-as sobre o perigo. O estímulo excessivo da resposta de perigo celular pode levar ao aumento no risco de doenças crônicas, como doenças autoimunes, doenças cardiovasculares e câncer.

Pesquisas mostram que pessoas com doenças autoimunes – como artrite reumatoide, lúpus, psoríase, doença inflamatória intestinal (DII) e esclerose múltipla (EM) – são mais propensas a desenvolver transtornos metabólicos como obesidade e diabetes tipo 2. Para aquelas com artrite reumatoide, o risco de diabetes é até 50% maior. Pessoas com lúpus têm quase o dobro de chance de ter síndrome metabólica. E estudos observaram que indivíduos com esclerose múltipla têm 2,5 vezes mais chance de ter resistência à insulina em comparação com pessoas sem EM. Além disso, pacientes com EM e níveis elevados de glicemia em jejum sofrem mais disfunções cognitivas. A associação entre problemas metabólicos e autoimunidade provavelmente ocorre devido à inflamação crônica discreta no corpo, que afeta a sinalização da insulina e gera resistência, e também ao estresse oxidativo, fenômeno inter-relacionado com a inflamação crônica que é tanto uma causa quanto um efeito de transtornos metabólicos e gera inflamação.

Não é surpreendente que nas últimas décadas as doenças autoimunes tenham se tornado mais comuns. De acordo com o Instituto Nacional de Ciências de Saúde Ambiental dos Estados Unidos, as doenças autoimunes afetam aproximadamente 50 milhões de americanos, cerca de 20% da população. Alguns estudos estimam que a quantidade de indivíduos com doenças autoimunes no país tenha aumentado de 50% a 70% desde os anos 1950, afetando muito mais mulheres do que homens. Hoje 20% da população vivem com parte de suas células atacando e tentando destruir outras, processo que parece se originar, em parte, na confusão biológica causada pelas dietas e pelo estilo de vida atuais. Os níveis estratosféricos de doenças autoimunes são o exemplo mais óbvio dos resultados devastadores do medo bioquímico.

Eles representam as células do corpo se rebelando e dizendo "Que porcaria é essa?" para os elementos a que nos expomos na vida moderna.

Infertilidade

Quando eu tinha 30 e poucos anos, passei a notar que minhas amigas conversavam com frequência sobre sexo e fertilidade. Muitas tinham dificuldade para engravidar e algumas sofreram abortos espontâneos. A boca miúda, algumas chegaram a comentar que os parceiros vinham tendo problemas de desempenho sexual, libido e dificuldade em manter a ereção.

A síndrome do ovário policístico (SOP) que Lucy enfrentou era comum e cada vez mais frequente entre mulheres da minha faixa etária. Hoje é a principal causa da infertilidade feminina. Embora à primeira vista pareça que o surgimento de cistos em ovários não tenha qualquer elo com problemas de glicemia e insulina, um dos principais causadores da SOP é a insulina elevada, que estimula as células da teca do ovário a produzir mais testosterona, abalando o delicado equilíbrio dos hormônios do sexo e o ciclo menstrual. O processo afeta a fertilidade de várias maneiras. A SOP, que costuma surgir junto com a obesidade e o diabetes, também está tão associada à saúde metabólica que um painel dos Institutos Nacionais de Saúde dos Estados Unidos (NIH) de 2012 propôs a mudança do nome da doença para "síndrome reprodutiva metabólica".

À medida que os problemas metabólicos se tornam cada vez mais comuns, o mesmo vem ocorrendo com a SOP. Um estudo recente conduzido na China – que vem enfrentando uma crise de diabetes tipo 2 – mostrou que a SOP aumentou em 65% apenas na última década. Evidências mostram que ela agora afeta 20% das mulheres no mundo todo. De acordo com os Centros de Prevenção e Controle de Doenças dos Estados Unidos (CDC), metade das mulheres com SOP pode acabar desenvolvendo diabetes tipo 2 até os 40 anos. Além disso, a prevalência de obesidade em mulheres americanas com SOP é de 80%. Estudos mostram que o emagrecimento, mudanças na dieta e no estilo de vida e medicamentos podem melhorar a sensibilidade à insulina e reduzir os sintomas da SOP. Doze semanas de uma dieta de baixo nível glicêmico farta em legumes pode melhorar todos os principais biomarcadores do transtorno.

É comum médicos receitarem pílulas anticoncepcionais ou medicamentos para diabetes (como metformina) para mulheres com SOP, numa tentativa de compensar o desequilíbrio hormonal ou regular a glicemia. Às vezes elas recorrem à fertilização *in vitro* (FIV) para tentar engravidar. O uso de tecnologias de reprodução assistida como a FIV aumentou muito nas últimas décadas. Em 2015, mais de 182 mil procedimentos foram realizados nos Estados Unidos. Mas quase nenhuma das mulheres que optam por realizar esses procedimentos invasivos é informada pelo médico sobre a origem de sua infertilidade ou sobre como revertê-la. E também não são informadas de que pessoas com problemas de glicemia têm o *dobro de chance* de sofrer abortos espontâneos na reprodução assistida. Além disso, "o estresse oxidativo causa mais danos ao DNA do esperma de diabéticos, o que pode levar a problemas no desenvolvimento embrionário e a resultados gestacionais insatisfatórios". O aumento do índice de massa corporal (IMC) eleva a chance de abortos espontâneos em procedimentos de reprodução assistida, com o risco começando a aumentar em pessoas com IMC a partir de 22.

A crise de fertilidade americana não se restringe a mulheres. A contagem de espermatozoides caiu entre 50% e 60% nos últimos 40 anos, e a disfunção metabólica é um dos motivos principais por trás disso. A baixa contagem de espermatozoides afeta especialmente homens obesos: eles têm 81% mais chance de não ter *nenhum* espermatozoide em seu sêmen do que homens com peso normal. A infertilidade com "causa masculina" contribui para até 50% dos casos de infertilidade. Isso é diretamente associado a questões metabólicas, uma vez que tecidos adiposos contêm enzimas chamadas aromatases, que convertem a testosterona em estrogênio e abalam o delicado equilíbrio hormonal necessário para a produção de espermatozoides. Segundo o Dr. Benjamin Bikman, o tecido adiposo dos homens basicamente funciona como um imenso ovário, causando diminuição da testosterona e aumento do estrogênio.

O excesso de estresse oxidativo, uma marca importante (e prevenível) da Energia Ruim, danifica membranas celulares sensíveis do esperma, prejudica seu desenvolvimento e pode fragmentar seu DNA, causando redução na qualidade dos espermatozoides e aumento do risco de aborto espontâneo. O estresse oxidativo também reduz diretamente a produção de testosterona. Uma revisão de pesquisas feita em 2023 declara: "Cada vez mais evidências comprovam que há uma associação entre espécies reativas de oxigênio seminais elevadas [no sistema reprodutivo masculino] e perdas gestacionais." O trabalho também lembra que o estresse oxidativo pode ser aumentado por "consumo de bebida alcoólica, tabagismo, obesidade, envelhecimento, estresse psicológico [...] comorbidades como diabetes e infecções." Entre outras causas estão exposição a radiação, dietas com teor elevado de alimentos processados, certos medicamentos, falta de sono crônica, exposição a pesticidas, poluição e muitos outros produtos químicos usados em processos industriais.

Além disso, a disfunção sexual masculina vem crescendo, com 52% dos homens acima de 40 anos preocupados com a disfunção erétil (DE), que costuma ter origem na doença metabólica. Nesse caso, a resistência à insulina leva à formação de bloqueios arteriais (chamados de aterosclerose) e à redução da dilatação de vasos sanguíneos. Com isso, há redução do fluxo sanguíneo para os vasos capilares e os nervos do pênis. A Dra. Sara Gottfried, especialista em saúde sexual e metabólica, explica: "A disfunção erétil é a aterosclerose da artéria peniana até que se prove o contrário", e acrescenta que a DE é um sinal de alerta gritante de que o homem precisa passar por uma avaliação metabólica. Acrescente-se a isso o fato de que a glicação causada pelo nível elevado de glicose no sangue prejudica a saúde de tecidos e vasos sanguíneos penianos, também contribuindo para a DE.

Muitas das minhas amigas receberam diagnóstico de diabetes gestacional, transtorno que aumentou em 30% nos Estados Unidos apenas desde 2016. Outras compartilharam histórias tristes sobre abortos espontâneos, que também podem ser resultado de problemas metabólicos, embora o assunto seja pouco discutido. Casos de abortos espontâneos aumentaram em 10% nos últimos dez anos, e estudos mostram que a disfunção metabólica pode ser tóxica para a placenta. A disfunção placentária (DP) pode ser definida em termos técnicos como a incapacidade da placenta de executar funções normais, entre as quais o transporte de nutrientes e oxigênio, a remoção de resíduos, a síntese hormonal e a regulação imunológica. Questões metabólicas da mãe, como obesidade e resistência à insulina, podem causar mudanças no equilíbrio hormonal e em fatores de crescimento envolvidos no desenvolvimento e no funcionamento da placenta. Quanto mais sintomas de síndrome metabólica uma pessoa tiver (isto é, HDL baixo, triglicerídeos altos e glicemia elevada), maior a probabilidade de DP e morte do feto, com aumento de 670% de chance para DP em mulheres com três a quatro sintomas de síndrome metabólica. Desequilíbrios metabólicos podem causar alterações na angiogênese placentária (formação de novos vasos sanguíneos) e no fluxo sanguíneo, reduzindo a entrega de oxigênio e nutrientes para o feto. Além disso, a obesidade e a resistência à insulina podem provocar estresse oxidativo na placenta, resultando em danos oxidativos aos tecidos e DP.

Ao analisar os dados de forma holística, ficamos com a impressão de que a dieta e o estilo de vida atuais estão esterilizando a população humana, em parte devido à Energia Ruim.

Exaustão crônica

Entre 10% e 30% das queixas em consultórios médicos nos Estados Unidos giram em torno de sintomas de exaustão, tornando-a a causa mais comum das consultas. Um total de 67% da população americana costuma se sentir exausta no trabalho, 70 milhões sofrem de problemas crônicos de sono e 90% consomem cafeína diariamente. Para mulheres na fase pós-menopausa, a situação é bem pior: pesquisas recentes mostram que 85,3% delas relatam sintomas de cansaço físico e mental, em comparação com 46,5% de mulheres na perimenopausa e apenas 19,7% na pré-menopausa.

Testemunhei isso de perto durante meu tempo de residência. A maioria de nós associava nossa exaustão crônica à falta de sono causada pelo trabalho. Certas vezes, após passar 36 horas acordada em um plantão no hospital, eu pegava o carro para voltar para casa e não conseguia reunir forças para sair dele e subir até meu apartamento para dormir, mesmo precisando muito. Eu tirava uma soneca no banco da frente até conseguir me convencer a sair do lugar.

Porém, mesmo em condições menos extremas, é comum aceitarmos a exaustão e problemas de sono como consequências naturais da vida moderna. A queda na produção de ATP, a instabilidade no nível de glicose no sangue e os desequilíbrios hormonais – todos marcas registradas da disfunção metabólica – contribuem para a exaustão persistente e o sono desregulado. Isso causa um círculo vicioso, porque a falta de qualidade do sono contribui para o aumento da disfunção mitocondrial e o cansaço. Nós normalizamos essa dinâmica, consideramos algo quase inevitável, mas o fato é que ela costuma ser um sinal de alerta sobre a presença de Energia Ruim no nosso corpo.

ENERGIA RUIM EM CRIANÇAS: NORMALIZANDO TENDÊNCIAS SEM PRECEDENTES

Obesidade infantil e gordura no fígado

A prevalência de obesidade infantil aumentou muito nos últimos 50 anos, e essa é apenas uma faceta do efeito da Energia Ruim nas crianças. De acordo com os CDC, o índice de obesidade infantil mais do que triplicou desde os anos 1970. Durante essa década, cerca de 5% de crianças e adolescentes com idade entre 6 e 19 anos eram considerados obesos. No fim da década de 2000, essa proporção tinha aumentado para cerca de 18% e desde então vem crescendo.

Outra faceta da Energia Ruim é a doença hepática gordurosa não alcoólica (DHGNA), hoje a doença hepática mais comum entre os jovens. A prevalência da DHGNA em crianças vem aumentando rápido. O primeiro caso foi relatado em 1983, e hoje cerca de 20% das crianças apresentam a doença (e até 80% das crianças obesas). Dependendo do grupo étnico e do sexo, a diferença é mais pronunciada. Por exemplo, 42% dos jovens hispânicos do sexo masculino entre 25 e 30 anos têm DHGNA. Esse número deveria ser próximo de zero. Tendências semelhantes foram observadas em outros países. Historicamente, a gordura no fígado era comum entre adultos que abusavam do consumo de álcool, que afeta vários elementos do processamento lipídico das células e gera estresse oxidativo.

Porém, ao longo dos últimos 30 anos, a doença hepática gordurosa *não* alcoólica se tornou a doença hepática crônica mais comum do mundo, aumentando de 25% na população global em 1990 para quase 40% em 2019. A DHGNA é uma disfunção metabólica disseminada entre crianças e adultos na qual as células hepáticas ficam cheias de gordura, piorando a resistência à insulina. Entre os maiores culpados dessa situação estão: alimentos processados, açúcares refinados, grãos refinados, bebidas adoçadas, xarope de milho rico em frutose, junk food, consumo insuficiente de fibras e fitoquímicos, hábito de comer logo antes de dormir, sedentarismo e estresse oxidativo. Os índices de transplante de fígado aumentaram em quase 50% nos últimos 15 anos, e, se antes o álcool e a hepatite C eram as principais causas, hoje a DHGNA está se tornando a maior responsável pela insuficiência hepática nas mulheres e uma das principais causas entre os homens. Hoje a gordura no fígado é a causa mais comum dos transplantes de fígado entre jovens adultos nos Estados Unidos. Estamos fracassando com nossos jovens.

Transtornos mentais entre crianças

O cérebro infantil não escapa dos problemas causados pela Energia Ruim. Estamos atingindo níveis epidêmicos de doenças mentais entre crianças, resultado da disfunção nesses cérebros jovens. Todo ano, cerca de 20% das crianças receberão o diagnóstico de algum transtorno mental, e, de acordo com os CDC, quando chegarem aos 18 anos, 40% de todas as crianças se encaixarão nos critérios para algum transtorno mental. A prevalência aumentou drasticamente ao longo das décadas, sendo mais vertiginosa nos últimos anos. Um recente estudo publicado no periódico *JAMA Pediatrics* aponta que a quantidade de crianças com idade entre 3 e 17 anos com diagnóstico de ansiedade ou depressão aumentou em 29% e 27%, respectivamente, apenas entre 2016 e 2020.

Durante o tempo que passei no Stanford Hospital e em outros hospitais, 20 crianças e jovens adultos tiravam a própria vida por ano nos arredores do condado de Santa Clara. Um relatório mostrou que 17% dos estudantes do ensino médio de Santa Clara já haviam cogitado seriamente cometer suicídio. Hoje o suicídio é a segunda principal causa de morte entre pessoas com idade entre 10 e 34 anos. De acordo com os CDC, 35% dos jovens adultos cogitaram suicídio em 2020 – uma estatística que ainda me parece absurda. As autoridades da região pouco falam sobre a possibilidade de essas tendências serem impulsionadas por fatores metabólicos, como alimentos causadores de inflamação, falta de sono e estresse crônico impulsionados pela tecnologia, além da pressão acadêmica no epicentro do Vale do Silício.

Casos de transtornos do desenvolvimento psicológico (como autismo e transtorno de déficit de atenção/hiperatividade – TDAH) também vêm aumentando muito entre jovens a cada ano. Uma mãe obesa e diabética tem quatro vezes mais chance de ter um filho com autismo e duas vezes mais chance de ter um filho com TDAH. Tendo em vista que o cérebro é o órgão que mais consome energia, ele é extremamente sensível à Energia Ruim, e um cérebro em desenvolvimento é ainda mais suscetível. Se vivêssemos num ambiente racional de prática da medicina, uma das prioridades da saúde pública seria a manutenção da saúde metabólica da mãe e também da criança durante a primeira infância.

Outros transtornos metabólicos da infância

Os atuais níveis epidêmicos de obesidade, disfunção hepática e disfunção cerebral mostram que estamos vivendo uma epidemia de problemas de energia celular. Embora as crianças ainda estejam em fase de crescimento e desenvolvimento, seus corpos já estão sendo preparados para o declínio, porque nossa cultura e nossa rotina foram dominadas por alimentos processados e outros fatores que danificam mitocôndrias e prejudicam a produção da energia celular.

A seguir listamos alguns dos transtornos de saúde que vêm aumentando cada vez mais entre crianças e que estão associados a produção ineficiente de energia celular, disfunção mitocondrial ou estresse oxidativo: transtorno de déficit de atenção/hiperatividade (TDAH), transtorno do espectro autista (TEA), diabetes tipo 2, DHGNA, cardiomiopatias, depressão, ansiedade, pressão alta, colesterol alto, doença inflamatória intestinal (DII), asma, dermatite atópica, alergias, acne, psoríase, eczema, esquizofrenia, transtorno bipolar, transtorno da personalidade borderline e hidradenite supurativa (HS, que causa nódulos inflamados dolorosos sob a pele).

Muitos amigos meus que são pais reclamam de precisar faltar ao trabalho para levar os filhos ao médico para tratar infecções recorrentes na garganta, nos ouvidos e no trato respiratório superior. Mas quase nenhum deles entende que a forma como o corpo dos seus filhos produz energia tem grande impacto na propensão a ter doenças, considerando que o funcionamento das células imunológicas, e de todas as outras, é regulado pela capacidade de produzir e utilizar energia.

Crianças com disfunção metabólica correm muito mais risco de sofrer infecções – como faringite estreptocócica e otite – do que crianças sem disfunção metabólica ou com peso saudável. Por exemplo, um estudo apontou que a chance de ter faringite estreptocócica é 50% maior em crianças com obesidade em comparação com outras crianças. Outro estudo concluiu que crianças com obesidade têm 2,5 vezes mais chance de sofrer otites médias do que aquelas com peso normal. Os antibióticos que as fazemos ingerir não são inofensivos. Um dos resultados mais assustadores de pesquisas que já encontrei mostra que o uso de antibióticos na infância aumenta o risco de transtornos de saúde mental em 44%.

A destruição do microbioma com antibióticos agressivos afeta a função intestinal, prejudica a função metabólica e provoca inflamação crônica, além de criar condições propícias para a Energia Ruim e problemas subsequentes, como transtornos mentais. Não surpreende que exista uma relação direta entre o número de tratamentos com antibióticos feitos no pré-natal ou durante os dois primeiros anos de vida e IMC alto em crianças de 4 e 5 anos. Sob o prisma metabólico-inflamatório-intestinal – e também do microbioma –, a relação faz sentido. Estamos criando um círculo vicioso em crianças, no qual a Energia Ruim vem debilitando a função imunológica delas, o que leva a mais doenças contagiosas, mais antibióticos e mais Energia Ruim causada pela piora do microbioma.

É bem simples: o corpo das crianças (e o dos adultos também) é composto por células que precisam de energia para funcionar. Nossas crianças vivem em condições metabólicas desastrosas e o corpo delas está pagando o preço – enquanto os maiores nomes da ciência nutricional (que é amplamente patrocinada por empresas alimentícias) e de "cuidados de saúde" (cujas pesquisas são patrocinadas por empresas farmacêuticas para "lidar" com o aumento de transtornos metabólicos) permanecem em silêncio. Nossa sociedade não toma fortes medidas preventivas para combater a epidemia de doenças crônicas entre crianças. Essas doenças não só surgem dos malefícios causados por dietas e estilos de vida prejudiciais sobre as mitocôndrias dos nossos filhos, mas também os colocam no espectro de doenças metabólicas que acabarão diminuindo sua longevidade e qualidade de vida. Nossas crianças estão entrando num mundo em que terão uma expectativa de vida menor que a de seus pais.

Apesar dessas tendências, nossa cultura insiste em impor um mundo repleto de Energia Ruim a crianças incapazes de se proteger. Nossa cultura normalizou alimentar bebês de um ano com produtos industrializados e ultraprocessados como bolinhos, biscoitos, sucos e batata frita. Nós emplastramos seus corpinhos com cremes e xampus tóxicos, com aromas artificiais, logo no primeiro banho no hospital. Danificamos o fígado e a capacidade antioxidante delas com um excesso de paracetamol (Tylenol) ao primeiro sinal de incômodo ou resfriado. Atacamos seus microbiomas com antibióticos pesados ao primeiro sinal de uma possível otite. E interrompemos seu sono desnecessariamente cedo para irem para a escola, obrigando-as a passar seis horas ou mais sentadas lá. Criamos terror e estresse crônico no corpo delas ao expô-las às redes sociais e à mídia em geral. O mundo em que as crianças vivem será um desastre inflamatório e metabólico a menos que os pais nadem contra a maré da cultura "normal". A ironia é que todo pai gostaria que cuidar dos filhos fosse mais fácil – que eles fossem mais obedientes e tivessem menos doenças e dores –, mas não enxerga a situação da perspectiva da produção de energia no corpo das crianças. Se controlarmos o que é controlável já estaremos fazendo muito para facilitar nossa vida e a de nossas crianças.

DEPOIS DOS CINQUENTA: O AUMENTO DE TRANSTORNOS CRÔNICOS POTENCIALMENTE FATAIS

Muitos de nós viram os pais desenvolverem doenças crônicas ao envelhecer. É raro eu conversar com meus amigos sem que algum deles faça um comentário sobre os problemas de saúde dos pais. Entre os mais comuns estão: pressão alta, colesterol alto, doenças cardiovasculares, acidente vascular cerebral, demência, artrite, câncer ou doenças no trato respiratório superior que exigem internação hospitalar. No meu primeiro ano de residência, os pais de dois colegas sofreram AVC. Como médicos, frequentemente somos os primeiros a quem nossos pais ou parentes idosos recorrem para pedir conselhos ou ajuda quando tomam um susto relacionado à saúde. Todos esses transtornos têm origem na Energia Ruim.

Acidente vascular cerebral

A relação entre glicemia alta e risco de AVC é bem estabelecida. Uma meta-análise de 2014 observou que pessoas com diabetes tipo 2 têm o dobro de risco de sofrer derrame em comparação com pessoas sem a doença. Outro estudo determinou que pré-diabéticos (com glicemia em jejum entre 110 mg/dL e 125 mg/dL) corriam 60% mais risco de sofrer AVC do que pessoas com nível de glicose normal. Mais de 80% dos pacientes que sofrem de um ataque isquêmico têm nível elevado de açúcar no sangue, apesar de a maioria deles ignorar esse fato. A resistência à insulina é causa direta de vários problemas vasculares que contribuem para o derrame, incluindo coagulação excessiva, queda da produção de óxido nítrico (que dilata os vasos) e aterosclerose (formação de bloqueios nas artérias).

Demência

A demência precoce e outras doenças cognitivas devastadoras também vêm se alastrando pela população. É preciso ter em mente que o cérebro usa mais energia e glicose do que qualquer outro órgão, então é especialmente vulnerável aos efeitos da Energia Ruim e a variações na glicemia. Evidências sugerem que a resistência à insulina prejudica nossa capacidade de captação de glicose, o que, ao longo do tempo, pode privar as mitocôndrias das células cerebrais da energia necessária para funcionar corretamente. Isso leva a um estado chamado *hipometabolismo*, que, segundo pesquisas, pode ser uma causa da doença de Alzheimer.

A doença de Alzheimer já foi chamada de "diabetes tipo 3" devido à sua alta prevalência entre pessoas com resistência à insulina. Nos Estados Unidos, cerca de 6,2 milhões de adultos com mais de 65 anos vivem com essa doença, e a previsão é de que esse número mais do que dobre até 2050. Estima-se que os custos de saúde associados ao Alzheimer e a outros tipos de demência no país tenham chegado a 355 bilhões de dólares só em 2021. Além disso, avalia-se que os cuidados não remunerados feitos por entes queridos dos pacientes seja equivalente a 250 bilhões de dólares. Tendo em vista que hoje 50 milhões de pessoas estão vivendo com demência no mundo todo, e uma média de 10 milhões de casos novos sendo diagnosticados por ano, encontrar formas de prevenir, tratar, curar ou simplesmente diminuir o avanço devastador da demência se tornou um desafio global urgente, sobretudo porque os medicamentos para a doença de Alzheimer não são eficientes e podem até ser nocivos.

Felizmente, uma pesquisa recente publicada no renomado periódico *The Lancet* mostra que 40% dos casos de Alzheimer são associados a 12 fatores de risco alteráveis (e, portanto, provavelmente evitáveis), observando que devemos "fazer de tudo para prevenir" o transtorno.

Em um estudo publicado em 2013, pesquisadores, após acompanhar os níveis de glicose no sangue de mais de 2 mil adultos por cerca de 7 anos, concluíram que a hiperglicemia está associada a um risco maior de demência, incluindo doença de Alzheimer. Pacientes sem diagnóstico de diabetes também seguiam essa tendência. Outra pesquisa independente confirmou que o diabetes aumenta o risco de declínio cognitivo e que o pré-diabetes é fator de risco para todos os tipos de demência. Um estudo observacional de 2021 descobriu que quanto mais cedo o diabetes tipo 2 for diagnosticado, maior será o risco de desenvolver doença de Alzheimer.

Doenças cardiovasculares

No mundo ocidental, nenhum órgão causa tantas mortes quanto o coração. Doenças cardiovasculares – que englobam pressão alta, colesterol alto e doença arterial coronariana – são diretamente causadas pela Energia Ruim.

Em 1979, o Estudo do Coração de Framingham, um dos estudos científicos mais importantes e duradouros da história da medicina, foi um dos primeiros a apontar que a disfunção metabólica – na forma de diabetes – é um fator de risco para o desenvolvimento de doenças cardiovasculares. A hiperglicemia causa estresse oxidativo e os radicais livres nocivos às células causam inflamação, os quais deterioram o revestimento (chamado de endotélio) de vasos sanguíneos grandes e pequenos. Em resposta a esses danos, o corpo forma placas de gordura nos vasos sanguíneos, que ficam mais rígidos e estreitos, num processo conhecido como aterosclerose. Com o tempo, os vasos ficam tão estreitos que o fluxo sanguíneo é bloqueado, e essa é a raiz da doença arterial coronariana. Doenças cardiovasculares são responsáveis por quase 700 mil mortes por ano só nos Estados Unidos, e a maioria das vítimas tem pelo menos um dos biomarcadores apresentados no Capítulo 1 fora dos padrões – quando não todos.

Um grande fator de risco para doenças cardiovasculares é a pressão alta, que ocorre em 50% da população. Inflamação, obesidade, resistência à insulina, hiperglicemia e estresse oxidativo são nocivos para o endotélio, reduzindo a produção de óxido nítrico, substância que relaxa os vasos sanguíneos. A resistência à insulina e o diabetes também afetam diretamente as partes do cérebro que desencadeiam esse processo, levando a disfunções na maneira como o óxido nítrico é sintetizado e liberado. Tudo isso causa rigidez arterial, pressão alta e aumento do risco de doenças cardiovasculares. Quando estão disfuncionais, as células do endotélio promovem o acúmulo nocivo de coágulos e placas, causando ataques cardíacos. (Esses processos são praticamente idênticos aos que causam disfunção erétil, resultado do estreitamento e da falta de dilatação dos vasos sanguíneos do pênis.)

Doenças respiratórias

O principal tipo de doença respiratória crônica se chama doença pulmonar obstrutiva crônica (DPOC). Essa doença inflamatória progressiva causa danos aos pulmões e dificulta a respiração. Entre as pessoas recém-diagnosticadas com DPOC, 16% têm diabetes tipo 2 e outras 19% desenvolverão a doença em 10 anos após receberem o diagnóstico de DPOC.

Um fator de risco importante para a DPOC é o tabagismo, que associa diretamente esse transtorno à disfunção mitocondrial e ao risco de diabetes tipo 2. A fumaça do cigarro contém uma infinidade de substâncias químicas tóxicas, entre as quais o cianeto, que pode danificar diretamente as mitocôndrias dentro das células. Esses danos podem causar vários problemas de saúde, incluindo a DPOC, e aumentar a chance de desenvolver diabetes. As substâncias tóxicas da fumaça do cigarro também podem contribuir para o estresse oxidativo e a inflamação, exacerbando o impacto negativo nas mitocôndrias.

Vários estudos concluem que o controle da glicemia beneficia pacientes com questões respiratórias crônicas. Uma análise de 2019 com mais de 52 mil históricos médicos de pacientes mostrou que adultos com diabetes tipo 2 medicados com metformina, droga usada para regular a glicose, eram menos propensos a morrer de doenças crônicas do trato respiratório inferior. Pesquisas sugerem que uma dieta antioxidante rica em frutas e legumes pode reduzir a gravidade da DPOC e seus riscos, mas orientações nutricionais não fazem parte do tratamento padrão. Há uma forte associação entre o consumo de bebidas açucaradas e o risco de DPOC (assim como o risco de asma e bronquite em adultos e crianças). Uma pesquisa publicada no periódico *Nutrients* sobre o impacto da alimentação na DPOC concluiu que "estima-se que a magnitude dos efeitos da dieta no funcionamento dos pulmões seja comparável com a do tabagismo crônico". Uma dieta saudável pode reduzir a inflamação e o estresse oxidativo, amenizando com isso a gravidade da DPOC.

Artrite

Uma das coisas mais tristes da velhice – além do desenvolvimento de doenças graves – é o fato de as pessoas não se sentirem tão bem nem conseguirem mais fazer tudo como antes. Até os incômodos, as dores e a rigidez corporal têm associação direta com o metabolismo. Cirurgiões ortopédicos renomados, como o Dr. Howard Luks, explicam que a artrite pode ser uma doença mais metabólica do que estrutural. Pessoas com osteoartrite correm um risco três vezes maior de ter doenças cardiovasculares, além de terem 61% mais chance de desenvolver diabetes tipo 2. Novas pesquisas mostram que até a dor musculoesquelética, como a artrite, é o reflexo de processos de Energia Ruim, assim como várias outras doenças cardiometabólicas crônicas.

Um fator metabólico que foi associado à artrite e à dor musculoesquelética é a inflamação crônica. Ela danifica os tecidos das articulações e provoca a liberação de substâncias químicas que causam dor. Outro fator metabólico importante no surgimento da artrite e da dor musculoesquelética é o estresse oxidativo, que causa danos celulares e contribui para a degeneração articular, ao mesmo tempo que reduz a velocidade do processo de cura e dificulta a recuperação do corpo.

Está comprovado que o sobrepeso aumenta o risco de desenvolvimento de osteoartrite, tipo mais comum de artrite. Um estudo conduzido pela Arthritis Foundation concluiu que, a cada meio quilo de peso acumulado, a carga sobre as articulações dos joelhos aumenta em quase dois quilos. Além disso, a obesidade foi associada a um aumento do risco de osteoartrite no joelho, que sobe conforme o IMC se eleva. Uma meta-análise de 17 estudos concluiu que, para cada aumento de um ponto no IMC, o risco de osteoartrite no joelho aumentava em 13%. Além disso, a obesidade foi associada ao aumento da dor e à redução de capacidade física de pessoas com osteoartrite no joelho. O exercício físico é uma das melhores coisas que idosos podem fazer para minimizar as dores nas articulações, talvez em parte porque a atividade física ajuda a função mitocondrial. A comunidade médica continua encarando a osteoartrite como uma chateação comum em pacientes com outras doenças cardiometabólicas, mas precisamos encarar a artrite como um sinal de alerta de disfunção celular, que pode causar degeneração em todas as partes do corpo, não só nas articulações.

COVID-19

Enquanto eu descobria a influência do metabolismo em doenças comuns, a covid-19 chegou. Na época das primeiras notícias, no começo de 2020, eu tinha acabado de me juntar com meus sócios para fundar a Levels, empresa de tecnologia na saúde criada para ajudar as pessoas a entender sua saúde metabólica. As conexões entre a Energia Ruim e quase todos os sintomas e doenças crônicos vinham se tornando nítidas para aqueles de nós que haviam mergulhado de cabeça na pesquisa e na medicina metabólica, e não tínhamos como encarar o fenômeno viral que vinha assolando o mundo por outra perspectiva.

A crise da covid-19 foi um dos exemplos mais dramáticos e intensos da ignorância da medicina convencional a respeito de questões metabólicas. A grave condição assolava o corpo de pessoas que, muitas vezes por desconhecimento, tinham doenças e transtornos crônicos derivados da Energia Ruim, os quais eram causados sobretudo pela dieta e pelo estilo de vida. Muitos excelentes artigos revisados por pares vinham apontando conexões nítidas. Especialistas do mundo todo tentaram espalhar a mensagem, mas foi em vão. A humanidade como um todo foi extremamente prejudicada por não ter tido a oportunidade de se informar sobre as ligações comprovadas entre a gravidade da covid-19 e alimentação, atividades físicas e outros fatores modificáveis.

Em muitos estudos sobre mortalidade da covid-19, entre 80% e 100% das pessoas que morreram tinham problemas crônicos de saúde, os mais comuns sendo questões metabólicas, como diabetes tipo 2 e pressão alta. Outros estudos concluíram que pacientes com síndrome metabólica tinham uma chance 77% maior de serem hospitalizados e 81% maior de morte.

A covid-19 não foi o primeiro patógeno a fazer uma distinção biológica contra diabéticos. Infecções bacterianas e gripes sazonais são mais fatais em pessoas com diabetes, e um dos motivos é a debilidade da resposta imunológica aguda devido à hiperglicemia. Na verdade, pessoas com diabetes têm seis vezes mais chance de precisar de internação durante epidemias de gripe do que pessoas sem a doença. A glicemia alta prejudica a função imunológica de várias formas, inclusive ao impedir as células imunológicas de se movimentarem livremente pelo corpo para chegar ao local da infecção e destruir os patógenos ou as células infectadas. Os anticorpos também podem perder eficácia quando há açúcar grudado neles, resultado do processo de glicação. Além disso, a hiperglicemia incentiva as células imunológicas a liberar citocinas pró-inflamatórias em excesso, contribuindo para uma reação imunológica exagerada e disfuncional, que gera danos colaterais improdutivos nos tecidos do corpo.

O PREÇO CRUEL DE IGNORAR OS SINAIS

Quando jovens, aceitamos com naturalidade problemas como obesidade, acne, exaustão, depressão, infertilidade, colesterol alto ou pré-diabetes – na verdade os enxergamos como ritos de passagem para adultos razoavelmente "saudáveis" à medida que envelhecem.

No entanto, esse é o maior ponto cego da medicina: essas questões "menores" deveriam nos instigar a descobrir como a disfunção metabólica está se formando no nosso corpo. Se não for tratada no começo, é muito provável que a Energia Ruim cause problemas mais sérios no futuro.

No meu consultório de medicina funcional, pacientes com casos complexos e doenças graves originados por Energia Ruim – como doenças cardiovasculares ou câncer – tiveram uma ou mais doenças metabólicas anos antes.

Na medicina, chamamos duas ou mais doenças que tendem a acontecer juntas de *comorbidades* – elas ocorrem em conjunto, ao mesmo tempo. Como médicos em formação, descobrimos que diabéticos também costumam ter pressão alta e obesos frequentemente têm depressão. Na faculdade, a conclusão sobre essas ocorrências conjuntas costuma ser dar de ombros e comentar "Que interessante". Nos hospitais, a palavra *comorbidade* sinalizava apenas algo como "Se você encontrar essa doença, procure essa outra também", para então tratar cada uma da maneira como você aprendeu na faculdade ou encaminhar o paciente ao especialista apropriado para a questão que você não tem autoridade para tratar. Mesmo sabendo que a artrite e as doenças cardiovasculares são comorbidades, quase nenhum ortopedista ou cardiologista reflete sobre as causas da disfunção mitocondrial, do estresse oxidativo e da inflamação crônica nas células do paciente – nem sobre a possibilidade de tratar essas questões para melhorar *os dois* problemas. Em vez disso, eles tratam os sintomas e mandam o paciente para casa, com sua fisiologia central ainda debilitada.

A disseminação da palavra *comorbidade* normaliza algo que não deveria ser nada normal – grupos de doenças sérias que são galhos da mesma árvore, com a mesma raiz. De certo modo, essa normalização reforçou nossa ignorância e causou inúmeras oportunidades perdidas de ajudar milhões de pessoas a virar o jogo antes de sua saúde piorar e de a chance de cura diminuir. Foi o que aconteceu com minha mãe.

Minha mãe não sabia – nem seus médicos – que seu excesso de gordura corporal era sinal de que suas células estavam sobrecarregadas e sem apoio. O metabolismo dela raramente entrava no estado de queima de gordura, um estado que só ocorre quando não sobrecarregamos o corpo de glicose e carboidratos. Ela não sabia que suas comorbidades – hiperglicemia, colesterol desregulado e pressão alta – eram a *definição* de disfunção metabólica. Elas contavam uma história e lançavam um alerta que vinha sendo ignorado. Com o tempo, seu metabolismo foi se enfraquecendo cada vez mais e perdendo a eficiência.

Minha mãe fez de tudo para melhorar a saúde: parou de fumar, contratou um personal trainer, entrou para uma academia, lia todos os livros sobre nutrição que encontrava e participava de vários programas, incluindo um programa de emagrecimento oferecido pelo Stanford Hospital em parceria com o Vigilantes do Peso. Tentou uma dieta baseada em vegetais e alimentos integrais, depois tentou a dieta cetogênica. Tentou até dizer chega. As diferenças entre ideologias a desanimavam, e todas alegavam ser a solução mágica. Mas, infelizmente, ela nunca foi instruída a analisar seu corpo da perspectiva da produção de energia celular, não sabia interpretar seus biomarcadores e não conseguia fazer muito progresso. Cada método tinha seus pontos positivos, mas, como nenhum plano tratava *diretamente* o problema *certo* – ou seja, a disfunção metabólica –, nenhum deles funcionava, e ela não se curou.

Minha mãe foi prejudicada pelo sistema médico compartimentalizado, que enxergava cada problema de saúde como um incidente isolado. Ela não recebeu o apoio de médicos que explicassem que o bebê grande, a dificuldade para emagrecer, a pressão alta, o colesterol elevado, o pré-diabetes e, por fim, o câncer no pâncreas eram todos galhos da mesma árvore. Em vez de oferecerem uma explicação única e ajudarem a ligar todos os pontos, seus especialistas faziam questão de isolá-los.

Os transtornos que afetaram a mim, meus amigos na meia-idade, nossos filhos e nossos pais idosos mostram que todos nós estamos começando a fazer parte do espectro da Energia Ruim. Encarar essas questões como coisas separadas é um erro fatal. Não temos 50 doenças diferentes para tratar. Precisamos estar sempre atentos a certos aspectos do corpo. Por um lado, é importante manter o bom funcionamento e a quantidade ideal de mitocôndrias, bem como a saúde do microbioma; por outro, é preciso evitar e curar as inflamações crônicas e o estresse oxidativo, sempre atentando para todas as formas de interação desses fatores.

Nós nos desviamos do caminho certo, mas podemos retomá-lo rapidamente. Nossas células têm uma capacidade incrível de adaptação e regeneração. Fazem isso o dia inteiro, todos os dias. Funções celulares debilitadas podem ser restauradas e fortalecidas com rapidez, e isso se aplica a pessoas de todas as idades. Já vi gente de 80, 18 e até 8 anos recuperar a saúde, a confiança, a autoestima e a felicidade – e o primeiro passo para isso é simplesmente proteger a capacidade de produção de energia das nossas células. É possível se tornar um paciente empoderado, mas para se libertar do sistema de saúde atual é preciso ter compreensão clara de seus pontos positivos e seus defeitos.

3

Confie em si, não no seu médico

Os 13 dias mais importantes da minha vida só aconteceram porque ignorei uma equipe de médicos.

Pouco depois de minha mãe receber o diagnóstico de câncer de pâncreas, equipes médicas em Stanford e na Palo Alto Medical Foundation recomendaram uma extensa lista de cirurgias e procedimentos – biópsias, transfusões de sangue e um stent biliar. Na maioria dos casos, o paciente concordaria com os procedimentos e a consulta seria breve. Afinal de contas, as recomendações vinham de instituições muito renomadas.

Porém, com base na minha experiência em medicina, comecei a fazer perguntas.

Descobri que os procedimentos tinham cerca de 33% de chance de prolongar a vida dela em poucos meses (na melhor das hipóteses), 33% de chance de encurtar seu tempo de vida e 33% de chance de não fazer diferença alguma (mas afastando-a da família). Em todos os casos, os procedimentos invasivos obrigariam minha mãe a ficar sozinha em um quarto de hospital (devido aos protocolos da covid-19) e talvez mais tempo internada se a cirurgia tivesse complicações (o que é normal entre pacientes de câncer com a imunidade comprometida).

Além disso, a doença fazia o fígado da minha mãe se deteriorar a cada dia e seu corpo destruir as hemácias, tornando o prognóstico ainda pior, deixando-a mais propensa a passar por complicações durante os procedimentos recomendados e a depender de transfusões de sangue em dias alternados, que a obrigariam a passar horas no hospital, embora estivesse tão fraca que mal conseguiria se levantar da cama. Na época estávamos vivendo as quarentenas da covid-19 e sabíamos que ela precisaria se internar sozinha no hospital, correndo o risco de nunca mais voltar para casa. Minha mãe deixou claro para o oncologista que não tinha medo da morte iminente, mas que queria evitar dores e enjoos desnecessários em seus últimos dias. Mas mesmo com essa explicação o sistema insistiu exatamente nos procedimentos que causariam dor e náusea e fez uma pressão psicológica intensa sobre a família por questionarmos a abordagem agressiva defendida por eles.

O médico não estava conscientemente tentando recomendar um tratamento que não era o ideal, mas eu sabia que o plano invasivo renderia centenas de milhares de dólares para o hospital e que o salário do médico estava associado à execução desses procedimentos.

Confirmei com o oncologista:

– Então a sua recomendação é realizar um procedimento diagnóstico invasivo que não tem a menor chance de prolongar a vida da minha mãe e que a faria correr o risco de morrer sozinha em um quarto de hospital? Isso apesar de termos certeza de que é um câncer de pâncreas no estágio IV com base no exame de sangue CA 19-9 e na tomografia e sabendo que ela está com insuficiência hepática e quase não tem mais hemácias?

– Sim, essa é a minha recomendação – respondeu o médico.

Com o apoio da família, minha mãe decidiu não fazer os procedimentos e passar seus últimos dias em casa, com os familiares. O procedimento sugerido favorecia o médico, *não* a saúde dela. Naquele momento, senti-me mal pelas famílias que precisam encarar essas decisões sem a ajuda de uma pessoa confiável que saiba o motivo de os médicos sugerirem tais procedimentos e tenha conhecimento suficiente para fazer perguntas difíceis.

Em vez de deixarmos minha mãe no hospital, onde ela provavelmente nunca mais me veria nem teria contato comigo, com meu irmão e com meu pai, saímos de Stanford e a levamos de volta para a casa dos meus pais em Half Moon Bay, onde passamos seus últimos dias juntos.

No último dia consciente da minha mãe, ela acordou fraca e começou a perder o controle da fala. Mais tarde, teve um pico de energia e pediu que a levássemos para o lugar onde dias depois seria enterrada – um bosque com vista para campos e o mar, a apenas três minutos de casa. Rapidamente a colocamos no carro e a levamos de cadeira de rodas até o cemitério ecológico. Minha mãe ficou maravilhada com a beleza da vista para o mar e das árvores sob as quais seria enterrada, e nos abraçamos como uma família. Ela pediu a meu pai que se ajoelhasse ao lado da cadeira de rodas e segurou o rosto dele com as duas mãos. Olhou para ele e falou sobre como sua vida juntos tinha sido mágica. Naquele pedacinho de terra, com o oceano Pacífico às suas costas, os dois trocaram olhares silenciosos que expressavam uma emoção e uma gratidão mútua que seria impossível transmitir em palavras. A admiração e a conexão que eles compartilharam naquele último abraço serão para sempre a minha definição de sentido da vida.

– É tudo... tão perfeito e lindo – disse minha mãe ao receber um abraço de sua família no local onde descansaria.

Minutos depois, ela perdeu a consciência. Após dois dias, cercada pela família de mãos dadas ao seu redor, faleceu.

Os últimos 13 dias que compartilhei com minha mãe foram os mais importantes da minha vida.

Se tivéssemos seguido o conselho do sistema médico, eles não teriam acontecido.

O INCENTIVO PARA INTERVIR

Durante meu tempo de residência, uma das minhas melhores amigas era uma cirurgiã oncológica. Na consulta com os médicos da minha mãe, uma frase que ela me dissera anos antes ecoava na minha cabeça: *Se você passar pela porta deste departamento de cirurgia oncológica, vai fazer uma operação, quer ela seja necessária ou não.*

Lembro-me das conversas que tinha com essa amiga após o trabalho, quando a percebia nitidamente abalada após ver um paciente ser obrigado a passar por uma cirurgia desnecessária. Muitas vezes ela sugeria que pacientes com câncer terminal fizessem tratamento paliativo (que prioriza o conforto e a paz do paciente em seus últimos dias), mas seus superiores costumavam descartar a ideia. Ela me disse que seu supervisor "ficava doido" quando alguém sugeria qualquer coisa que não fosse cirurgia. Caso o paciente recusasse a intervenção cirúrgica, os chefes do departamento pediam que assinasse um termo de responsabilidade, deixando-o com menos recursos para buscar tratamento paliativo ou opções menos invasivas.

Existe um grande desequilíbrio de poder na relação entre médico e paciente: o paciente tem medo de morrer e não está em condições de discordar quando o médico sugere uma suposta "cura" para diabetes, doenças cardiovasculares, depressão ou câncer.

Ninguém entra para a medicina com o objetivo de se aproveitar dos pacientes e ficar rico. Há maneiras bem mais fáceis de ganhar dinheiro do que investir anos numa faculdade de medicina, depois numa residência e numa especialização, fora a dificuldade de passar no vestibular e as provas para poder exercer a profissão. Quase todos os médicos com quem trabalhei sonhavam curar doenças quando crianças e trabalhavam como loucos para se tornar profissionais. Estudaram dia e noite, entraram na faculdade com visões idealistas e se tornaram o orgulho da família. Ao chegarem na residência, provavelmente tinham uma fortuna em dívida estudantil e encaravam a falta de sono e o abuso moral de seus superiores como parte da experiência – porque "grandes conquistas exigem grandes sacrifícios".

Entretanto, em praticamente todos os médicos que já conheci, esse idealismo acabou se transformando em cinismo. Meus colegas na residência questionavam a própria sanidade, se perguntando se aquilo tudo valia a pena. Conversei com cirurgiões bem-sucedidos que tinham ensaiado pedir demissão dezenas de vezes. Um deles vivia sonhando deixar tudo para trás e virar padeiro. Muitos dos meus chefes estavam desesperados para passar mais tempo com os filhos. Testemunhei mais de uma crise de choro na sala de cirurgia quando procedimentos atrasavam, levando a mais uma noite longe dos filhos. Muitos sofriam de depressão com pensamentos suicidas. Eu entendia por que os médicos apresentavam a maior incidência de *burnout* e suicídios entre todas as profissões.

Essas conversas levaram à percepção que acredito que corra a boca pequena em todos os hospitais: os médicos se sentem presos num sistema falido. A maioria não tinha a opção de mudar de caminho devido a pressões financeiras e ao fato de associarem a própria identidade ao status de ter um "doutor" antes do nome.

Esses profissionais dedicados precisam arcar com centenas de milhares de dólares em dívidas e são jogados num sistema movido por um único incentivo financeiro simples:

Toda instituição que afeta sua saúde lucra mais quando você está doente e menos quando você está saudável – e isso inclui hospitais, a indústria farmacêutica, faculdades de medicina e operadoras de planos de saúde.

Esse incentivo criou um sistema que comprovadamente prejudica os pacientes.

Imagine que um alienígena inteligente é transportado para a Terra e se depara com a seguinte situação: mais de 75% das mortes e de 80% dos custos de saúde são causados por obesidade, diabetes, doenças cardiovasculares e outras condições metabólicas *reversíveis e evitáveis*. Ele pode usar 4 trilhões de dólares – a quantia que os Estados Unidos gastam todo ano com cuidados de saúde – para resolver o problema. O alienígena jamais dirá que é melhor esperar todo mundo adoecer para só então prescrever receitas e realizar procedimentos que não solucionam a raiz das doenças. Mas é exatamente isso que fazemos hoje, porque é assim que o maior setor econômico americano gera lucros recorrentes.

CONFIE NO SISTEMA PARA AS QUESTÕES URGENTES, IGNORE-O PARA AS QUESTÕES CRÔNICAS

A maioria dos livros sobre saúde contém recomendações e termina com o alerta "Consulte seu médico".

Cheguei a uma conclusão diferente: para prevenir e lidar com doenças crônicas, você *não* deve confiar no sistema de saúde. Meu ponto de vista pode parecer pessimista ou até assustador, mas a verdade é que, quando compreendemos o que faz a roda desse setor girar e por que ela não merece nosso voto de confiança, estamos dando o primeiro passo para nos tornarmos pacientes empoderados.

Em seus últimos 20 anos de vida, minha mãe recebeu aquilo que muitas pessoas considerariam o melhor tratamento médico do mundo. Frequentava as melhores clínicas em intervalos regulares para fazer exames preventivos e fazia consultas de rotina com os melhores médicos da região. Mas, apesar de viver em consultórios e hospitais, os anos passavam e suas células não melhoravam. Os médicos prescreviam uma montanha de medicamentos que, juntos, faziam pouca diferença nos biomarcadores da minha mãe e não ajudavam a curar seu problema celular. Assim como quase todas as doenças crônicas, o câncer de pâncreas é fácil de evitar com hábitos vitalícios que estimulam a produção de Energia Boa e que apresento neste livro. Só que ninguém das renomadas instituições médicas em que ela se tratou lhe deu recomendações enfáticas sobre como melhorar o funcionamento básico de suas células. As únicas intervenções agressivas e assertivas que defenderam foram as que recomendaram quando ela já estava nitidamente em fase terminal.

Você vai se perguntar: mas e quanto aos milagres que a medicina produziu nos últimos 100 anos? E quanto à expectativa de vida, que praticamente dobrou durante esse tempo? Por que questionar um sistema que é complicado mas que funciona tão bem?

A expectativa de vida aumentou basicamente devido a práticas de saneamento básico, medidas para prevenir doenças contagiosas, técnicas de cirurgias emergenciais para lidar com problemas graves e potencialmente fatais (como apendicite ou traumatismos) e a criação de antibióticos que eliminam infecções perigosas. Em resumo, quase todo "milagre da medicina" que conhecemos é uma cura para um problema urgente (que mata rápido se não for solucionado). Economicamente, urgências não são interessantes para nosso sistema atual, porque o paciente se cura rápido e deixa de ser um cliente.

A partir dos anos 1960, o sistema de saúde passou a se aproveitar da confiança gerada por essas inovações emergenciais e a usou para pedir que os pacientes não questionassem sua autoridade no que diz respeito às doenças crônicas (que podem durar a vida inteira e, por causa disso, são mais lucrativas).

Porém a medicalização das doenças crônicas nos últimos 50 anos foi um completo fracasso. Hoje compartimentalizamos doenças e temos um tratamento para cada coisa:

- Colesterol alto? Consulte um cardiologista para receber uma receita de estatina.
- Glicemia em jejum alta? Consulte um endocrinologista para receber uma receita de metformina.
- TDAH? Consulte um neurologista para receber uma receita de ritalina.
- Depressão? Consulte um psiquiatra para receber uma receita de um inibidor seletivo de recaptação de serotonina.
- Dificuldade para dormir? Consulte um médico do sono para receber uma receita de zolpidem.
- Dor? Consulte um especialista em dor para receber uma receita de opioide.
- Síndrome do ovário policístico? Consulte um ginecologista para receber uma receita de clomifeno.
- Disfunção erétil? Consulte um urologista para receber uma receita de citrato de sildenafila.
- Sobrepeso? Consulte um especialista em obesidade para receber uma receita de semaglutida.
- Sinusite? Consulte um otorrinolaringologista para receber uma receita de antibiótico ou fazer uma cirurgia.

Mas ninguém comenta que, ao mesmo tempo que gastamos trilhões de dólares para "tratar" esses casos, a quantidade deles só *aumenta*. Aliás, muitos médicos nem se dão conta disso.

Diante dessas tendências sem precedentes que afetam nosso cérebro e nosso corpo e têm origem na disfunção metabólica, somos orientados a "confiar na ciência". Obviamente, isso não faz sentido. Faz 50 anos que somos convencidos a não questionar nada, e a quantidade de doenças crônicas explodiu nesse meio-tempo.

Não é à toa que nosso sistema de saúde é baseado em intervenções. Um dos médicos mais citados nas aulas da faculdade de medicina é o Dr. William Stewart Halsted, um dos fundadores da Johns Hopkins no começo dos anos 1900, que criou o conceito de residência. Para Halsted, a educação médica era "uma iniciação super-humana em uma profissão super-humana que enfatizava heroísmo, abnegação, zelo e persistência".

Ele acreditava que dentro de um hospital não existe vocação mais importante ou superior do que a de um cirurgião, que corta o corpo do paciente e o livra de uma doença. As intervenções médicas agressivas eram heroicas – necessariamente primitivas e agressivas – para causar dor a curto prazo no paciente por uma recompensa a longo prazo. Para alcançar a honra de se tornar cirurgião, era necessário passar por um sistema darwiniano que garantia que só os melhores e mais brilhantes conquistassem o privilégio. Halsted se lançava em maratonas cirúrgicas de vários dias junto com residentes para testar e selecionar alunos.

Foi nessa época que John D. Rockefeller descobriu que poderia usar derivados de sua produção de petróleo para criar produtos farmacêuticos e fez doações generosas para várias faculdades de medicina americanas, estimulando-as a ensinar um currículo baseado no modelo interventivo de Halsted. Um funcionário de Rockefeller recebeu a tarefa de criar o Relatório Flexner, que delineava uma visão para o ensino da medicina com foco em intervenções, estigmatizando soluções nutricionais, tradicionais e holísticas. O Congresso americano ratificou o Relatório Flexner em 1910, determinando que toda instituição médica credenciada do país precisaria seguir o modelo baseado em intervenções de Halsted/Rockefeller.

No começo, eu concordava com o ponto de vista do Dr. Halsted. Quando decidi fazer residência em cirurgia, queria mais que tudo "solucionar" problemas com um simples corte. Acreditava que me tornar médica, especialmente uma cirurgiã, era um privilégio e que deveria haver um processo rigoroso para garantir que só os melhores tivessem sucesso. Na época em que era residente, eu criticava os colegas que reclamavam do cronograma pesado.

O que não aprendi na faculdade de medicina foi que o Dr. Halsted foi viciado em cocaína e morfina a vida inteira. As drogas lhe davam energia para passar dias seguidos nas alas cirúrgicas, mas depois ele sofria surtos psicóticos de dias ou até semanas sem sair de casa. Com frequência, ele não conseguia realizar as operações de tanto que suas mãos tremiam por falta de sono e uso de cocaína. Mas o Relatório Flexner – e a medicina baseada em intervenções de Halsted/Rockefeller – não foi modificado pelo Congresso desde 1910 e continua sendo a base da medicina americana.

A verdade resumida: podemos escutar o sistema de saúde quando temos uma emergência – como uma infecção grave ou uma fratura óssea. Mas, para resolver problemas crônicos que assolam nossa vida, devemos questionar praticamente todas as orientações nutricionais ou de tratamento oferecidas pelas instituições. Para entender o motivo, basta seguir o dinheiro e os incentivos financeiros.

TENDÊNCIA À AÇÃO

Durante minha época de faculdade, o diretor da Faculdade de Medicina de Stanford era o Dr. Philip Pizzo, especialista em dor que, em 2011, passou a comandar um painel do Instituto de Medicina patrocinado pelo governo federal para fazer recomendações para o tratamento de dores crônicas nos Estados Unidos. Entre as 19 pessoas que ele indicou para o painel, 9 tinham conexões diretas com fabricantes de opioides. Na época em que se juntou ao painel, a Pfizer, uma das principais fabricantes de opioides do mundo, fez uma doação de 3 milhões de dólares para Stanford. O comitê recomendou regras permissivas para o uso de opioides que contribuíram para a crise de vício que vemos hoje.

Entre 2012 e 2019, os NIH ofereceram bolsas para pelo menos 8 mil pesquisadores com conflitos de interesses financeiros "significativos", muitos deles com empresas da indústria farmacêutica. Mais de 188 milhões de dólares em conflitos foram relatados.

Diretores de instituições renomadas receberam milhões de dólares em pagamentos diretos feitos por empresas farmacêuticas.

No começo da minha residência, a Lei de Proteção e Cuidados de Saúde Acessíveis (ACA, de Affordable Care Act na sigla em inglês) foi aprovada, e com isso todos os médicos precisaram se atualizar sobre o Sistema de Pagamento de Incentivos com Base em Mérito (MIPS, de Merit-Based Incentive Payment System), um novo sistema do Programa de Pagamento de Qualidade (QPP, de Quality Payment Program), no qual o médico receberia ajustes substanciais aos pagamentos feitos pelo governo caso se adequasse a critérios específicos sobre a qualidade dos cuidados prestados. Seria de esperar que "qualidade" e "mérito" na medicina significassem que *o paciente estaria melhorando*.

Porém, quando estudei a fundo o site do MIPS para encontrar os parâmetros de qualidade específicos para cada especialidade, fiquei chocada ao ver que os critérios giravam em torno de os médicos prescreverem medicamentos com regularidade ou executarem mais intervenções. Ou seja, trata-se de um programa de incentivo do governo baseado menos no resultado real dos pacientes (isto é, o paciente ficou mais saudável?) e mais na quantidade de medicamentos de longo prazo receitados pelos médicos. Por exemplo, há quatro parâmetros de qualidade para "Cuidados Clínicos Eficazes" para asma, e nenhum deles se refere à melhora ou à cura da asma; na verdade, os médicos relatam dados como "porcentagem de pacientes com idade entre 5 e 64 anos com diagnóstico de asma persistente que receberam tratamento medicamentoso de longo prazo". O mesmo padrão se repete em centenas de parâmetros para inúmeras doenças. Só tempos depois eu descobriria que a indústria farmacêutica investe três vezes mais em lobby do que a indústria do petróleo, por isso exerce muita influência em praticamente todos os pontos da legislação e das diretrizes que eu seguia.

Eu vivia escutando médicos comentarem que seu salário variável se baseava em unidades de valores relativos (RVUs, na sigla em inglês), medida de sua produtividade para gerar faturamentos lucrativos. Muitos hospitais americanos incentivam médicos a aumentar seus RVUs. Uma cirurgia bariátrica recebe bem mais pontos de RVUs do que orientar um paciente obeso a se alimentar de forma saudável. Até nos hospitais que não associam os RVUs ao salário, a administração quase sempre espera que os médicos batam uma meta de RVUs por ano. A medida também é usada para avaliar promoções. Os RVUs são um indicador explícito do valor econômico que um médico agrega ao hospital. Maximizar RVUs é uma preocupação universal entre os administradores hospitalares e os médicos que trabalham no sistema. Faz sentido. As intervenções, medidas por RVUs, são a fonte de renda dos hospitais. Esse incentivo faz com que médicos não cogitem soluções para a origem de um problema quando se deparam com um caso cirúrgico. Com isso, recomendam cirurgias com mais frequência do que deveriam. Desde o começo da minha residência, fui aconselhada pelos médicos do corpo docente a aprender a preencher faturas da maneira correta, porque cirurgiões "comem o que matam", um eufemismo perturbador para dizer que você receberá mais se fizer mais e cobrar mais.

Sempre que eu perguntava por que faríamos uma cirurgia ou sugeria uma possível intervenção nutricional (para pessoas como Sarah, a paciente com enxaquecas), meus superiores me repreendiam com comentários do tipo: "Não nos tornamos cirurgiões para prescrever dietas." Os médicos são doutrinados a fazer o que for necessário para manter os pacientes vivos, mesmo que para isso pacientes em estado terminal sejam brutalmente traumatizados e separados da família durante o tempo que lhes resta, durando uns dias no CTI.

Os médicos faturam com medidas interventivas, e não analisando por que as pessoas adoecem, para começo de conversa. Ou seja, são incentivados a prescrever um medicamento, cirurgia ou ressonância magnética, mas não a alcançar um resultado fisiológico multifatorial que melhore a saúde do paciente, como reverter o diabetes, prevenir um câncer ou reduzir a inflamação e o estresse oxidativo.

Como o lucro depende do faturamento, os hospitais são incentivados a conduzir tantos procedimentos e ter tantas consultas rápidas quanto possível, maximizando os pagamentos. Se você chegar a um hospital com um braço quebrado, a instituição lucrará mais se lhe prescrever um narcótico junto com o tratamento do braço. Como médico, quanto mais coisas você fizer, mais dinheiro ganhará, independentemente do resultado para o paciente.

Na residência, eu costumava me sentar na sala de descanso do departamento de otorrinolaringologia ao lado de uma placa que dizia FODA-SE O CÂNCER!, colocada ali aparentemente para motivar as pobres almas que já estavam apavoradas e fragilizadas pela doença. Em Stanford, vi muitos pacientes ricos que lutavam contra o câncer elogiando a equipe por ajudá-los na batalha contra a doença, explicando confiantes para seus familiares que tinham os "melhores médicos do mundo" a seu lado enquanto esperavam para fazer mais exames. É claro que há vantagens em motivar o paciente na cura de uma doença e não há nada de errado em se entusiasmar com sua equipe médica. Mas eu me perguntava onde estavam esses slogans motivadores nas décadas anteriores, quando os mesmos pacientes inevitavelmente apresentavam sintomas como diabetes, comprometimento cognitivo leve e hipertensão. Em geral, o câncer é uma doença *prevenível*, porém o desejo de "combatê-lo" só aparece depois que o estrago já foi feito.

A verdade é que a capacidade dos médicos não faz quase nenhuma diferença após o diagnóstico de câncer. Todos vão receitar as mesmas coisas, realizar os mesmos procedimentos de quimioterapia com os mesmos equipamentos e fazer a mesma cirurgia usando mais ou menos os mesmos padrões, tudo de acordo com as diretrizes da Rede Nacional Abrangente de Câncer (NCCN, na sigla em inglês), que estão repletas de conflitos de interesses. Dizer que você tem "a melhor equipe médica" após um diagnóstico de câncer é como dizer que você tem o melhor mecânico após ter perda total no seu carro.

Depois da morte da minha mãe, conversei com uma das oncologistas dela ao telefone. Fui sincera – falando de médica para médica, de mulher para mulher – e expressei minha frustração por ela ter recomendado procedimentos que nós duas sabíamos que afastariam minha mãe da família em seus últimos dias sem possibilidade de prolongar seu tempo de vida. Senti empatia, pois sabia que ela havia entrado na medicina para ajudar as pessoas, mas estava tão entranhada no sistema que não conseguia pensar em outras formas de agir.

A MAIOR MENTIRA DO SISTEMA DE SAÚDE

O exemplo mais gritante e mortal dos incentivos às intervenções no sistema de saúde é o absoluto silêncio dos grandes nomes da medicina sobre o que de fato nos adoece: alimentação e estilo de vida.

Se o cirurgião geral, o diretor da Faculdade de Medicina de Stanford e o presidente dos NIH dessem uma coletiva de imprensa na frente do prédio do Congresso americano amanhã dizendo que devemos realizar um esforço nacional urgente para cortar o consumo de açúcar entre crianças, acredito que ele diminuiria. As pessoas costumam ouvir os grandes nomes da medicina. O tabagismo caiu vertiginosamente após a publicação do Relatório do Comitê Consultivo do Cirurgião Geral dos Estados Unidos e adaptamos nossas dietas para consumir mais carboidratos e açúcar (com consequências desastrosas) após a divulgação da Pirâmide Alimentar na década de 1990.

Porém, em vez disso, os líderes da medicina se mantêm calados a respeito das verdadeiras causas da epidemia metabólica generalizada.

Eles não querem alertar que os adolescentes estão tão sedentários e se alimentando tão mal que 77% das pessoas com 21 anos não têm preparo físico suficiente para se alistar nas Forças Armadas.

Eles não chamam atenção para o fato de que empresas do setor de mídia e comunicação, como a Viacom (dona do canal Nickelodeon), investem milhões de dólares em lobby para que a Comissão Federal de Comércio *não* crie regulações sobre propagandas de alimentos para crianças. Só as empresas de fast food gastaram 5 bilhões de dólares em marketing para crianças em 2019. Desse total, 99% dos anúncios apresentavam alimentos nocivos, que vão de encontro às orientações do Departamento de Agricultura.

Eles não pedem que as aulas nas escolas comecem mais tarde, mesmo havendo um consenso científico de que o padrão do sono dos adolescentes é muito diferente do de outras faixas etárias e de que o horário escolar atual atrapalha o desenvolvimento cerebral normal.

Eles não denunciam que 40% dos fundos da Academia de Nutrição e Dietética vêm da indústria alimentícia. Esses conflitos financeiros levaram o maior e mais influente grupo especializado em dietas a recomendar latinhas de Coca-Cola como algo saudável, a atacar publicamente a ideia de que o açúcar causa obesidade e a fazer campanha contra impostos sobre produtos açucarados.

Eles não expressam indignação pelo fato de que 10% dos recursos financeiros do Programa de Assistência Nutricional Suplementar (SNAP, na sigla em inglês, um programa de nutrição do qual 15% da população americana dependem) são gastos em bebidas açucaradas, representando bilhões em impostos de contribuintes enviados diretamente para empresas como Coca-Cola e PepsiCo (que também se beneficiam de leis de incentivo à agricultura financiadas por impostos que subsidiam o xarope de milho rico em frutose usado em bebidas causadoras de doenças).

Eles não orientam organizações médicas a rejeitar doações de empresas que fabricam alimentos ultraprocessados, que doaram milhões de dólares para grupos como a Academia Americana de Pediatria (que aceita dinheiro de fabricantes de fórmula, como a Abbott e a Mead Johnson) e a Associação Americana de Diabetes (ADA, na sigla em inglês), que já recebeu dinheiro de empresas como a Coca-Cola e a Cadbury.

Eles não defendem uma regulamentação mais rígida das mais de 80 mil substâncias sintéticas que estão em nossos alimentos, água, ar, solo, casas e produtos de higiene pessoal. Menos de 1% delas foi testada para determinar seu uso seguro em humanos, embora se saiba que muitas são nocivas para hormônios e mitocôndrias, e também associadas a diabetes, obesidade, infertilidade e câncer.

Eles não pedem o corte dos subsídios agrícolas bilionários que geram os componentes dos alimentos processados: 80% dos subsídios das leis de incentivo à agricultura são dedicados a milho, grãos e óleo de soja. Por incrível que pareça, o tabaco recebe quatro vezes mais subsídios do governo (2%) do que a soma de todos os legumes e frutas (0,45%).

Médicos e pediatras especializados em obesidade não recomendam que o açúcar adicionado seja reduzido a zero; alegam que a obesidade é uma "doença do cérebro" e que o governo deveria subsidiar cirurgias bariátricas e injeções farmacêuticas para lidar com o problema.

Cardiologistas não gritam a plenos pulmões que é necessário tomar medidas urgentes para reduzir a ingestão de alimentos processados de modo a deter o principal assassino americano, a doença cardiovascular.

A ADA não declara guerra contra o açúcar. Na verdade, aceitou milhões de fabricantes de alimentos processados, como a Coca-Cola, e colocou seu selo em produtos como chocolates, sucos em pó, xaropes de fruta, gelatinas, biscoitos recheados, chantilis e granolas.

Os grandes nomes da medicina não brigam contra a decisão do Departamento de Agricultura de ignorar a recomendação recente de seu próprio conselho científico para reduzir de 10% para 6% a porcentagem de calorias diárias consumidas só de açúcar adicionado. Eles não pedem uma revisão do acordo entre o Departamento de Agricultura com a Kraft para fornecimento de refeições ultraprocessadas e o enfraquecimento dos regulamentos que estimulavam a oferta de alimentos integrais nas cantinas escolares, o que levou a um aumento da oferta de alimentos processados.

Seria de esperar que instituições como os NIH, as faculdades de medicina e a Associação Médica Americana (a entidade que representa os médicos nos Estados Unidos) fizessem alertas sobre o motivo de tantas pessoas adoecerem: hábitos alimentares e metabólicos. Seria de esperar que elas usassem suas vozes respeitadas para clamar enfaticamente por melhorias em nosso sistema alimentar e que estimulassem um esforço nacional para diminuir o sedentarismo. Mas essas importantes instituições médicas permanecem em silêncio e lucram com as doenças dos pacientes.

Enquanto estudava, eu costumava escutar que os pacientes são "preguiçosos" e que era inevitável que se alimentassem mal e tomassem decisões ruins. Essa visão pessimista é endêmica na medicina. Mas, quando olho ao redor, não vejo as pessoas se esforçando para ficar obesas, ter problemas de metabolismo, sofrer na vida ou perder momentos importantes da vida de seus filhos e netos. Não. Os pacientes estão pagando o preço pelos acordos entre a indústria alimentícia de 6 trilhões de dólares (que deseja produzir alimentos baratos e viciantes) e o setor do sistema de saúde de 4 trilhões de dólares (que lucra ao realizar procedimentos em pacientes doentes e permanece em silêncio sobre as causas dos seus problemas).

Isso não é uma conspiração, mas uma constatação da dura realidade econômica que todos os pacientes deveriam entender. Seu médico – e todo o sistema no qual ele trabalha – se beneficia direta e totalmente do seu sofrimento, de suas doenças e seus sintomas crônicos. Também é provável que seu médico nem sequer entenda o próprio papel no complexo econômico da saúde, tampouco as correntes econômicas e políticas que controlam seu currículo educacional, a literatura científica sobre nutrição e seus processos de tomada de decisão.

Os incentivos dos sistemas alimentar e de saúde pressionam pacientes a não questionar nada e produzem a maior mentira da medicina – a de que os motivos para estarmos ficando mais doentes, gordos, deprimidos e inférteis são complicados.

Os motivos não são complicados – todos estão associados a hábitos que não estimulam a produção de Energia Boa.

Tenho respeito profundo pelos médicos, mas quero deixar algo bem claro: em todo hospital há muitos profissionais fazendo coisas erradas, insistindo em prescrever remédios e cirurgias quando um posicionamento extremamente firme sobre dietas e comportamentos saudáveis seria bem mais benéfico para seus pacientes. Os índices de suicídio e *burnout* são astronômicos no sistema de saúde: por ano, aproximadamente 400 médicos cometem suicídio nos Estados Unidos. (É o equivalente a quatro turmas de formandos tirando a própria vida anualmente.) O índice de suicídio entre médicos é o dobro do da população geral. Com base na minha própria experiência com depressão no começo da carreira como cirurgiã, acredito que uma das causas desse fenômeno seja uma traiçoeira desconfiança sobre a eficácia do nosso trabalho e a sensação de estarmos presos num sistema que não funciona mas parece onipresente, nos impedindo de escapar ou de transformá-lo.

SALVE-SE

Pode não parecer, mas o tema deste capítulo é otimismo. Estamos vivenciando uma crise na saúde. A boa notícia é que o sistema pode ser consertado e a crise pode chegar ao fim.

Apenas 120 anos atrás, fome, desnutrição e morte prematura eram comuns. A tuberculose e a pneumonia eram as principais causas de morte. A expectativa de vida nos Estados Unidos girava em torno de 47 anos. Na época, 30% das mortes no país ocorriam em crianças com menos de 5 anos; em comparação, em 1999 esse número era de apenas 1,4%. Se você transportasse uma pessoa que vivia 100 anos atrás para os dias atuais, ela ficaria chocada ao tentar assimilar os avanços da sociedade. Não resta dúvida de que nosso sistema de saúde é capaz de produzir resultados positivos quando foca no problema certo.

Os hospitais são operados por profissionais dedicados, inteligentes e esforçados, mas eles trabalham num sistema que se desvirtuou: lucra com pacientes doentes e perde dinheiro quando eles se tornam saudáveis.

Quando o assunto é prevenir e reverter doenças crônicas, o sistema de saúde moderno nos deixa na mão de forma sistemática, generalizada e inegável. Se removermos os dados históricos sobre mortes causadas pelas oito principais doenças contagiosas (que diminuíram com o advento dos antibióticos), veremos que a expectativa de vida não aumentou muito nos últimos 120 anos – apesar de o sistema de saúde ser o maior setor econômico americano e o que cresce mais rápido, com a grande maioria dos investimentos indo para cuidados com doenças crônicas.

O sistema não vai mudar por conta própria, mas uma revolução está acontecendo, e hoje os pacientes têm mais recursos para assumir o controle de sua saúde metabólica. Na próxima parte vamos nos aprofundar em formas específicas de adotar princípios da Energia Boa para nos sentirmos melhor hoje e prevenirmos doenças amanhã.

PARTE 2

COMO GERAR ENERGIA BOA

4

O corpo tem as respostas

Como interpretar seus exames de sangue e obter informações úteis a partir de dispositivos vestíveis

Com 24 semanas de gravidez, Emily entrou no consultório médico, bebeu uma mistura de 50 gramas de glicose dissolvida em água e corantes artificiais (um teste oral de tolerância à glicose, ou TOTG), esperou uma hora e fez exame de sangue para descobrir se tinha diabetes gestacional. Recebeu a notícia de que seu nível de glicose no sangue não indicava o problema e foi "liberada".

Emily gostava de números e tinha conseguido acesso a um monitor contínuo de glicose (MCG), que usava no braço ao fazer o TOTG. Por isso, conseguiu observar sua glicemia várias horas antes e após o exame e ter uma noção bem mais completa do que a única informação obtida no laboratório. Os resultados do MCG indicavam algo bem diferente dos dados fornecidos pelo TOTG: ela apresentava hiperglicemia (dentro dos parâmetros para diabetes gestacional) horas antes de tomar a mistura do exame. "Saí dali pensando que não podia mais confiar no laboratório ou que o hospital havia trocado meu exame", disse Emily.

Sem os dados do dispositivo, Emily teria saído do consultório sem saber que estava com a doença e não teria noção do risco que ela e seu bebê corriam. De acordo com o periódico *Diabetes Care*, 20% das mulheres com diabetes gestacional não são diagnosticadas, mesmo com o amplo acesso ao exame. Se a mãe não cuidar da doença, o feto pode acabar sofrendo resistência à insulina e correndo alto risco de ter problemas metabólicos ao longo da vida. Como vimos no caso da minha mãe, muitas vezes a disfunção metabólica dá seus primeiros sinais durante a gestação, servindo como um sinal de alerta para mantermos o nível da glicose no sangue em parâmetros saudáveis, para evitar problemas relacionados (e mais graves).

Lidar com a doença "foi um desafio divertido [...] com o MCG", disse Emily. Durante a gravidez, ela se lançou em pesquisas para proteger a si mesma e o bebê. "Dados mostram que a hiperglicemia e o diabetes tipo 2 podem aumentar a chance de doença de Alzheimer", acrescentou. "Ao saber disso comecei a pensar: *Eu tenho um filho e preciso começar a pensar em como proteger meu cérebro a longo prazo.*"

Ela prosseguiu: "Antes de usar o MCG, meu corpo era um mistério para mim. Eu não ligava meus comportamentos às minhas sensações. Agora eu me pergunto: *Sabendo que estou me sentindo cansada ou estressada agora, como eu me alimentei nas últimas 24 horas?* Em geral, a resposta está aí. É engraçado porque, como mulheres, sempre ouvimos que precisamos perder peso, ser magras e ficar mais bonitas. Depois que passei a usar o MCG, minha mentalidade passou a ser: *Estou me alimentando para cuidar do meu corpo e protegê-lo a longo prazo.* A comida deixou de ser uma inimiga e passou a ser uma ferramenta para a minha saúde."

Hoje parece óbvio que entender como a comida afeta a saúde empodera as pessoas a tomar decisões e é algo positivo. Mas a maioria das gestantes – e dos pacientes em geral – não consegue ter a mesma perspectiva sobre seu corpo que Emily conquistou ao usar o MCG.

Hoje nós entendemos mais sobre o funcionamento de carros, finanças e computadores do que sobre nosso corpo. É preciso fazer um esforço imenso apenas para ter uma noção básica de nossa saúde metabólica uma vez por ano e manter esse histórico. Recebemos nossos exames e não sabemos exatamente o que cada número significa. Com isso, não percebemos como a alimentação nos afeta e não podemos contar com o sistema de saúde para compreender a trajetória do nosso corpo e como boas escolhas geram resultados positivos. Em vez disso, somos influenciados por movimentos patrocinados por indústrias que tentam nos convencer de que não existem "alimentos ruins". Essas campanhas perversas se espalharam nos ecossistemas da saúde pública e da nutrição.

A maioria de nós já passou pela decepcionante experiência de ir ao consultório médico para avaliar os resultados de exames e escutar uma das duas coisas:

1. "Está tudo ótimo! Você está liberado." *Mesmo que você não se sinta nada ótimo.*
2. "O resultado está um pouquinho alterado. Vou prescrever um medicamento." *Sem se aprofundar nos motivos por trás do problema nem no que você pode fazer para melhorar sem se medicar.*

A verdade é que a maioria dos médicos não sabe interpretar os detalhes dos resultados dos exames. Claro, eles podem pedir uma infusão de potássio se o potássio estiver baixo, receitar uma estatina se o colesterol LDL estiver alto e prescrever um antibiótico se a contagem de leucócitos estiver acima de 11 mil. Porém, se você perguntar como cada resultado está interligado ou o que esse monte de exames e biomarcadores indica sobre sua fisiologia celular, é bem provável que eles não saibam responder. Os médicos são treinados para seguir as regras na interpretação dos resultados, e não para interpretar a borra de café. E, em mais de 93% das pessoas, a borra diz "Energia Ruim".

Felizmente estamos entrando numa nova era da medicina. Os médicos não precisam mais ser os intermediários na interpretação dos resultados de exames. Essa nova era será extremamente benéfica para os pacientes. Sam Corcos, CEO da Levels, chama esse conceito de "bio-observação" – a capacidade de observar sua própria biologia por meio de tecnologias como equipamentos vestíveis (como os smartwatches), monitores contínuos e exames laboratoriais solicitados diretamente pelo paciente. Para que fique claro: a bio-observação é uma das tendências mais disruptivas que a indústria da saúde enfrenta no momento. Você *não* deve confiar cegamente no seu médico e *não* deve confiar cegamente em mim. Você deve confiar no seu próprio corpo. Ele "fala" por meio de exames e testes acessíveis, e por monitores que oferecem dados em tempo real, nos ajudando a compreender como cada sintoma está conectado com a saúde metabólica geral.

Estamos vivendo em uma época empolgante e podemos ter as vidas mais longas e saudáveis da história da humanidade, porém isso requer otimização. *Você* é o principal interessado em compreender seu corpo. Talvez tenha sido doutrinado a pensar que não é capaz disso, a desconfiar do bom senso e a pedir a opinião de terceiros para entender sua própria saúde. Isso precisa acabar agora. Cada vez mais pessoas estão exigindo entender e acompanhar os próprios dados de saúde de modo a usá-los para viver uma vida mais saudável. Chegou a hora de se juntar a esse movimento para entender melhor os sinais que seu corpo transmite. Daqui para a frente falaremos sobre como usar sintomas, exames de sangue e biossensores em tempo real para enxergar o interior do corpo e determinar o sucesso do plano da Energia Boa.

OS SINTOMAS SÃO UM DÁDIVA: COMO VOCÊ ESTÁ SE SENTINDO?

Muitos pacientes que atendo no consultório me dizem que se sentem "bem" e são "saudáveis". Mas, quando fazemos uma anamnese detalhada, descobrimos que eles têm 10 ou mais sintomas ou problemas discretos, que médicos anteriores consideravam "normais". Entre esses sintomas costumam estar: dores no pescoço, sinusites sazonais ou gripes recorrentes, eczema, coceira nos canais auditivos, lombalgias, acne, dores de cabeça, inchaço, refluxo, tosse crônica, ansiedade leve, dificuldade para dormir, falta de energia e sintomas de tensão pré-menstrual (TPM) como cólicas e mau humor.

Nada disso é normal. Você pode e deve se sentir incrível – mental e fisicamente – na maior parte do tempo. Nós normalizamos tanto aquilo que o Dr. Mark Hyman chama de síndrome do SUL (Sentir-se Um Lixo) que muitos nem conseguem imaginar como é viver livre de sintomas. Cada um dos poucos sintomas que acabei de listar é um sinal do corpo de que as células não estão recebendo aquilo de que precisam e poderiam trabalhar melhor com a redução do estresse oxidativo, da disfunção mitocondrial e da inflamação crônica – e tudo isso é possível com mudanças na alimentação e no estilo de vida.

Avaliar seus sintomas básicos é um processo simples e essencial da bio-observação. Acesse o questionário de sintomas em http://www.sextante.com.br/energiasemlimites/questionario.pdf, e observe tudo que afetou seu corpo nos últimos 30 dias.

Nós aprendemos que sintomas são coisas que devemos temer e tratar de imediato. No entanto, a verdade é que eles são uma dádiva. Pense nas suas células como 37 trilhões de bebês sob seus cuidados. Elas não são capazes de se comunicar com palavras, então os sintomas são o jeito de "chorarem" para chamar sua atenção e saciar as necessidades.

Sempre que um sintoma aparece, eu me pergunto: *O que meu corpo está tentando me dizer?* Se é dor no pescoço, penso em como estão meu sono e meu nível de estresse. Se é ansiedade, penso em como estou me exercitando e quanta cafeína e bebida alcoólica consumi durante a semana. Se uma espinha surge do nada, me pergunto se não notei que ingeri açúcares adicionados em alguma refeição que fiz num restaurante. Se tenho dor de cabeça, reflito sobre minha hidratação ao longo do dia. Se tenho sintomas de TPM, penso em todos os fatores que podem ter afetado meus hormônios ao longo do mês, como a ingestão de fibras e bebidas alcoólicas, estresse e sono.

Outra maneira importante de o corpo se comunicar é por meio dos biomarcadores.

COMO ANALISAR UM EXAME DE SANGUE PADRÃO

Triglicerídeos, glicemia em jejum, colesterol "bom", colesterol "ruim" – todos nós já fizemos cara de paisagem enquanto médicos passavam os olhos nos resultados dos nossos exames, mas quase ninguém entende o que significam esses números. Claro, eles têm suas limitações: são o registro de um instante do nosso corpo, que é altamente dinâmico. Ainda assim, quando interpretados da maneira correta, podem oferecer pistas poderosas sobre a situação da saúde metabólica e da energia celular.

A pergunta que tentamos responder com os exames de sangue padrão é se fazemos parte da minoria de pessoas que se enquadram nos critérios normais dos cinco biomarcadores metabólicos básicos sem precisar de medicamentos e, portanto, se estamos no caminho certo para ter Energia Boa. Para responder a essa pergunta, você precisará dos resultados dos seus exames laboratoriais mais recentes e de uma fita métrica. Fazer parte desses 6,8% deveria ser uma das grandes prioridades da sua vida. Se você não alcançar esse objetivo, é quase certo que enfrente problemas como depressão, acne, dores de cabeça e doenças crônicas potencialmente fatais por toda a existência. Se for mulher, terá mais chance de transmitir disfunções metabólicas para seus filhos no útero, ser infértil, sofrer abortos espontâneos, ter sintomas mais graves da menopausa e desenvolver doença de Alzheimer. Nós normalizamos o fato de que 70% da população terão alguma doença crônica grave num futuro próximo. Você não precisa fazer parte desse grupo.

Sou uma grande defensora das escolhas pessoais e das liberdades individuais – e de que as pessoas comam ou façam coisas nocivas para si mesmas, caso queiram. Mas todos nós deveríamos pelo menos *saber* onde estamos na escala da Energia Boa (ou Ruim), para tomar decisões com base nessa informação. Pesquisas científicas sobre mudanças comportamentais mostram que pacientes que acessam os próprios dados de saúde têm prognósticos muito melhores. E acredito que, quando um paciente entende que a razão entre triglicerídeos e colesterol HDL (triglicerídeos-HDL) alta o torna 89% mais propenso a ter depressão, ele se mostra mais disposto a seguir uma dieta e a ter um estilo de vida que otimize seu metabolismo.

Para assumir o controle da nossa saúde, devemos entender os cinco biomarcadores metabólicos básicos que devem constar em nosso check-up anual.

Triglicerídeos: estou enchendo minhas células de glicose?

Quando ingerimos mais açúcar e carboidratos do que as mitocôndrias do fígado são capazes de processar, o excesso de glicose é convertido em triglicerídeos (ou triglicérides) e enviado pela corrente sanguínea para tecidos e músculos, num processo chamado de *lipogênese* (lipo = gordura, gênese = criação).

Sob o ponto de vista da evolução, o processo faz sentido. Os triglicerídeos são uma forma de gordura que pode ser usada como energia quando humanos ficam muito tempo sem comer (algo que éramos obrigados a fazer durante os ciclos de fartura e fome da vida pré-moderna) ou se cansam. Porém, na sociedade moderna – em que nos alimentamos constantemente e somos sedentários –, eles se acumulam na corrente sanguínea.

A resistência à insulina faz com que as células de gordura sobrecarregadas quebrem a gordura (por meio da *lipólise*), enviando-a de volta ao fígado para a produção de triglicerídeos. O problema é que as células do fígado cheias de gordura não funcionam da maneira adequada e bloqueiam a sinalização da insulina, aumentando a resistência a esse hormônio em um círculo vicioso que acontece na maior parte dos corpos nos dias de hoje.

Simplificando, níveis elevados de triglicerídeos quase certamente são um sinal de alerta de que você está ingerindo açúcar, carboidratos refinados e/ou álcool em excesso, e provavelmente fazendo menos atividades físicas do que deveria. É preciso reduzir a ingestão de carboidratos que sobrecarregam o fígado e se transformam em gordura. Isso significa cortar refrigerantes, bebidas açucaradas, sucos, açúcar adicionado de qualquer tipo, doces, produtos com grãos refinados (como pães, massas, biscoitos doces e salgados, tortillas, batatas chips, produtos de confeitaria, bolos, cereais, etc.) e outros alimentos com alto índice glicêmico. E é preciso praticar mais exercícios físicos para queimar o excesso de combustível.

O consumo excessivo de álcool prejudica os triglicerídeos, devido a seu impacto na função do fígado. A quantidade de triglicerídeos aumenta em proporção direta com o consumo de bebida (e piora se ela tiver açúcares adicionados, misturas ou sucos). Além disso, quando o álcool é ingerido junto com uma refeição gordurosa (sobretudo com gordura saturada), os níveis de triglicerídeos podem piorar devido à redução da atividade da lipase lipoproteica, enzima que hidrolisa os triglicerídeos. Além de aumentar os triglicerídeos, o álcool retira os antioxidantes das células e gera espécies reativas ao oxigênio, contribuindo, em ambos os casos, para a piora da saúde metabólica.

Valores de referência:

- Valor considerado "normal" pelos critérios padrão: abaixo de 150 mg/dL, de acordo com a Sociedade Brasileira de Cardiologia.
- Valor ideal: abaixo de 80 mg/dL

O fato de o valor de referência ser abaixo de 150 mg/dL é um absurdo. Esse número devia ser muito menor. Pesquisas mostram que a chance de complicações cardiovasculares (isto é, ataque cardíaco e AVC) é 50% menor em pessoas com triglicerídeos abaixo de 81 mg/dL, em comparação com pessoas com triglicerídeos entre 110 mg/dL e 153 mg/dL. (Ainda assim, segundo os médicos, os dois grupos estão no nível "normal".) Valores acima de 153 mg/dL aumentam vertiginosamente o risco cardiovascular.

Meus níveis de triglicerídeos permaneceram em 47 mg/dL em duas dietas bem diferentes – uma vegana, com muitos carboidratos e pouca gordura, e outra onívora, com mais gordura e teor moderado de carboidratos. Por que as duas dietas mantêm meus triglicerídeos baixos? Porque nenhuma delas sobrecarrega minhas células com excesso de energia por processar, pois ambas são focadas em alimentos não processados e integrais. Com isso, meus complexos mecanismos de saciedade me impedem de comer em excesso. Se você unir estratégias alimentares saudáveis a hábitos positivos que estimulam a produção de Energia Boa (como sono reparador, controle de estresse, redução de toxinas, prática de atividades físicas, etc.), seu sistema metabólico conseguirá processar rápido o excesso de energia vindo da alimentação e manterá a saúde das mitocôndrias. Com isso, sua quantidade de triglicerídeos será mais saudável.

Colesterol lipoproteína de alta densidade (HDL)

Quando falamos sobre colesterol em exames de sangue, usamos a designação incorreta. O colesterol e os triglicerídeos não percorrem o corpo sozinhos, porque essas duas substâncias gordurosas não são dissolvidas no sangue (que acima de tudo é composto de água). Na verdade, eles são aglomerados dentro de esferas formadas por moléculas que *podem* ser dissolvidas na água, e essas esferas são cobertas por marcadores de proteína que funcionam como endereços de destinatário e permitem que as células as reconheçam e interajam com elas. Assim as esferas podem entregar seu carregamento de gordura e colesterol. As proteínas da superfície e a proporção de colesterol e gordura no seu interior determinam se a esfera é considerada uma partícula de lipoproteína de alta densidade (HDL), uma partícula de lipoproteína de baixa densidade (LDL) ou outros tipos.

O colesterol HDL (ou HDL-C) costuma ser chamado de "bom" porque ajuda a remover o colesterol dos vasos sanguíneos e o devolve ao fígado, para que seja processado e eliminado do corpo. Esse processo de transporte reverso pode ajudar a prevenir o acúmulo de placas nas artérias e reduzir o risco de doenças cardiovasculares e AVC. Portanto, um nível elevado de colesterol HDL na corrente sanguínea é considerado bom para a saúde cardiovascular.

Já o colesterol LDL costuma ser chamado de "ruim" porque pode depositar o colesterol nas paredes das artérias, causando a formação de placas. O processo, chamado de aterosclerose, pode estreitar as artérias e aumentar o risco de doenças cardiovasculares e AVC.

Níveis elevados de HDL são associados a um risco menor de doenças cardiovasculares e AVC, enquanto níveis baixos de HDL são associados a um aumento no risco dessas questões. Na verdade, o HDL costuma ser usado para prever o risco cardiovascular, junto com outros fatores como a pressão arterial, o tabagismo e a idade. O HDL tem propriedades anti-inflamatórias e antioxidantes, que ajudam a nos proteger contra o desenvolvimento de aterosclerose. Para causarem problemas nos vasos sanguíneos, as células inflamatórias precisam se prender às paredes dos vasos primeiro, e o HDL ajuda a evitar a aglutinação dessas células. Todos os dias surgem pesquisas sobre nuances do HDL e os subtipos dessa ampla classe de moléculas, que costuma ser associada a uma boa saúde metabólica. No exame de sangue, o HDL é um dos poucos resultados em que um nível mais alto é melhor.

VALORES DE REFERÊNCIA:

- Valor considerado "normal" pelos critérios padrão: acima de 40 mg/dL para pessoas acima de 20 anos, de acordo com a Sociedade Brasileira de Cardiologia.
- Valor ideal: A relação entre o nível de colesterol HDL e o desenvolvimento de doenças tem formato de U. Níveis muitos baixos e muito elevados são associados a um aumento de risco. O valor ideal para a redução do risco parece estar entre 50 mg/dL e 90 mg/dL, embora as fontes variem.

Glicemia

Quando medimos a glicose (ou glicemia), seu resultado é afetado por uma refeição recente. Assim, o sangue deve ser colhido após um período de oito horas sem a ingestão de calorias. A importância desse resultado foi explicada nos capítulos anteriores: um nível alto de glicose em jejum é sinal de que a resistência à insulina está impedindo a glicose de entrar nas células. De início, o corpo compensa o bloqueio da insulina com a produção de mais insulina, algo que, por um tempo, pode "forçar" a célula a permitir a entrada da glicose. Devido a essa compensação, os níveis de glicemia em jejum podem parecer normais por um longo período, mas a resistência à insulina está se formando.

O único jeito de saber se a resistência à insulina está se desenvolvendo no seu corpo é fazendo um exame de insulina em jejum, que costuma fazer parte dos exames de sangue de rotina. Um estudo publicado na *The Lancet* mostrou que a resistência à insulina pode ser observada mais de uma década antes de a glicemia em jejum alcançar o nível diabético, o que significa que estamos perdendo muito tempo em que poderíamos tomar uma atitude. Entraremos em detalhes sobre isso mais à frente neste capítulo.

O aumento da glicemia é um grande sinal de alerta sobre o funcionamento das células e uma pista da presença de processos de Energia Ruim – como disfunção mitocondrial, estresse oxidativo e inflamação crônica – e de que problemas no interior das células estão impedindo a sinalização da insulina.

Valores de referência:

- Valor considerado "normal" pelos critérios padrão: abaixo de 100 mg/dL, de acordo com a Sociedade Brasileira de Diabetes.
- Valor ideal: entre 70 mg/dL e 85 mg/dL.

Costuma-se dizer que qualquer nível de glicose abaixo de 100 mg/dL é "normal". Esse é outro absurdo. Como afirma o Dr. Robert Lustig, "quando a glicemia em jejum passa de 100 mg/dL (indicando pré-diabetes), a síndrome metabólica está com força total, e a essa altura não restam mais opções de prevenção – você precisa entrar no modo tratamento. Mas a verdade é que uma glicemia em jejum de 90 mg/dL já é motivo de alerta".

> **AS ETAPAS DA DIABESIDADE, DE ACORDO COM O DR. MARK HYMAN**
>
> "A diabesidade [diabetes + obesidade, também conhecida como resistência à insulina] tem algumas fases. A primeira fase da resistência à insulina é formada por picos de insulina num período de 30, 60 ou 120 minutos após uma dose de açúcar. A glicemia pode se manter normal durante esse intervalo. A segunda fase apresenta níveis elevados de insulina em jejum com uma curva glicêmica perfeitamente normal durante o jejum e após um exame da curva glicêmica. A terceira fase é o aumento da glicemia e da insulina em um intervalo de 30, 60 ou 120 minutos após uma dose de açúcar. A quarta etapa é o aumento da glicemia em jejum para mais de 90 mg/dL ou 100 mg/dL e o aumento da insulina em jejum. Quando a glicemia em jejum passa de 90 mg/dL ou 100 mg/dL, a resistência à insulina já se encontra em estágio avançado." – Dr. Mark Hyman

Pressão arterial

A hipertensão arterial, ou pressão alta, é o fator de risco evitável mais comum para doenças cardiovasculares, como insuficiência cardíaca, parada cardíaca, AVC, ataque cardíaco, arritmia, doença renal crônica, demência e doenças arteriais periféricas oclusivas. A pressão alta é a maior causadora de mortes e deficiências no mundo inteiro. Gera efeitos nocivos ao danificar os vasos sanguíneos e contribuir para a rigidez e os bloqueios no sistema vascular, que sutilmente prejudicam o fluxo sanguíneo durante longos períodos.

    A pressão alta é diretamente associada à resistência à insulina. O interessante é que uma das muitas funções da insulina é estimular o óxido nítrico, substância que dilata os vasos e é liberada pelas células das paredes dos vasos sanguíneos. Em corpos resistentes à insulina, esse processo é prejudicado, causando uma dilatação menor dos vasos. Processos de Energia Ruim pioram a situação: a inflamação gera pressão alta, pois diminui a óxido nítrico sintase (a enzima que produz óxido nítrico), e o estresse oxidativo induz a hipertensão, pois danifica as paredes dos vasos sanguíneos e diminui o óxido nítrico.

VALORES DE REFERÊNCIA:

- Valor considerado "normal" de acordo com a Sociedade Brasileira de Cardiologia: sistólica abaixo de 120 mmHg e diastólica abaixo de 80 mmHg.
- Valor ideal: igual ao "normal".

Circunferência abdominal

A circunferência abdominal é um importante marcador da gordura dentro e ao redor dos órgãos abdominais. O excesso de gordura nessa região é sinal de excesso de energia em lugares inadequados. A gordura pode ser armazenada nos seguintes pontos, cada um com um nível de risco para a disfunção metabólica:

- *Gordura subcutânea* é a gordura sob a pele, que podemos apertar com os dedos. Essa gordura não é perigosa e sua presença não é associada a um aumento do risco de mortalidade.
- *Gordura visceral* é a gordura que reveste os órgãos no abdômen. Pense nela como um cobertor de gordura por cima do fígado, do intestino e do baço. Ela é perigosa, promove inflamação crônica e aumenta o risco de doenças e morte prematura.
- *Gordura ectópica* é a gordura *dentro* das células de vários órgãos, como fígado, coração e músculos. Ela é extremamente perigosa, impede a sinalização de receptores de insulina e aumenta o risco de doenças e morte prematura.

A gordura visceral e a ectópica são fortemente associadas à resistência à insulina e a disfunções metabólicas. A gordura visceral é única no sentido de que funciona como um órgão que secreta hormônios, produzindo substâncias químicas que recrutam células inflamatórias. Esse ensopado de inflamação faz com que a gordura vaze para a corrente sanguínea (num processo chamado de lipólise), bloqueie a sinalização da insulina e estimule a resistência à insulina. A gordura ectópica bloqueia as atividades internas normais das células, como a sinalização da insulina.

Embora rudimentar, a circunferência abdominal é um indicador útil da quantidade de gordura visceral, que aumenta nossa cintura. Ela é medida logo acima do osso do quadril, mais ou menos na altura do umbigo. A quantidade de gordura visceral ajuda a prever a disfunção metabólica, independentemente de a pessoa estar no peso normal ou obesa. É possível mensurar a gordura visceral de maneira mais precisa com exames de imagem, como a absorciometria por raios X com dupla energia (DEXA), mas a medida da circunferência abdominal é um ótimo ponto de partida.

VALORES DE REFERÊNCIA:

- Valores considerados "normais" de acordo com a Organização Mundial da Saúde (OMS): abaixo de 102 cm em homens e abaixo de 88 cm em mulheres.
- Valores ideais: A Federação Internacional de Diabetes sugeriu limites mais rígidos, de até 80 cm para mulheres e até 90 cm para homens das seguintes etnias: sul-asiáticos, chineses, japoneses e sul e centro-americanos. Para pessoas originárias da Europa, da África Subsaariana, do Oriente Médio e do Mediterrâneo Oriental, os limites são até 94 cm para homens e até 80 cm para mulheres.

Razão triglicerídeos-HDL

Após descobrir os valores desses cinco biomarcadores, há mais uma etapa: calcular a proporção entre triglicerídeos e colesterol HDL, de modo a compreender melhor a sensibilidade à insulina. Para isso, basta fazer uma divisão simples do valor dos triglicerídeos pelo do HDL. Estudos mostram que esse valor tem alta correlação com a resistência à insulina em desenvolvimento. Então, mesmo que você não faça um exame de insulina em jejum, a razão triglicerídeos-HDL pode lhe dar uma ideia geral da sua situação.

De acordo com o Dr. Mark Hyman, "a razão triglicerídeos-HDL é a melhor maneira de descobrir a resistência à insulina, sem contar o próprio teste de insulina. Segundo um estudo publicado no periódico *Circulation*, o melhor teste para prever seu risco de ataque cardíaco é a razão triglicerídeos-HDL. Se o valor estiver alto, o risco cresce 16 vezes – ou seja, um aumento de 1.500%! Isso ocorre porque a diabesidade faz os triglicerídeos aumentarem e o colesterol HDL (ou 'colesterol bom') diminuir".

O Dr. Robert Lustig concorda: "A razão triglicerídeos-HDL é o melhor biomarcador de doença cardiovascular e o melhor marcador alternativo de resistência à insulina e de síndrome metabólica." Nas crianças, a razão alta tem forte correlação com valores elevados de insulina, circunferência abdominal e resistência à insulina. Em adultos, tem correlação com a resistência à insulina em pessoas com peso normal ou sobrepeso e é uma ótima forma de predizer o nível de insulina, a sensibilidade à insulina e o pré-diabetes.

Por incrível que pareça, a razão triglicerídeos-HDL não é uma métrica muito usada na rotina da prática clínica. Assim, se você só puder memorizar uma informação deste capítulo, que seja a seguinte: descubra qual é a sua sensibilidade à insulina. Talvez ela sinalize que você tem um princípio de disfunção e está produzindo Energia Ruim no corpo, e saber disso pode salvar sua vida. O ideal é avaliá-la por um exame de insulina em jejum, que detalharemos a seguir. Se o seu médico não pede que você faça o exame de insulina em jejum no seu check-up anual de rotina, peça a ele que inclua esse exame ou calcule sua razão triglicerídeos-HDL todo ano. Faça o mesmo com seus filhos. E tome as medidas descritas nos próximos capítulos para se manter na faixa saudável.

VALORES DE REFERÊNCIA:

- Valor considerado "normal" de acordo com a Sociedade Brasileira de Cardiologia: nenhum é especificado.
- Valor ideal: Qualquer valor acima de 3 é um forte indicador de resistência à insulina. O ideal é que esteja abaixo de 1,5. No entanto, quanto menor, melhor. Recomendo menos de 1.

Só como exemplo, meus triglicerídeos estão em 47 mg/dL e meu colesterol HDL é 92 mg/dL. Com esses dados, uso a calculadora para dividir 47 por 92 e descubro que minha razão triglicerídeos-HDL é 0,51.

OUTROS SEIS EXAMES

Os exames de sangue de que falamos até aqui devem fazer parte da sua rotina de check-up anual e oferecem um bom panorama da existência de Energia Ruim no seu corpo. A seguir, porém, acrescento seis outros exames muito importantes que podem ser realizados em qualquer laboratório e oferecem uma visão mais ampla de sua saúde metabólica e geral. Eles devem ser feitos pelo menos uma vez por ano. Verifique se eles já fazem parte do seu check-up anual ou peça que seu médico os acrescente à lista.

Insulina em jejum e cálculo do índice HOMA-IR

A insulina em jejum é o exame mais valioso que podemos fazer.

Um valor elevado de insulina em jejum é um sinal de alerta de que as células estão sob ataque de Energia Ruim e suas células provavelmente estão cheias de gordura tóxica, bloqueando a sinalização da insulina, o que impede a glicose de entrar nas células e força o pâncreas a produzir insulina em excesso para tentar compensar essa disfunção. Quando a insulina em jejum está alta também é sinal de que a inflamação pode estar bloqueando a sinalização da insulina de fora para dentro da célula. Peça ao seu médico que solicite um exame de insulina em jejum no seu próximo check-up. O cálculo do HOMA-IR é automático e costuma vir junto com o resultado da insulina.

É provável que seu médico diga algo como "Sua glicemia está boa. Você não precisa fazer um exame de insulina", "Seu peso está saudável. Você não precisa de exame de insulina" ou "O resultado desse exame varia diariamente, então não é confiável". Não aceite nenhuma dessas respostas.

Inúmeras pesquisas mostram a importância clínica de conhecer e compreender seu grau de resistência à insulina, mesmo que você não tenha diabetes e esteja com um peso saudável. Se o seu médico não quiser incluir esse exame, recomendo mostrar a ele a seguinte citação da *The Lancet*, importante periódico médico que seu médico conhecerá (só para constar, "hiperglicemia" significa "glicemia alta"):

> Os índices de HOMA-IR 2 mostram mudanças significativas em pacientes que evoluem para a fase hiperglicêmica da diabetes tipo 2 até 15 anos antes do diagnóstico oficial, mesmo que seus parâmetros glicêmicos tenham permanecido quase sempre dentro dos padrões normais durante esse período. (...)
>
> A função excessiva das células beta do pâncreas é caracterizada pela hiperinsulinemia (...) pois o órgão tenta superar a resistência à insulina

cada vez maior, o que caracteriza o diabetes subclínico, ainda dentro da faixa glicêmica não diabética. Nesse estágio de resistência à insulina e hiperglicemia, os pacientes apresentam um risco maior de comorbidades diabéticas muito antes do desenvolvimento do diabetes manifesto.

Tradução: é possível desenvolver resistência à insulina até 15 anos antes do diagnóstico de diabetes tipo 2 com base nos níveis de glicose no sangue. Qualquer grau de resistência à insulina é sinal de que as células estão sobrecarregadas, sofrendo com processos de Energia Ruim, aumentando o risco do surgimento de inúmeros sintomas e doenças associados à disfunção metabólica (leia o Capítulo 2).

O cálculo do HOMA-IR considera seu nível de insulina em relação ao nível de glicose em jejum. Duas pessoas podem ter exatamente o mesmo nível de glicose em jejum, porém aquela com mais resistência à insulina produzirá bem mais insulina para manter a glicemia nesse nível (de modo a superar a resistência). O exemplo a seguir ilustra por que é essencial saber seu HOMA-IR.

A pessoa A tem glicemia em jejum de 85 mg/dL e um nível de insulina de 2 mIU/L.

A pessoa B também tem glicemia em jejum de 85 mg/dL, mas um nível de insulina de 30 mIU/L.

O corpo da pessoa B precisa produzir muito mais insulina para manter o nível de glicose no sangue em 85 mg/dL, o que mostra que ela é extremamente resistente à insulina.

A pessoa A tem um HOMA-IR de 0,4 (resultado muito bom, ela é bem sensível à insulina).

A pessoa B tem um HOMA-IR de 6,3 (muito resistente à insulina) e provavelmente desenvolverá várias outras doenças e sintomas, e terá morte prematura.

O problema é que os médicos raramente solicitam o exame de insulina em jejum. As duas pessoas têm níveis normais de glicemia em jejum, então seus médicos afirmarão que ambas estão bem.

Pesquisas recentes mostram que, em crianças obesas, valores elevados de insulina em jejum e HOMA-IR são preditores de futuras doenças relacionadas à glicemia, ao contrário dos valores da glicemia em jejum e da hemoglobina glicada (A1c).

VALORES DE REFERÊNCIA DA INSULINA EM JEJUM:

- Valor considerado "normal" pelos critérios padrão: entre 2 mIU/L e 13 mIU/L.
- Valores ideais: entre 2 mIU/L e 5 mIU/L. Acima de 10 mIU/L é preocupante e acima de 15 mIU/L é extremamente alto.

VALOR DE REFERÊNCIA DO HOMA-IR:

- Abaixo de 2,0, porém quanto menor, melhor.

Pesquisas recentes mostram que quando um adulto jovem e saudável se mantém por pouco dentro dos limites "normais" para glicemia em jejum, circunferência abdominal e insulina em jejum, ele tem um risco cinco vezes maior de sofrer um problema cardiovascular grave no futuro. A maior tragédia do nosso sistema de saúde atual se dá quando um médico diz a essa pessoa que ela está bem e normal.

Proteína C reativa ultrassensível (PCR)

Quando temos uma inflamação, a concentração de PCR, proteína produzida em maior parte pelo fígado, aumenta no sangue. O exame de PCR é um dos mais comuns e acessíveis para avaliar o nível de inflamação no corpo. Em geral, seus valores são elevados em pessoas com disfunção metabólica, como obesidade, doenças cardiovasculares, diabetes tipo 2, síndrome do intestino permeável, doença de Alzheimer e transtornos do sono, como apneia obstrutiva. Também podem aumentar durante infecções. É importante acompanhar seu nível de inflamação todo ano, levando em conta que há uma forte associação entre resistência à insulina, estresse oxidativo, inflamação crônica, disfunção mitocondrial e resposta de perigo celular, de um lado, e o desenvolvimento de praticamente todas as doenças e sintomas crônicos que as pessoas enfrentam atualmente, de outro.

Valores de referência:

- Valor considerado "normal" de acordo com a Sociedade Brasileira de Cardiologia:
    - abaixo de 0,1 mg/dL: risco baixo
    - de 0,1 mg/dL a 0,3 mg/dL: risco intermediário
    - acima de 0,3 mg/dL: risco alto
- Nível ideal: abaixo de 0,03 mg/dL. Esse é um dos níveis que devem ser os menores possíveis, ficando abaixo da faixa de "risco baixo". Um estudo com quase 30 mil participantes mostrou que PCRs muito baixos (abaixo de 0,036 mg/dL) estavam associados a menor risco de complicações cardiovasculares, como ataques cardíacos ou AVC, com o risco aumentando proporcionalmente depois disso. Mesmo um nível entre 0,036 mg/dL e 0,064 mg/dL acarreta um risco maior do que abaixo de 0,036 mg/dL, e, entre 0,064 mg/dL e 0,1 mg/dL, o risco relativo era 2,6 maior para problemas cardiovasculares.

A inflamação crônica é uma das três marcas registradas essenciais da Energia Ruim. Caso seu resultado não esteja baixo, veja quais pilares da Energia Boa descritos nos próximos capítulos podem estar provocando um estado de "ameaça" no corpo e resolva o problema.

Hemoglobina glicada (A1c)

A hemoglobina glicada mede a porcentagem de hemoglobinas no corpo que carregam açúcar devido à glicação. Esse é um dos três exames principais para avaliar a presença de diabetes tipo 2 (junto com a glicemia em jejum e o exame da curva glicêmica). A hemoglobina é a molécula de todas as hemácias que transporta oxigênio. Se há excesso de glicose na corrente sanguínea, cresce a chance de ela se ligar a uma hemoglobina. Essa união aumenta a porcentagem de hemoglobina glicada, que pode ser traduzida em uma aproximação da média do nível de glicose no sangue.

As hemácias ficam na corrente sanguínea de 90 a 120 dias antes de serem removidas pelo baço. Sendo assim, o teste da hemoglobina glicada representa uma estimativa de longo prazo da média do nível de glicose no sangue ao longo dos últimos meses. No entanto, muitos fatores podem afetá-la, como o tempo de vida das hemácias (que pode estar associado a fatores genéticos e étnicos), anemia, doenças renais, esplenomegalia, etc. Portanto, devemos usar o exame de hemoglobina glicada como apenas mais uma ferramenta entre várias para entender a situação do seu metabolismo.

VALORES DE REFERÊNCIA:

- Valor considerado "normal" de acordo com a Sociedade Brasileira de Diabetes: abaixo de 5,7%.
- Nível ideal: pesquisas sugerem que a faixa de hemoglobina glicada que oferece o menor risco é entre 5% e 5,4%.

Ácido úrico

O ácido úrico é o produto metabólico da quebra de frutose e de alimentos ricos em purina, entre os quais estão proteínas animais (sobretudo carne vermelha, frutos do mar e vísceras) e álcool (sobretudo cerveja). Quando sobrecarregamos o corpo de frutose muito rápido (por exemplo, ao bebermos um refrigerante cheio de xarope de milho rico em frutose), os níveis de ácido úrico sobem depressa, causando vários problemas. O excesso gera estresse oxidativo, que prejudica a função mitocondrial, transformando em gordura elementos que deviam colaborar para a produção de energia celular (ATP). Conforme a gordura se acumula nas células – sobretudo nas do fígado –, a resistência à insulina vai piorando. O ácido úrico também gera inflamação sistêmica ao estimular a liberação de substâncias inflamatórias (citocinas) e elevar a pressão arterial, por inativar o óxido nítrico, que normalmente relaxa os vasos sanguíneos.

Quando o nível de ácido úrico está alto, ele pode se cristalizar nas articulações, provocando gota, uma doença inflamatória muitíssimo dolorosa que, como já é de imaginar, está associada a uma probabilidade 71% maior de diabetes tipo 2 (em mulheres), 78% maior de doenças renais e 42% maior de depressão, fora o dobro de risco de apneia do sono e ataques cardíacos. Espero que a relação entre esses problemas fique clara: trata-se de diferentes expressões da mesma fisiologia básica da Energia Ruim se manifestando em diferentes órgãos.

Valores de referência:

- Valor considerado "normal" pelos critérios padrão: de 2,4 mg/dL a 5,7 mg/dL para mulheres e de 3,4 mg/dL a 7 mg/dL para homens.
- Nível ideal: pesquisas sugerem que homens com ureia abaixo de 5 mg/dL e mulheres com ureia entre 2 mg/dL e 4 mg/dL correm menor risco de desenvolver de doenças cardiometabólicas.

Enzimas hepáticas: aspartato aminotransferase (AST), alanina aminotransferase (ALT) e gama-glutamil transpeptidase (GAMA-GT)

A AST e a ALT são proteínas produzidas no fígado que podem ser liberadas na circulação quando as células do fígado morrem ou são danificadas. Uma das principais responsáveis por essas células perderem a função é a resistência à insulina. Assim, níveis altos de AST e ALT são associados a um aumento no risco de gordura no fígado e doença metabólica.

A GAMA-GT é uma proteína produzida por todo o corpo, mas que se concentra no fígado. Trata-se de um marcador único, pois é um dos poucos capazes de oferecer pistas de estresse oxidativo, um dos três processos principais da Energia Ruim, algo notoriamente difícil de se avaliar por meio de testes. Tendo em vista que o papel da GAMA-GT é metabolizar a proteína glutationa – um antioxidante importante que o corpo produz para neutralizar radicais livres –, seus níveis aumentam quando a pressão oxidativa aumenta e há mais atividade da glutationa. Considerando que existe uma relação entre estresse oxidativo e disfunção metabólica, níveis altos de GAMA-GT significam um aumento do risco de diabetes tipo 2, doenças cardiovasculares, doenças no fígado e morte prematura.

O fígado é fundamental para o metabolismo geral e para a capacidade de gerar Energia Boa. É o primeiro local aonde chegam os nutrientes enviados pelo intestino após a alimentação e determina como o corpo processará e usará energia. É mestre em equilibrar o nível de açúcar no sangue, sendo capaz de quebrar, armazenar e produzir glicose a partir de outros substratos, como a gordura. Produz bile para ajudar na digestão dos alimentos e para que possamos absorver os micro e macronutrientes necessários para o metabolismo e a função mitocondrial. Embala e exporta gorduras e colesterol para outras partes do corpo, para armazenamento ou uso. E recebe e processa gordura e colesterol vindos da corrente sanguínea. Conforme já vimos, quando o fígado está sobrecarregado e debilitado, passa a armazenar gordura dentro das células, causando a doença hepática gordurosa, um processo prejudicial e evitável que hoje afeta grande parte dos adultos. A vida moderna está destruindo esse órgão fundamental para o metabolismo.

O interessante é que, quando a insulina é liberada pelo pâncreas, não entra na circulação geral de imediato: vai para o fígado por meio de uma veia especial: a veia porta. Então, se o fígado começa a ficar resistente à insulina, o pâncreas é estimulado a produzir mais insulina, causando uma hiperinsulinemia nociva e um círculo vicioso de Energia Ruim. Vale reforçar: ter um fígado impecável, saudável e funcional é imprescindível para todos os aspectos da saúde. As estratégias nos próximos capítulos ajudarão você a conquistar isso. Talvez nunca tenha passado por sua cabeça que a saúde do fígado é um fator importante para doenças cardiovasculares, doença de Alzheimer, TPM, disfunção erétil ou infertilidade, mas é. O fígado é um grande maestro do metabolismo, do processamento hormonal, da desintoxicação, da digestão e da produção de energia celular por todo o corpo.

Valores de referência:

- Valores considerados "normais" por critérios padrão: aspartato aminotransferase (AST): até 40 U/L. Alanina aminotransferase (ALT): até 41 U/L. Gama-glutamil transpeptidase (GAMA-GT): entre 12 U/L e 73 U/L.
- Valores ideais: Pesquisas sugerem que a taxa de mortalidade por todas as causas sobe muito quando os níveis de AST e ALT estão acima de 17 U/L. Para a GAMA-GT, o menor risco para homens é abaixo de 25 U/L e, para mulheres, entre 14 U/L e 20 U/L. Algumas fontes recomendam abaixo de 8 U/L. As fontes variam, mas esses são bons objetivos a almejar.

Vitamina D

A vitamina D é um hormônio produzido quando a pele é exposta à luz do sol. Ela tem dezenas de funções biológicas importantes relacionadas aos níveis de cálcio e fosfato, à secreção de insulina, à função imunológica e à regulação de citocinas, à morte celular, aos fatores de crescimento vascular, etc.

Muitas proteínas produzidas dentro de células são liberadas na circulação para agir em outros pontos do corpo. Entre elas estão a insulina, os neurotransmissores, as citocinas inflamatórias, os anticorpos e outros. O cálcio age como um sinal de ativação para a liberação delas, e seus níveis são regulados pela vitamina D.

Níveis saudáveis de vitamina D não só aumentam a sensibilidade à insulina como melhoram o funcionamento das células pancreáticas que produzem a insulina. A vitamina D também é responsável pela regulação saudável do sistema imunológico, e níveis baixos podem estimular a proteína inflamatória NF-𝑥B, aumentar os níveis da citocina (outra proteína inflamatória) e causar a produção excessiva de células imunológicas. Resumindo, se a vitamina D está baixa é sinal de que o corpo está sofrendo uma ameaça crônica, e a esta altura sabemos que isso prejudica a produção de Energia Boa. Vários aspectos da inflamação podem prejudicar diretamente a sinalização da insulina e reduzir a expressão do canal de glicose dentro da célula. Pesquisas já mostraram que a suplementação de vitamina D reduz a glicemia em jejum e a incidência de diabetes tipo 2.

VALORES DE REFERÊNCIA:

- Valor considerado "normal" de acordo com a Sociedade Brasileira de Endocrinologia e Metabolismo: acima de 20 ng/mL.
- Valor ideal: Pesquisas sugerem que valores entre 40 ng/mL e 60 ng/mL estão associados à diminuição da taxa de mortalidade por todas as causas. A vitamina D só se torna tóxica a partir de valores muito mais elevados.

PARA IR MAIS FUNDO

Existem exames mais profundos e específicos que podem oferecer um panorama ainda mais detalhado da sua saúde metabólica. Entre as opções estão o lipidograma (ou perfil lipídico), os hormônios da tireoide, os hormônios sexuais, o hepatograma (que avalia diferentes funções do fígado) e níveis de micronutrientes. Na minha clínica de medicina funcional, costumo pedir o exame de mais de 100 biomarcadores para meus pacientes. Para fazer uma análise completa e detalhada, descobrir em que pontos a Energia Ruim está atuando no seu corpo e ter um plano para reverter essa situação específica, recomendo que procure um médico adepto da medicina funcional integrativa.

E QUANTO AO COLESTEROL TOTAL E AO COLESTEROL LDL (LIPOPROTEÍNA DE BAIXA DENSIDADE)?

Num exame padrão de colesterol, você encontrará os resultados do colesterol total e do colesterol LDL (ou LDL-c). Embora eles recebam muita importância nos debates sobre cuidados de saúde, é difícil interpretá-los. A seguir cito uma explicação sobre colesterol total e colesterol LDL dada pelo Dr. Robert Lustig, professor emérito de endocrinologia da Universidade da Califórnia em São Francisco, retirada de seu livro *Metabolical* (Metabólico):

> Quando você receber o resultado do seu colesterol total, pode jogá-lo no lixo. Ele não significa absolutamente nada. Quem diz que tem colesterol alto não tem a menor ideia do que está falando. É preciso saber que tipo de colesterol está sendo discutido (...).
>
> O colesterol LDL tem um passado atribulado. Não resta dúvida de que ele está relacionado com o risco de doenças cardiovasculares, e você precisa sempre saber qual é o seu nível de LDL atual. Porém a medicina atribui importância excessiva a esse exame, e faz isso porque existe um medicamento para controlá-lo (...). Quando o LDL está alto, o paciente corre um risco 30% maior de sofrer um ataque cardíaco, mas há outra métrica bem mais preocupante: a dos triglicerídeos. Quando esse valor está alto, o risco de ataque cardíaco aumenta em 80%.
>
> A conclusão do Estudo do Coração de Framingham foi que níveis muito altos de LDL aumentavam a probabilidade de um ataque cardíaco. Porém, quando os dados foram analisados, o LDL só se tornava um fator de risco se estivesse muito elevado (acima de 200 mg/dL). Os participantes com LDL abaixo de 70 mg/dL desenvolveram relativamente poucas doenças cardiovasculares. Para o restante da população,

o LDL não se mostrou um bom indicador de quem sofreria ataque cardíaco. Hoje em dia muitas pessoas sofrem infartos mesmo com LDL baixo, porque o exame padrão de colesterol parte do princípio de que todas as partículas de LDL são iguais.

A verdade é que existem dois tipos de LDL, mas o lipidograma os apresenta juntos. A grande maioria (80%) do colesterol LDL é chamado de "grande e flutuante". Esse é o tipo A, que aumenta com o consumo de gordura na dieta e diminui com uma dieta de baixo teor de gordura ou o uso de estatinas. A questão é que o LDL grande e flutuante é neutro quando se trata de problemas cardiovasculares – ou seja, não provoca o acúmulo de placas nas artérias, causando doenças coronarianas. Mas existe um segundo tipo de colesterol LDL: é o pequeno e denso (ou tipo B). Ele é menos comum (representa apenas 20% do total do colesterol LDL), mas serve de indicador para o risco de ataque cardíaco. O problema é que as estatinas diminuem o LDL do tipo A, que compõe 80% do total, mas não afetam o tipo B, que é onde está o problema.

Se você tem colesterol LDL alto, é provável que seu médico o oriente a fazer uma dieta com baixo teor de gordura. O problema é que, assim como acontece com o uso de estatinas, embora o LDL vá cair, o único tipo afetado será o grande e flutuante, e não o pequeno e denso, que é onde está o verdadeiro problema. Ele aumenta quando há consumo de carboidratos refinados (isto é, alimentos sem fibras) e, em especial, de açúcar.

De acordo com o Dr. Mark Hyman, "mais de 50% das pessoas que entram na emergência de um hospital com parada cardíaca têm colesterol normal, mas apresentam pequenas partículas de colesterol (tipo B) causadas pela resistência à insulina. O que gera essas pequenas partículas perigosas? O açúcar e os carboidratos refinados. A resistência à insulina é responsável pela sua formação, e as estatinas não solucionarão esse problema".

Para entender melhor seu nível de colesterol nocivo, peça a seu médico que solicite um exame de fracionamento de lipoproteínas, que analisa as quantidades de colesterol LDL dos tipos A e B e indica a presença de LDL oxidado (oxLDL), um marcador de partículas de colesterol LDL danificadas pela oxidação e propensas a causar inflamação. Outro exame que pode ser mais útil que o de colesterol LDL para descobrir a quantidade total de partículas de colesterol nocivo no corpo é o que analisa a apolipoproteína B-100 (ApoB), proteína que envolve partículas específicas de colesterol para ajudá-las a se dissolver no sangue e ao mesmo tempo está presente nas partículas de colesterol notoriamente *aterogênicas* – ou seja, que causam o entupimento de vasos e outras doenças cardiovasculares. Trata-se de várias partículas interconectadas, entre as quais estão o colesterol LDL, o colesterol VLDL (lipoproteína de muito baixa densidade), o IDL-C (lipoproteína de densidade intermediária) e a lipoproteína (a) – também chamada de Lp(a). Por ser usada para medir a quantidade total de partículas de colesterol *causadoras de doenças* no sangue, a proteína ApoB pode ser um marcador mais preciso do risco de doenças cardiovasculares do que apenas o colesterol LDL. Esse exame não costuma ser pedido nos check-ups anuais padrão e seus valores ideais ainda não foram determinados, mas vale falar sobre ele com seu médico.

Valores de referência para o colesterol LDL:
- Valor considerado "normal" pelos critérios padrão da Sociedade Brasileira de Cardiologia:
  - menos de 130 mg/dL para pacientes de baixo risco
  - menos de 100 mg/dL para pacientes de risco intermediário
  - menos de 70 mg/dL para pacientes de alto risco
  - menos de 50 mg/dL para pacientes de muito alto risco
- Valor ideal: De acordo com o Dr. Robert Lustig em seu livro *Metabolical*, "se o colesterol LDL estiver abaixo de 100 mg/dL, a fração pequena e densa não será elevada o suficiente para causar problemas. Se estiver acima de 300 mg/dL, é possível que você tenha uma doença genética rara chamada hipercolesterolemia e não consiga diminuir o colesterol LDL. Precisará tomar estatinas. Se estiver entre 100 mg/dL e 300 mg/dL, é preciso analisar os triglicerídeos. Se ele estiver acima de 150 mg/dL, podemos considerar que a síndrome metabólica está presente até que se prove o contrário".

Analise também o nível de colesterol LDL no contexto da razão triglicerídeos-HDL, uma vez que esse é um biomarcador importante para medir o risco de doenças cardiovasculares e a resistência à insulina.

FERRAMENTAS EM TEMPO REAL

Josh Clemente, cofundador da Levels, é um engenheiro aeroespacial que desenvolvia sistemas de suporte vital para a SpaceX antes de conceber e criar a Levels. Ele explica que, quando construímos foguetes, instalamos mais de 10 mil sensores neles para entender o funcionamento de todas as partes da espaçonave e conseguir prever disfunções mecânicas e as falhas de sistema *antes* que aconteçam. Ninguém quer que um foguete quebre no espaço. Mas com a saúde humana seguimos o paradigma inverso: *esperamos* que o corpo desenvolva uma falha fulminante nos sistemas, que se manifesta na forma de sintomas e diagnósticos que mostram a presença de doenças, para só então recomendar sensores e exames mais frequentes, de modo a lidar com os problemas. Quase todas as doenças crônicas que assolam as pessoas hoje em dia podem ser prevenidas. E se encarássemos seres humanos como foguetes, equipando-os com sensores *antes* de o sistema falhar, para entendermos onde ocorre a disfunção e corrigirmos antes que aconteça?

Se você usa um dispositivo vestível que mostra que seus batimentos cardíacos estão aumentando aos poucos e foram de 55 bpm (batidas por minuto) para mais de 70 bpm ao longo de alguns meses, precisa investigar o motivo. Você ficou mais sedentário? Se usa um MCG e nota que, ao acordar, a glicemia sobe lentamente de 75 mg/dL para 90 mg/dL, precisa entender o que está causando isso antes de a situação piorar: é a ingestão de alimentos ultraprocessados? Estresse no trabalho? Está dormindo pouco? Estamos começando a conseguir responder a essas perguntas por conta própria, mas essa habilidade mudará para sempre os cuidados com a saúde, transformando um sistema de saúde reativo e doente num sistema de saúde verdadeiramente empoderado.

Vejamos quais são os biomarcadores em tempo real mais impactantes que você pode usar hoje mesmo para tomar decisões práticas.

Monitor de glicose

Acredito que o monitor contínuo de glicose (MCG) seja a tecnologia mais poderosa para gerar os dados e conscientizar as pessoas sobre a crise de Energia Ruim que toma conta do mundo ocidental. O MCG é um biossensor que pode nos alertar sobre o princípio de uma disfunção, além de indicar como devemos comer e viver para estimular a produção de Energia Boa e de promover a autorresponsabilização. Minha crença no potencial dessa tecnologia para reduzir os problemas metabólicos foi o motivo que me levou a ser uma cofundadora Levels, que oferece acesso a MCGs e ao aplicativo para compreender e interpretar os dados capturados pelo biossensor.

O MCG é um pequeno disco de plástico usado no braço que testa o nível de glicose no sangue a cada 10 minutos, 24 horas por dia, e envia essas informações para seu celular. Em vez de você ter acesso a apenas um panorama anual da glicemia – como um exame de glicemia em jejum de laboratório –, o MCG mostra exatamente como seu corpo reage em tempo real a cada ação sua, como tomar café da manhã, se exercitar, caminhar, dormir mal à noite ou passar por estresse. Essas ações podem mudar os níveis de glicose no sangue quase imediatamente. Numa tentativa de prevenir os problemas que afligem a grande maioria das pessoas, em vez de apenas um dado, prefiro ter acesso a 35.040 dados indolores por ano, para, com isso, tomar decisões mais personalizadas.

O MCG oferece sete vantagens principais para quem deseja compreender e otimizar a própria saúde:

1. **Melhora a variabilidade glicêmica:** Os níveis de glicose no sangue deveriam ser relativamente estáveis e aumentar só um pouco após as refeições. Uma variação muito alta pode prejudicar tecidos e causar doenças cardiovasculares, diabetes e disfunção metabólica. Um estudo de Stanford usou dados de MCG para concluir que 25% das pessoas consideradas saudáveis segundo os valores padrão de glicemia têm alta variabilidade glicêmica e quanto mais tempo elas passavam por esse momento de alta variabilidade, piores eram seus marcadores metabólicos.
2. **Reduz a vontade de comer e a ansiedade:** Picos altos de glicose causam quedas maiores, que podem causar ânsia por comida e cansaço e ansiedade em geral. Pesquisas recentes com o MCG mostraram que quedas de glicemia – ou hipoglicemia reativa – após refeições podem prever quanta fome a pessoa ainda sentirá no mesmo dia, quando voltará a comer e quanto comerá na próxima refeição. Quedas maiores levam à ingestão de mais calorias num período de 24 horas. O MCG

nos ensina a evitar a hipoglicemia reativa ao manter a glicemia mais estável e evitar picos muito elevados.

3. **Mostra sua reação a alimentos e refeições específicos:** Pessoas diferentes têm reações diferentes ao mesmo alimento (em termos de aumento de glicose), dependendo de fatores como composição de microbioma, sono, refeições recentes e biotipo. Descobrir a proporção de carboidratos e o índice glicêmico de um alimento não basta para encontrar uma dieta e um estilo de vida que permitam a manutenção de um nível estável de glicose. A supernutrição crônica é uma causa importante de Energia Ruim, pois sobrecarrega as células e gera estresse oxidativo, inflamação, disfunção mitocondrial, glicação e resistência à insulina. O MCG pode ser útil para mostrar o real impacto de um alimento no nível de glicose. Um pico muito alto após uma refeição é um sinal inegável de que a refeição tinha muitos grãos refinados ou açúcar refinado e está criando grande estresse de energia alimentar para suas células.

4. **Ensina estratégias para estabilizar a glicose:** Eis algumas estratégias úteis para manter a glicose estável: fazer refeições com uma quantidade equilibrada de fibras, proteínas e gorduras; alimentar-se mais cedo e evitar comer muito tarde; caminhar após as refeições; e evitar comer durante momentos de estresse. Um MCG pode facilitar o teste de diferentes estratégias.

5. **Treina o corpo para ser metabolicamente flexível:** A queima de gorduras produz cetonas, gerando benefícios para a saúde. Porém, se o corpo está sempre recebendo glicose – sua fonte alimentar preferida para ser convertida em ATP –, ele não vai priorizar a queima de gordura. Quando você aprende a manter níveis baixos e saudáveis de glicose por meio de dieta e estilo de vida, aumenta a chance de o corpo usar o estoque de gordura para a produção de energia, melhorando a flexibilidade metabólica (um indicador de mais saúde).

6. **Detecta disfunção metabólica mais cedo:** A glicose em jejum pode permanecer baixa mesmo havendo aumento da resistência à insulina, conforme o corpo produz insulina em excesso para compensar bloqueios. Quando visualizamos a curva contínua da glicose no MCG, podemos encontrar sinais discretos que indiquem um princípio de

disfunção, como o nível da glicose após as refeições e a duração dos picos antes de a glicose voltar ao normal.
7. **Motiva mudanças de comportamento:** Quando acompanhamos os dados da glicose em tempo real e percebemos o impacto das refeições e atividades nos níveis de glicose, nos motivamos a mudar de comportamento e a tomar decisões mais saudáveis, causando uma melhora na saúde em geral.

Que informações um MCG pode oferecer?

1. **Glicose matinal:** Após uma noite maldormida ou uma refeição tardia, a glicose matinal pode ficar alta. O ideal é que esteja entre 70 mg/dL e 85 mg/dL, o nível associado ao risco mais baixo de futuras doenças cardiometabólicas.
2. **Fenômeno do alvorecer:** Trata-se do aumento da glicose motivado pela liberação do hormônio do crescimento e do cortisol, que acontece naturalmente antes de acordarmos. Conforme se tornam mais resistentes à insulina, as pessoas tendem a sofrer esse fenômeno com mais intensidade e o corpo se torna menos eficiente em se livrar do aumento matinal da glicose. Uma pesquisa mostrou que apenas 8,9% das pessoas sem diabetes passam pelo fenômeno do alvorecer, ao passo que ele ocorre com 30% das pessoas pré-diabéticas e com 52% das pessoas recém-diagnosticadas com diabetes tipo 2. O fenômeno do alvorecer é indicativo de descontrole da glicose em diabéticos. Embora as definições variem, o mesmo estudo determinou que ele se dá quando há um aumento de 20 mg/dL na glicose. Se você notar um fenômeno do alvorecer elevado, pode estar desenvolvendo resistência à insulina.
3. **Glicose após refeições (glicemia pós-prandial):** Compreender como alimentos, refeições e combinações de diferentes ingredientes afetam sua glicose no intervalo de uma a duas horas após você se alimentar é importantíssimo. Picos após refeições contribuem para a variabilidade glicêmica. É importante minimizar os picos, porque eles estão associados a resultados piores para a saúde. Almejar uma glicose abaixo de 115 mg/dL após refeições, com um aumento de não mais

que 30 mg/dL do nível anterior, provavelmente é mais benéfico do que se guiar pelos valores padrão (que recomendam manter a glicose após refeições abaixo de 140 mg/dL). Essa meta pós-refeição mais baixa também está correlacionada ao pico médio dos níveis de glicemia pós-prandial observados em populações saudáveis que usam MCG e é defendida por muitos especialistas. Na primeira semana usando um MCG, recomendo que você siga sua dieta normal para estabelecer um parâmetro e observar detalhes interessantes. Por exemplo, talvez você perceba que, quando come ovos e abacate e toma suco de laranja no café da manhã, o pico é muito mais baixo do que quando ingere cereal e leite desnatado ou um doce com café com leite. Isso acontece porque a proteína e a gordura dos ovos e do abacate provavelmente equilibram o impacto da laranja na glicose. Por outro lado, os cereais e o doce costumam ter alto teor de carboidratos refinados de absorção rápida.

4. **Área sob a curva (ASC):** A ASC reflete tanto a altura do pico quanto o tempo que a glicose permanece elevada após uma refeição. Em geral, pessoas com tolerância normal à glicose voltam a seus parâmetros normais de glicose uma ou duas horas após a refeição, ao passo que pessoas com pré-diabetes ou diabetes tipo 2 mantêm os parâmetros elevados por mais tempo.

5. **Hipoglicemia reativa:** Após as refeições é possível que haja um pico de glicose seguido de uma queda a níveis muito abaixo do normal. Caso você observe que sua glicose aumenta e depois cai a um valor inferior ao normal, tente equilibrar suas refeições daqui por diante com os seguintes hábitos:
   - Redução da ingestão de grãos refinados e açúcar.
   - Aumento do consumo de fibras, proteínas e gorduras saudáveis junto com os carboidratos.

6. **Impacto do estresse na glicose:** Um dos maiores picos de glicose que já tive ocorreu após uma briga com meu irmão (meu coautor!). Membros da Levels relatam exemplos semelhantes: por si só, o estresse pode aumentar o nível da glicose sozinho, independentemente da dieta. Isso acontece porque o cortisol, um importante hormônio do estresse, ordena que o fígado quebre a glicose armazenada e a libere

na corrente sanguínea para abastecer os músculos, antecipando-se a uma ameaça que exigirá nossa energia para combatê-la. O problema é que, no mundo moderno, as "ameaças" que ativam nosso estresse – como discussões, e-mails, buzinas no trânsito e notificações e alertas do celular – raramente exigem esforço muscular. Assim, a glicose mobilizada permanece na corrente sanguínea, sendo mais nociva que benéfica. O MCG pode ser uma ferramenta poderosa para nos mostrar como o estresse afeta a saúde metabólica e nos incentivar a lidar com o estresse intenso de formas saudáveis – por exemplo, respirando fundo.

7. **Impacto da atividade física na glicose:** O MCG é uma poderosa ferramenta de feedback sobre como a atividade física afeta a saúde metabólica. Por exemplo, você pode descobrir e internalizar que uma caminhada de 10 minutos ou 30 agachamentos logo após uma refeição reduzem significativamente o aumento da glicose após as refeições. Também pode notar que, após dois ou três meses de exercícios diários, todas as suas métricas do MCG estão melhores.

8. **Impacto do sono na glicose:** Uma única noite de apenas quatro horas de sono pode fazer a sensibilidade à insulina despencar em 25% em pessoas saudáveis. Além disso, a má eficiência do sono (métrica que avalia a qualidade do sono de uma pessoa medindo a proporção do tempo total de sono em relação ao tempo total passado na cama – em outras palavras, a quantidade de tempo que uma pessoa realmente passa dormindo enquanto está na cama), o hábito de ir dormir tarde e falhas em seguir o padrão normal de sono causam aumentos na resposta glicêmica no café da manhã do dia seguinte. O MCG pode desvendar sinais sutis de como o sono afeta a capacidade do corpo de eliminar a glicose da corrente sanguínea. O biofeedback do MCG foi um dos fatores mais importantes que me levaram a priorizar a qualidade, a quantidade e a consistência do meu sono. Ver em tempo real o impacto negativo de uma noite maldormida é algo valioso.

9. **Glicose durante o sono:** Refeições com alto teor de carboidratos feitas à noite levam a um aumento da variabilidade glicêmica na madrugada, causada pela resistência à insulina, que ocorre quando o nível da melatonina está alto (falaremos mais sobre isso no Capítulo 7). Durante

o sono REM, a glicose cai naturalmente. Quando bebemos à noite, a glicose pode cair ainda mais durante o sono, devido ao bloqueio da produção de glicose no fígado (algo que esse órgão faz nos bastidores para garantir que o nível da glicose não abaixe demais no sangue). Em resumo, durante o sono a glicose pode ser uma bagunça, e quando temos conhecimento disso conseguimos resolver problemas do sono que talvez estejam relacionados a nossos padrões de glicose.

10. **Glicose média:** A média de sua glicose ao longo de um período de 24 horas não é um valor padrão usado na prática clínica, mas, levando em conta o aumento na popularidade do MCG, imagino que mais pessoas passarão a saber esse valor. A glicose média leva em conta a glicose em jejum, a glicose noturna e a variabilidade glicêmica, podendo ser uma medida rudimentar da quantidade de glicose a que sua corrente sanguínea é exposta a cada dia. Num estudo com uma população jovem e saudável, a glicose média foi de 89 mg/dL, com um desvio padrão de 6,2 mg/dL.

11. **Tendências a longo prazo da glicose:** Quer você sempre use um MCG ou o coloque apenas algumas vezes por ano, poderá visualizar as tendências a longo prazo da sua glicose e entender a trajetória da sua saúde metabólica. Uma coisa é certa: se você acompanhar sua glicose e conseguir mantê-la em níveis baixos e saudáveis ao longo da vida, nunca entrará num consultório médico e receberá a bomba de um diagnóstico de diabetes tipo 2, doença que se desenvolve devagar ao longo de anos ou até décadas. Você saberá exatamente qual é a sua situação, e esse conhecimento é poder.

Diário alimentar

Para compreender seu corpo, você precisa saber o que entra nele. Um diário alimentar é uma ferramenta útil para prestar contas a si mesmo e garantir que você está ingerindo o que é preciso para otimizar a Energia Boa e evitando alimentos prejudiciais. No meu consultório, só atendo pacientes novos que aceitem registrar o que comem num diário. Não posso ajudá-los se não souber que informações moleculares estão dentro de mais de 1 quilo de comida que entra no corpo deles todos os dias. (Imagine um paciente que ingere entre 1 quilo e 1,5 quilo de medicamentos todos os dias mas se recusa a informar os nomes deles ao médico.)

Além disso, pesquisas mostram que pessoas que fazem dieta e mantêm diários alimentares perdem o dobro de peso das que não fazem anotações. Um estudo da Kaiser Permanente com 1.685 pacientes analisou a eficácia de um programa de emagrecimento de 20 semanas. A quantidade de registros de refeições que os participantes fizeram por semana foi uma das principais variantes estatisticamente significativas para prever a perda de peso. Os bancos de dados da Levels podem confirmar isso: membros que fazem mais registros apresentam uma redução de IMC maior enquanto usam um MCG.

Existem ótimos aplicativos de diário alimentar, como o MacroFactor e o MyFitnessPal; e o da Levels oferece dados de monitoramento contínuo de glicose. Porém um bloco de notas físico ou mesmo o celular também funcionam. Todo sábado eu reviso os registros que fiz ao longo da semana junto com meu instrutor de nutrição para entender os pontos em que acertei e os momentos em que poderia ter tomado decisões mais saudáveis.

Dados de sono

Como veremos no Capítulo 7, a taxa de mortalidade por todas as causas e o risco de diabetes tipo 2 são maiores em grupos de pessoas que não dormem o suficiente (menos de sete horas) ou dormem demais (mais de nove horas) à noite.

Use um dispositivo vestível que registre a qualidade do seu sono e sua quantidade de passos por dia (exemplos na página 301) para compreender seu *tempo* médio de sono por noite. O objetivo é alcançar entre sete e oito horas. Observe que dias tendem a ser difíceis e reflita sobre os motivos. Pesquisas mostram que as pessoas superestimam seu tempo de sono, e isso fica claro quando sua autoavaliação é comparada com os dados de dispositivos vestíveis. Por exemplo, pessoas que dormem cinco horas por noite costumam achar que dormem uma média de 80 minutos a mais. Imagine: você *acha* que dorme quase sete horas por noite (o ideal), mas a verdade é que dorme uma quantidade de tempo que o põe em risco de desenvolver uma série de problemas metabólicos. Os dispositivos vestíveis podem mostrar quais comportamentos estão prejudicando nossa saúde, como o sono.

Para se beneficiar o máximo possível, use o monitor de sono para avaliar a qualidade dele também. Esse dispositivo vestível vai contar quantas vezes você desperta por noite e quanto tempo passa em sono profundo e restaurador. Medidas práticas, cientificamente comprovadas, podem melhorar a qualidade do sono, como diminuir a ingestão de álcool e a exposição a luz azul antes de dormir. Quando você compreende seus padrões, descobre áreas específicas – e simples – em que precisa se concentrar para melhorar a Energia Boa. A consistência do sono – manutenção dos mesmos horários de dormir e acordar – é o terceiro pilar do sono que pode ser acompanhado por um dispositivo vestível. Dormir no horário certo é um fator essencial para a boa saúde.

Dados de atividades físicas

Exercitar-se é uma das melhores coisas que você pode fazer para melhorar sua saúde mitocondrial e se livrar do excesso de substratos de energia alimentar. Nesse sentido, o número de passos é uma ótima métrica para avaliar quanto você está se mexendo. É claro que caminhar não é a única forma de atividade física importante, mas sabemos que exercícios leves que acontecem com mais frequência e regularidade ao longo do dia são fundamentais para a saúde celular e o controle da glicose, talvez até mais do que fazer todas as suas atividades físicas num período curto e específico e passar o resto do dia sentado numa cadeira (padrão adotado pela maioria das pessoas).

No Capítulo 8 explicarei a ciência por trás dos benefícios dos exercícios físicos para a Energia Boa. Mas, para dar uma prévia, posso adiantar que eles estimulam os canais de glicose a sair do interior da célula e ir para a membrana externa, permitindo que a glicose percorra a corrente sanguínea até a célula onde será processada para gerar energia para os músculos. Os exercícios também estimulam a função mitocondrial, bem como a quantidade de mitocôndrias e de proteínas antioxidantes nas mitocôndrias para protegê-las do estresse oxidativo. Aumentar a carga de exercícios é aumentar a quantidade, a qualidade e a resiliência da usina de energia em nossas células para processar todos os substratos de energia, reduzindo a chance de os alimentos se transformarem em gordura intracelular tóxica que gera resistência à insulina.

Use um dispositivo vestível para contar o número de passos que você dá por dia (exemplos na página 301). Pode ser o mesmo que é usado para avaliar a qualidade do seu sono. De posse desses dados, trace o objetivo de alcançar o mínimo de 7 mil passos por dia e depois vá aumentando aos poucos, até chegar a 10 mil. Pesquisadores continuam debatendo se a quantidade de passos que damos faz diferença. Espero que essa discussão tenha fim.

Num estudo que acompanhou 2.110 adultos por quase 11 anos, publicado no importante periódico médico *JAMA*, os participantes que deram pelo menos 7 mil passos por dia apresentaram entre 50% e 70% menos risco de morte durante o período de acompanhamento do que aqueles que andavam menos. Outros estudos chegaram a conclusões semelhantes: dados de 6.355 homens e mulheres acompanhados por uma média de 10 anos mostraram que os participantes que davam entre 8 e 12 mil passos por dia tinham entre 50% e 65% menos risco de morte do que aqueles que davam menos de 4 mil passos por dia.

Além da contagem de passos, é importante saber e entender seu tempo de atividade por dia – isto é, por quanto tempo você deu mais de 250 passos seguidos. Se você passa o dia inteiro sentado mas dá 10 mil passos durante uma hora de corrida, sua saúde se beneficiará menos do que se esses passos forem espalhados ao longo de cada hora do dia (falaremos mais sobre esse assunto no Capítulo 8). Dispositivos vestíveis podem mostrar os horários do dia em que você tende a ser mais sedentário e enviar um alerta para que se levante.

Pesquisas mostram grandes discrepâncias entre quanto achamos que nos movimentamos e quanto nos movimentamos de fato. Por exemplo, num estudo com 215 participantes, a quantidade de atividade física moderada a intensa relatada por eles foi de 160 minutos por semana, mas os dados dos dispositivos vestíveis usados indicaram que eles faziam exercícios moderados e intensos por apenas 24 minutos na semana. Os dados dos dispositivos vestíveis deixam claro quanto realmente nos movimentamos.

Quantidade de minutos de exercícios cardiovasculares por dia e semana

Pesquisas apontam que é essencial fazer um mínimo de 150 minutos de atividade aeróbica moderada por semana para manter uma boa saúde cardiometabólica (e é tão eficiente para o humor quanto tomar antidepressivos). Isso se traduz em 30 minutos cinco dias por semana. Dispositivos vestíveis que acompanham a frequência cardíaca podem ajudar você a saber se está cumprindo a meta semanal.

Variabilidade da frequência cardíaca (VFC)

A variabilidade da frequência cardíaca é uma métrica que indica a variação de tempo entre as batidas do coração. Esse biomarcador pode nos ajudar a entender as tendências em nossos níveis de estresse e tensão, que, como sabemos, afetam a capacidade das células de produzir energia com eficácia. Ao contrário do que se imagina, uma variação *maior* de tempo entre as batidas indica uma saúde e uma perspectiva melhores. Em momentos de mais estresse e tensão no corpo, o sistema cardiovascular funciona como um metrônomo, regulando a frequência entre os batimentos. Quando estamos relaxados, descansados e nos recuperando, o sistema inteiro se torna mais "elástico" e os intervalos variam um pouco. Por exemplo, uma primeira batida pode demorar 859 milissegundos; a segunda, 763 milissegundos; a terceira, 793 milissegundos; e assim por diante. Se sua frequência cardíaca é de 60 batidas por minuto, isso não significa que elas aconteçam em um intervalo exato; na verdade, é melhor que não seja assim.

Uma VFC alta reflete uma boa capacidade de adaptação do sistema nervoso, ao passo que uma VFC baixa pode indicar tensão, cansaço, excesso de esforço ou doenças crônicas. A VFC baixa também é associada a sedentarismo, disfunção imunológica, pressão alta, diabetes, doenças cardiovasculares, depressão, antissociabilidade, menor resistência psicológica a estressores, menos chance de sobreviver a um câncer e maior de ter infertilidade, entre muitas outras condições que, como vimos no Capítulo 2, são associadas à Energia Ruim. Além disso, a queda da VFC pode indicar a presença de covid-19 antes de os exames darem positivo.

A correlação entre a VFC e a maneira como as células produzem energia é complexa, multidirecional e ainda misteriosa em certos aspectos, mas eu a encaro da seguinte forma: células que diariamente são sujeitas a ataques causados por Energia Ruim (como supernutrição crônica, problemas de sono, estresse psicológico ou físico crônicos sem tempo de recuperação, toxinas, etc.) enviarão sinais de alerta e ativarão o modo "estresse" do sistema nervoso autônomo, que é o sistema nervoso simpático. Os ataques indicam que o corpo está sob ameaça e precisa se preparar para "lutar", mesmo que não exista uma batalha. Quando a Energia Ruim se manifesta no corpo e desenvolvemos resistência à insulina, sabemos que pode haver uma queda na atividade do óxido nítrico e na capacidade do sistema vascular de se dilatar e se adaptar, acentuando um ciclo que nos leva a ter um sistema vascular rígido e uma VFC baixa. O óxido nítrico também estimula diretamente o relaxamento do sistema nervoso parassimpático, em especial o nervo vago (que regula o relaxamento). O ideal é equilibrarmos as duas partes do sistema nervoso autônomo – o simpático e o parassimpático –, sendo capazes de agir quando de fato há uma ameaça e de relaxar nos momentos de segurança. Uma VFC baixa indica que o estresse e a tensão estão ocupando espaço demais e o corpo não consegue relaxar – sobretudo o sistema vascular.

É possível monitorar a VFC com um dispositivo vestível e observar as tendências ao longo do tempo. A VFC é muito individual – não há valores ideais universais. Seus valores podem ser naturalmente mais baixos ou mais elevados do que o das pessoas ao seu redor. O mais importante é determinar que fatores de estilo de vida aumentam ou diminuem seus níveis pessoais, para que você possa fazer ajustes e elevar a VFC. O Whoop, um vestível inovador que monitora a VFC, o preparo físico e o sono, descobriu vários fatores que estão associados ao aumento da VFC com o tempo:

- Dar ao corpo tempo para se recuperar após um treino físico intenso.
- Manter-se hidratado.
- Evitar bebidas alcoólicas: uma única noite de consumo é suficiente para reduzir a VFC por cinco dias.
- Ter um sono consistente e de qualidade.
- Manter um planejamento alimentar consistente.
- Seguir uma dieta saudável.
- Evitar se alimentar entre três e quatro horas antes de dormir.
- Expor-se ao frio: expor o corpo a temperaturas baixas por breves períodos (como banhos de imersão em água gelada) estimula o sistema nervoso parassimpático.
- Escrever em um diário de gratidão: quando nos concentramos no

que há de bom e em agradecer, enviamos um sinal que estimula o corpo a se acalmar.

Frequência cardíaca em repouso

A frequência cardíaca em repouso é a quantidade de vezes que o coração bate por minuto quando a pessoa está parada. É considerada uma métrica essencial para a avaliação da saúde e do preparo físico gerais. Uma frequência cardíaca em repouso baixa indica que o coração está bombeando sangue de forma eficiente e sob menos estresse. Pesquisas mostram que uma frequência cardíaca em repouso mais baixa pode aumentar a expectativa geral de vida e a saúde metabólica. A frequência cardíaca em repouso elevada é associada a um risco maior de doenças cardiovasculares, de diabetes tipo 2 e de mortalidade por todas as causas. Estudos também apontam que a frequência cardíaca em repouso pode diminuir com a prática consistente de exercícios físicos. Uma pessoa com frequência cardíaca em repouso de mais de 80 bpm (considerada dentro do parâmetro "normal" de 60 bpm a 100 bpm por Harvard, a Mayo Clinic e a Associação Americana do Coração) corre um risco 2,91 vezes maior de ter diabetes tipo 2 do que alguém com uma frequência cardíaca em repouso de menos de 60 bpm. Numa meta-análise de mais de 1 milhão de pessoas, a taxa de mortalidade por todas as causas e a taxa de mortalidade por doenças cardiovasculares aumentam de forma linear e significativa para qualquer frequência acima de 45 bpm.

O SUBSTITUTO DO CONSULTÓRIO MÉDICO

Estamos entrando na era da bio-observação, com exames de sangue mais acessíveis e biossensores em tempo real analisados por IA para nos oferecer uma visão extremamente personalizada do nosso corpo e um plano individualizado para suprir as necessidades de cada um com decisões diárias. Não é possível fazer isso numa consulta médica de 15 minutos. Todos nós deveríamos adotar a tecnologia para interpretar nossos biomarcadores.

Agora que sabemos como avaliar nosso nível de Energia Boa, vamos adotar mudanças de mentalidade e passos específicos para otimizá-la.

RESUMO: VALORES DE REFERÊNCIA

A seguir listo os valores de referência recomendados para exames de sangue essenciais. Estar fora dessas faixas é sinal de que seu corpo pode apresentar disfunções. O restante da Parte 2 e o plano na Parte 3 oferecerão passos específicos para aumentar a Energia Boa e melhorar esses biomarcadores:

- Triglicerídeos: abaixo de 80 mg/dL
- Colesterol HDL: entre 50 mg/dL e 90 mg/dL
- Glicose em jejum: entre 70 mg/dL e 85 mg/dL
- Pressão arterial: sistólica abaixo de 120 mmHg e diastólica abaixo de 80 mmHg
- Circunferência abdominal: até 80 cm para mulheres e até 90 cm para homens (sul-asiáticos, chineses, japoneses e sul e centro-americanos). Para pessoas originárias da Europa, da África Subsaariana, do Oriente Médio e do Mediterrâneo Oriental, menos de 80 cm para mulheres e menos de 94 cm para homens.
- Razão de triglicerídeos para HDL: abaixo de 1,5. Acima de 3 é sinal claro de disfunção metabólica.
- Insulina em jejum: entre 2 mIU/L e 5 mIU/L. Acima de 10 mIU/L é preocupante, e acima de 15 mIU/L é extremamente alta.
- HOMA-IR: Abaixo de 2,0
- Proteína C reativa ultrassensível (PCR-us): menos de 0,03 mg/dL
- Hemoglobina glicada: entre 5% e 5,4%
- Ácido úrico: abaixo de 5 mg/dL para homens e entre 2 mg/dL e 4 mg/dL para mulheres
- Enzimas hepáticas – aspartato aminotransferase (AST), alanina aminotransferase (ALT) e gama glutamil transpeptidase (GAMA-GT): níveis de AST e ALT em até 17 U/L; para a GAMA-GT, o menor risco para homens é abaixo de 25 U/L e, para mulheres, entre 14 U/L e 20 U/L. Algumas fontes recomendam abaixo de 8U/L. As fontes variam, mas esses são bons objetivos a almejar.
- Vitamina D: entre 40 ng/mL e 60 ng/mL

- Colesterol LDL: menos de 130 mg/dL para pacientes de baixo risco; menos de 100 mg/dL para pacientes de risco intermediário; menos de 70 mg/dL para pacientes de alto risco; menos de 50 mg/dL para pacientes de muito alto risco
- Métricas que devem ser monitoradas em tempo real:
  - Glicose (MCG)
  - Alimentação (diário ou aplicativo)
  - Sono (quantidade, qualidade, consistência)
  - Atividade física (número de passos, tempo de atividade por dia e semana com frequência cardíaca elevada)
  - Frequência cardíaca em repouso e variabilidade da frequência cardíaca

5

Os seis princípios da alimentação para gerar Energia Boa

– Quero falar com o seu chefe! – berrou um paciente para mim durante meu quarto ano de residência.

Ele estava furioso por eu ter me recusado a prescrever mais uma receita para os opioides que ele tomava para dor, mesmo após várias semanas da cirurgia. Ele sabia que as pesquisas de satisfação respondidas pelos pacientes servem para avaliar o desempenho dos médicos. Essa ferramenta também determina o salário do médico, embora a satisfação do paciente nem sempre seja equivalente a seu bem-estar – por diversas vezes pacientes ligaram para a clínica e ameaçaram deixar avaliações ruins se eu não receitasse opioides.

Uma pessoa precisa ser muito fraca para ser dominada pelo vício a ponto de se comportar dessa maneira, pensava eu na época. Mas então descobri que a maioria das pessoas se vicia em opioides comprados com receitas e que as mortes por overdose costumam ocorrer quando os dependentes químicos se veem obrigados a comprar na rua drogas cheias de venenos desconhecidos. Cerca de 80 mil pessoas morreram de overdose de opioides nos Estados Unidos em 2022, e muitas delas começaram a tomar opioides após receberem uma receita de um médico.

Mas nós enfrentamos outra crise de dependência mais oculta: substâncias altamente viciantes nos são impingidas desde o nascimento, causando mais de 1 milhão de mortes por ano só nos Estados Unidos. Essas substâncias são os alimentos ultraprocessados.

Os NIH definem vício como "um distúrbio crônico e recorrente caracterizado pela busca compulsiva por drogas e pelo uso contínuo, apesar das consequências negativas". Isso é o que claramente vem acontecendo com os alimentos industrializados modernos. Não há outra maneira de explicar como as pessoas vão contra seus impulsos evolutivos de forma tão sistemática – porque é exatamente isso que acontece quando 30% dos adolescentes têm pré-diabetes e quase 80% dos adultos estão acima do peso ou obesos. Nós temos um vício compulsivo e coletivo em comida. Estamos nos entupindo de comida até a morte.

A solução para essa crise é bem simples: promover alimentos integrais não processados e desencorajar o consumo de alimentos industrializados ultraprocessados. Ainda assim, nunca temos certeza do que faz parte da dieta certa – cerca de 59% das pessoas admitem que informações conflitantes sobre nutrição as fazem duvidar de suas escolhas. Hoje em dia existem diversos termos que precisamos conhecer na hora de escolher nossos alimentos. Exemplos: orgânico, à base de plantas, vegetal, natural, livre de transgênicos, *fair trade*, sustentável, bem-estar animal, sem hormônios, de agriculturas regenerativas, sem glúten, livre de gaiolas, criado em pasto, convencional.

Precisamos parar de cair nas armadilhas das filosofias alimentares e começar a dividir a comida em partes individuais para analisar se elas fazem bem ou mal às nossas células. A comida é apenas um conjunto de componentes moleculares, e a capacidade desses componentes de suprir as necessidades das células é o que determina grande parte da nossa saúde. Quando nos deparamos com uma pessoa viciada em opioides ou álcool, é fácil identificar a raiz do problema. Mas, quando o problema é a alimentação, fica difícil analisar quais componentes individuais ajudam ou prejudicam nossas células, porque não encaramos os alimentos sob a perspectiva de componentes moleculares.

Vejamos um exemplo extremo, porém simples:

- Um copo d'água faz bem e ajuda você a manter o corpo hidratado.
- Um copo d'água misturada com arsênico faz mal e vai matar você.

Nesse exemplo, é fácil entender a água e o arsênico como duas partes distintas, uma benéfica (a água) e outra tóxica (o arsênico). O problema é que não pensamos assim sobre a maior parte dos alimentos. Vejamos o caso menos óbvio de um "hambúrguer", que pode ser fabricado de várias formas, embora quase sempre tenha a mesma aparência:

- Carne de uma vaca criada confinada, alimentada com uma dieta concentrada apenas de grãos
- Carne de uma vaca criada livre, solta no pasto, se alimentando apenas de capim sem pesticidas
- Substitutos da carne, como soja ou grão-de-bico

A composição molecular dessas três versões de hambúrguer é *muito* diferente. As vacas evoluíram ao longo de milênios se alimentando de capim, que contém ácidos graxos ômega 3 anti-inflamatórios para o corpo delas. A carne do animal alimentado apenas com grãos tem cinco vezes menos ômega 3 e muito mais ômega 6 (substância inflamatória) do que a que come capim. Em relação à quantidade de micronutrientes, a carne do animal alimentado com capim costuma ter mais vitamina A, vitamina E e betacaroteno, essenciais para as funções metabólica e imunológica.

Dois ingredientes muito comuns dos hambúrgueres veganos ou à base de plantas costumam ser a proteína da ervilha e o óleo de canola. O óleo de canola é rico em ômega 6, fazendo com que esses hambúrgueres sejam mais inflamatórios do que a carne de animais criados livres. Entre os ingredientes adicionais estão os aromatizantes naturais (um nome que não faz sentido, tendo em vista que aromatizantes naturais podem ser muito industrializados e cheios de substâncias viciantes) e a metilcelulose, um dos principais ingredientes dos laxantes, resultado do aquecimento da madeira em soluções ácidas para extrair e purificar a celulose. Fica claro que essas três versões de hambúrguer oferecem informações moleculares bem diferentes para as células.

O empoderamento alimentar consiste em enxergar além dos rótulos das comidas e entender como cada parte delas age na saúde celular funcional. Por exemplo, podemos encarar brócolis como simples verduras ou podemos ter uma visão mais precisa: de um ecossistema de componentes moleculares capazes de se adequar a muitos dos princípios da Energia Boa, reduzindo o estresse oxidativo, a inflamação crônica e a disfunção mitocondrial. O alto teor de fibras dos brócolis alimenta as bactérias e a mucosa do intestino, minimizando os efeitos do intestino permeável e a inflamação crônica, e ajudando a produzir substâncias químicas benéficas para as mitocôndrias, como os ácidos graxos de cadeia curta (AGCC). Sua vitamina C protege as mitocôndrias do estresse oxidativo. A vitamina K reduz a disfunção mitocondrial ao agir como um condutor de elétrons. E o ácido fólico age como um cofator no modelo chave-fechadura nas proteínas mitocondriais que produzem ATP. Os brócolis também contêm vários antioxidantes que protegem as células de danos oxidativos. Todas essas substâncias acionam processos importantes da Energia Boa. Você não precisa conhecer todos os termos científicos, mas é *essencial* que comece a pensar nos alimentos como informações moleculares que comandam sua rotina e seu funcionamento a longo prazo, e o Capítulo 6 entrará em detalhes sobre isso.

Aqui vai uma mensagem otimista: todos os dias tomamos centenas de microdecisões alimentares que podem mudar nosso "destino" genético e fisiológico.

Como qualquer outro médico, antigamente eu encerrava as consultas oferecendo conselhos nutricionais vagos para meus pacientes, do tipo "Coma mais frutas e legumes", e então receitava medicamentos. Na faculdade nos ensinam que a nutrição é um tema bobo, "sem base científica". É raro encontrar recomendações nutricionais específicas nas diretrizes *oficiais* para o tratamento de qualquer doença; por exemplo, dentro das centenas de páginas de orientações para tratar enxaquecas, sinusites, covid-19 e câncer de próstata, não há *nenhuma* menção a uma dieta específica que o paciente deva adotar, embora centenas de estudos científicos mostrem os benefícios das intervenções nutricionais no tratamento desses problemas. Se, por um lado, intervenções como receitar um medicamento ou fazer uma cirurgia são vistas como "heroicas", por outro, orientações nutricionais são consideradas nebulosas e supérfluas. Ignoramos o fato de que os alimentos naturais têm mais de 5 mil fitoquímicos conhecidos e cada um deles é uma pequena molécula que afeta a saúde: essa é a definição de medicina.

As informações moleculares que você coloca dentro do corpo diariamente afetam sua saúde. Todos os seus pensamentos e sensações vêm da comida. Dentro do corpo da sua mãe, você foi "impresso em 3D" pela comida que ela ingeriu, e tudo que você ingere hoje vai imprimir sua próxima versão amanhã. Corpos, neurotransmissores, hormônios, nervos e mitocôndrias são produzidos, exclusiva e necessariamente, a partir daquilo que você (ou sua mãe) ingere; nós não nos materializamos do nada, nos materializamos a partir da comida.

A todo momento, médicos e pacientes ouvem dizer que os genes são responsáveis pelo nosso destino, mas não é verdade. Os genes não determinam a maioria dos desfechos da saúde. A comida e o estilo de vida afetam nossa expressão gênica e a biologia celular, determinando o que acontece conosco. Substâncias químicas entram no corpo através dos alimentos e agem como moléculas sinalizadoras. Elas podem estimular ou inibir a expressão gênica, alterar as dobras do DNA e ativar vias sinalizadoras de células importantes, como as que controlam a produção de Energia Boa.

A escolha do que colocamos em nosso corpo é a decisão mais importante para nossa saúde e nossa felicidade. Para entender por que a comida é nossa arma mais poderosa contra doenças crônicas, tive que entender os princípios por conta própria muito depois de me tornar médica.

PRINCÍPIO 1: A COMIDA DETERMINA A ESTRUTURA E O FUNCIONAMENTO DAS CÉLULAS E DO MICROBIOMA

Nosso corpo é completamente construído pela alimentação. Comer é o processo de transformar e assimilar matéria do mundo externo para nos dar forma. Todos os dias, alimentos são quebrados em diferentes tipos de "tijolos" em nosso sistema digestório. Esses tijolos são absorvidos pela corrente sanguínea e usados continuamente na reconstrução da próxima versão do nosso corpo. Quando damos os "tijolos" certos para o corpo, construímos as estruturas corretas e ficamos saudáveis. Os cinco exemplos a seguir mostram como os alimentos agem como elementos estruturais das células, como mensageiros funcionais e como formadores tanto do microbioma quanto daquilo que ele produz.

O alimento como estrutura: gorduras nas membranas celulares

As membranas celulares são a camada estrutural ao redor das células. Elas são formadas por uma camada de gordura salpicada com moléculas de colesterol (que tornam a membrana maleável) e proteínas (que agem como receptores, âncoras e canais). As dietas atuais, repletas de alimentos industrializados, mudaram completamente a estrutura das membranas celulares, que têm uma função fundamental nas células, abrigando receptores, canais, enzimas e âncoras que iniciam inúmeras atividades de sinalização celular. Ter membranas saudáveis é essencial para todos os aspectos da saúde porque elas são as portas de entrada para todos os materiais e sinais que entram na célula. Tanto o ômega 3 quanto o ômega 6 são necessários para o funcionamento biológico ideal, mas é importante que haja um equilíbrio, porque o ômega 3 é anti-inflamatório e promove a elasticidade das membranas, enquanto o ômega 6 promove inflamação. Com o advento dos alimentos ultraprocessados – lotados de ômega 6 vindo de legumes processados e óleos de sementes –, a ingestão diária dessa gordura disparou com relação à do ômega 3, transformando radicalmente a estrutura e o funcionamento das membranas celulares. Um ajuste na ingestão diária de ômega 3 e ômega 6 pode mudar a proporção dos dois ácidos graxos nas membranas em apenas três dias, uma vez que elas se renovam rapidamente.

A comida é uma mensagem do mundo exterior capaz de ativar e inibir diretamente as vias genéticas do corpo. Mais do que apenas tijolos *estruturais*, os alimentos são moléculas *sinalizadoras* que comandam funções importantes nas células e no corpo em geral, incluindo a expressão dos genes. Eles podem agir como hormônios em receptores de hormônios e criar ou inibir o estresse oxidativo. Podem mudar o funcionamento de enzimas ao agir como cofatores para reações químicas, como uma chave em uma fechadura que liga as usinas produtoras de ATP nas células ou que tem outras tarefas.

A cúrcuma (que reduz a inflamação crônica) e os vegetais crucíferos (que reduzem o estresse oxidativo) são dois exemplos de alimentos que emitem sinais que estimulam a geração de Energia Boa.

O alimento como mensagem funcional: a minimização do estresse oxidativo

Os isotiocianatos são moléculas encontradas em vegetais crucíferos, como os brócolis e a couve-de-bruxelas. Eles ajudam a combater o estresse oxidativo, um dos principais processos da Energia Ruim. Em geral, quando há estresse oxidativo, a célula envia uma proteína chamada Nrf2 para o núcleo, com o objetivo de conectá-la ao genoma e aumentar a expressão de moléculas antioxidantes. Quando não tem essa função, a Nrf2 fica inativa, permanecendo ligada a uma proteína chamada Keap1. Os isotiocianatos se conectam à Keap1, que assim libera a Nrf2 para ir ao núcleo promover a expressão gênica antioxidante, que gera Energia Boa ao inibir o estresse oxidativo. Assim, os isotiocianatos ativam genes importantes envolvidos na geração de Energia Boa.

O alimento como mensagem funcional: a inibição da inflamação

A curcumina, que dá à cúrcuma sua cor amarelada, tem um funcionamento parecido com o dos isotiocianatos, porém, em vez de aumentar a quantidade de genes antioxidantes, ela *bloqueia* os genes inflamatórios. Em geral, no interior das células há uma proteína chamada NF-$\varkappa$B, que, ao interagir com o DNA, causa a expressão de uma série de genes envolvidos na sinalização inflamatória. A superativação da NF-$\varkappa$B – resultado do estresse oxidativo, da ingestão de alimentos processados, de sono ruim e de estresse psicológico – gera inflamação crônica, que pode debilitar o corpo e promover a resistência à insulina. Quando pouco estimulada, a NF-$\varkappa$B se conecta a proteínas IkB e fica inativa (assim como a Keap-1 inativa a Nrf2). As proteínas IkB são inativadas quando outro conjunto de proteínas, chamadas de IkB quinase, une as IkB a uma molécula chamada fosfato. Então, quando as IkB quinases estão ativadas, inativam as IkB, deixando as NF-$\varkappa$B livres para chegarem ao núcleo e exercerem seus efeitos inflamatórios. Na célula, a curcumina suprime as IkB quinases, mantendo as IkB ligadas às NF-$\varkappa$B, que permanecem inativas. Portanto, a curcumina promove a inativação funcional da atividade genética inflamatória na célula, ajudando a gerar Energia Boa.

A comida também define a composição do microbioma

O microbioma é composto por trilhões de células de bactérias que formam o segundo corpo que vive dentro do nosso corpo. Ele determina nossa saúde metabólica, nosso humor e nossa longevidade. Em certo sentido, o microbioma é como a alma: é invisível, vive dentro de nós e determina a qualidade e a quantidade de vida que teremos e aquilo que pensamos e fazemos. E é imortal, porque, após nossa morte, ele desintegra nosso corpo e sobrevive. Nós comemos, em grande parte, para alimentar essa "fera do bem", que nos ajudará convertendo a comida que ingerimos em substâncias químicas que controlam nosso pensamento e nosso corpo. Quando maltratamos ou alimentamos mal o microbioma, nossa vida paga um preço altíssimo: depressão, obesidade, doenças autoimunes, câncer, transtornos do sono e muito mais. Quando cuidamos do microbioma, a vida se torna mais fácil num passe de mágica.

A saúde do microbioma melhora quando ingerimos alimentos com alto teor de fibras e probióticos, bem como vegetais ricos em polifenol. Quando ingerimos os alimentos certos, temos mucosa intestinal forte (que minimiza a inflamação crônica) e produzimos substâncias químicas benéficas para o metabolismo, como os AGCCs. Pense no microbioma como um mágico que transforma comida em remédio.

A comida determina se o microbioma gera a urolitina A, que estimula mitocôndrias

Quando algumas bactérias digestivas do microbioma entram em contato com compostos vegetais chamados ácido elágico e elagitanino – encontrados em romãs e em certos tipos de frutas vermelhas e oleaginosas –, elas os convertem numa classe de compostos químicos denominados urolitinas, entre os quais a urolitina A é a mais comum. Esses compostos são absorvidos e chegam à corrente sanguínea. Ao entrar nas células, a urolitina A melhora a Energia Boa por meio de certos mecanismos. O primeiro é sua ação antioxidante e o segundo é o estímulo ao importante processo de *mitofagia*, mecanismo de controle de qualidade que permite a decomposição de mitocôndrias frágeis e desnecessárias.

Por terem um papel estrutural, funcional e benéfico para o microbioma, os alimentos precisam ser escolhidos com sabedoria, com foco em gerar saúde e Energia Boa. Isso nos leva ao Princípio 2.

PRINCÍPIO 2: COMER É O PROCESSO DE SUPRIR NECESSIDADES CELULARES COM INFORMAÇÕES QUE ENTRAM PELA BOCA

Qualquer dieta que promova a boa função celular, elimine sintomas crônicos e leve seus biomarcadores a alcançar os níveis ideais é a dieta certa para você.

Vamos pensar no que é a comida pela perspectiva das células: o interior do corpo é quente, úmido e escuro. A maior parte dos seus 37 trilhões de células vive na escuridão dentro de você, apenas aguardando sinais e informações sobre o que fazer e quando fazer para lhe dar uma vida boa. Obviamente, as células não enxergam, escutam ou sentem cheiros. Elas contam apenas com os receptores e canais em suas membranas para receber insumos, e ficam ali, paradas, com toda a paciência, esperando nutrientes que possam absorver e usar para trabalhar.

Se as células absorverem as informações estruturais e funcionais necessárias para cumprir suas tarefas, serão saudáveis (e você também, por tabela).

Se as informações certas não as alcançam, elas ficam confusas. Se elas deparam com sinais perigosos, são danificadas. No desespero, elas tentam construir as estruturas de que precisam ou fazer o trabalho necessário com o material de baixa qualidade que receberam, mas não terão muito sucesso, como um pedreiro que constrói uma casa com tijolos de baixa qualidade ou com menos tijolos do que precisa. Tudo que comemos interage com nossas células e traça o destino delas.

Comer é questão de compatibilidade, de encaixar os insumos oferecidos pelos alimentos com as necessidades das células para gerar saúde. Se as informações não se encaixam nas necessidades ou se colocamos substâncias nocivas no corpo, o resultado são sintomas e doenças.

Durante toda a vida comemos, em média, impressionantes 70 toneladas de alimentos. A todo momento a comida reconstrói nosso corpo, que está sempre morrendo e se regenerando. Trocamos todas as nossas células epiteliais a cada seis semanas e a mucosa intestinal é renovada praticamente a cada semana. Tudo é reconstruído a partir da comida. Infelizmente, vários fatores fazem com que a maior parte dessas 70 toneladas seja inútil ou nociva para nosso processo de constante renovação e nosso funcionamento básico. Não é de admirar que tantos de nós estejam doentes ou se sentindo mal.

O primeiro fator são as práticas da agroindústria – como a monocultura, a aragem, o uso de pesticidas e a criação de animais em escala industrial –, que reduziram em grande medida a quantidade de nutrientes nos alimentos. Hoje as frutas e os legumes têm 40% menos minerais, vitaminas e proteínas do que 70 anos atrás.

O segundo fator é o transporte dos alimentos por longas distâncias, causando degradação e danos aos nutrientes. A distância média que produtos agrícolas percorrem da fazenda para o prato nos Estados Unidos, por exemplo, é de cerca de 2.400 quilômetros. Durante essa jornada, algumas frutas e legumes podem perder até 77% do seu teor de vitamina C, micronutriente essencial para a produção de ATP nas mitocôndrias e para a atividade antioxidante nas células. Talvez você ache que comprar de produtores locais ou em feiras seja bobagem, mas a verdade é que essa é uma decisão fundamental para que você receba o máximo de informações moleculares úteis naquilo que come para construir e instruir seu corpo.

O terceiro fator é que boa parte do consumo calórico vem de alimentos ultraprocessados, sem vantagens nutricionais. Pelo menos 60% das calorias que os adultos consomem vêm de lixo industrializado que oferece uma fração mínima das necessidades funcionais das células.

Não é de admirar que façamos parte de uma cultura insaciável e estejamos nos enchendo de comida até morrer. O material industrializado e pobre de nutrientes que ingerimos não nos oferece o que precisamos receber, e com isso a profunda sabedoria de nossos corpos e microbiomas nos incentiva a consumir mais.

Comer principalmente alimentos de boa qualidade e naturais é essencial. Quando ingerimos alimentos ultraprocessados, que perderam os nutrientes importantes contidos em seus formatos integrais, acabamos com a possibilidade de as células receberem aquilo de que precisam. Por outro lado, quando nos alimentamos com comidas integrais e naturais, temos muito mais chance de oferecer coisas boas às células. E se nos alimentarmos de comidas cultivadas em solo saudável, vicejante, que não foi envenenado por pesticidas, teremos a maior chance possível de ingerir as moléculas necessárias para o melhor funcionamento das células com a menor quantidade possível de substâncias nocivas. Com isso, a fome que sentimos diminuirá sozinha, porque as necessidades das células serão saciadas.

É interessante observar que o "problema de compatibilidade", ou seja, de comer pensando nas necessidades das células, é dinâmico. Ou seja, os alimentos mais indicados podem mudar de acordo com a fase da vida ou até diariamente. Por exemplo, durante a segunda metade do ciclo menstrual (a fase lútea, pós-ovulação), as mulheres costumam ter mais resistência à insulina devido ao aumento do nível de progesterona, que pode estimular o estresse oxidativo nas mitocôndrias e a fabricação de peróxido de hidrogênio (um radical livre). Assim, durante a segunda metade do ciclo menstrual, aumentar o consumo de alimentos antioxidantes – e evitar comidas com alto índice glicêmico que possam exacerbar variações de glicose induzidas pela resistência à insulina – é uma intervenção alimentar dinâmica positiva. Durante a fase lútea, gosto de comer frutas vermelhas ricas em antioxidantes, vegetais crucíferos e temperos como cardamomo e cúrcuma, e aumento meu consumo de alimentos com baixo índice glicêmico, como verduras, oleaginosas, sementes, peixes, ovos e carnes vermelhas de animais criados no pasto.

Outro exemplo de mudanças de necessidade das células é a escassez de micronutrientes, entre os quais o zinco e o magnésio (ambos necessários para mais de 300 reações químicas no corpo), durante períodos de estresse psicológico. Pesquisadores acreditam que há vários motivos para isso, incluindo um aumento das exigências metabólicas, da excreção de micronutrientes ou do uso de antioxidantes durante esses momentos. Assim, oferecer ao corpo mais micronutrientes nutricionais em épocas mais estressantes pode inibir a disfunção celular e a propensão a doenças que vem junto com o estresse crônico.

Cada mordida é uma oportunidade, e não podemos desperdiçar nenhuma. O ideal é que cada alimento que ingerimos transmita para as células aquilo que desejamos que elas façam, o que nos leva ao próximo princípio.

PRINCÍPIO 3: A COMIDA É NOSSO MEIO DE COMUNICAÇÃO COM AS CÉLULAS

Pense na consciência e no livre-arbítrio como um general do Exército. As células são as tropas que defendem a integridade e a segurança da sua vida. Os alimentos são as mensagens que o general envia para motivar e orientar as tropas. A capacidade de sobrevivência do general – e das tropas – depende da qualidade e da clareza das mensagens. Para sobreviver, devemos falar de forma correta e clara.

Numa situação ideal, a comida envia às células mensagens claras sobre o que o corpo precisa receber para prosperar. Cada escolha e comportamento alimentar passa uma informação para o corpo. Exemplos de mensagens:

- A dos ácidos graxos ômega 3 (encontrados, por exemplo, em salmão, sardinhas, sementes de chia, nozes) para as células imunológicas: *Abaixem as armas. Estamos seguros por enquanto.*
- A dos vegetais crucíferos (como a couve-flor, o repolho, a couve-de-bruxelas e a couve) para o DNA: *Estamos num momento difícil e precisamos produzir mais defesas.*
- A da leucina (aminoácido essencial encontrado, por exemplo, em carne vermelha, carne de porco, iogurte, lentilhas e amêndoas) para os músculos: *Está na hora de construirmos uma base. Vamos lá.*
- A do magnésio (encontrado, por exemplo, em sementes de abóbora, sementes de chia, feijão, verduras e abacate) para os neurônios: *Relaxem!*
- A das fibras para o microbioma: *Eu te amo.*
- A do jejum intermitente: *Precisamos fazer uma limpeza geral.*
- A dos herbicidas sintéticos e pesticidas para as bactérias saudáveis do intestino: *Hora de morrer.*

Exemplo de comunicação clara com o corpo: tilacoides regulam a fome

Nas aulas de biologia do ensino médio aprendemos que os cloroplastos são as partes das plantas que geram energia a partir da luz do sol. Dentro dos cloroplastos, discos verdes chamados tilacoides funcionam como as engrenagens desse processo, e nós os ingerimos sempre que comemos verduras não processadas. Quando os tilacoides chegam ao intestino, inibem a atividade da lipase hormônio-sensível (LHS), enzima liberada pelo pâncreas para digerir gordura. A inibição da lipase diminui a velocidade da quebra da gordura e aumenta a sensação de saciedade. Os tilacoides também diminuem a fome ao estimular dois hormônios que promovem a saciedade: a colecistocinina (CCK) e o peptídeo semelhante a glucagon 1 (GLP-1). A quantidade de ambos aumenta muito quando as refeições têm muitos tilacoides. Os tilacoides comunicam ao corpo que você já comeu o suficiente, e isso reduz em grande parte nossa vontade de comer doces. São encontrados em espinafre cru, couve-de-folhas, salsa, rúcula, brócolis e espirulina.

Quando preparo minha vitamina pela manhã, seleciono um monte de ingredientes orgânicos pensando na conversa que quero ter com meu corpo naquele dia: segurança, força, saciedade e resiliência.

Mas, assim como em qualquer relacionamento, problemas de comunicação podem causar confusão e dificuldades.

PRINCÍPIO 4: A ÂNSIA POR COMIDA É A FORMA DE AS CÉLULAS AVISAREM QUE VOCÊ ESTÁ ENVIANDO MENSAGENS CONFUSAS

As origens da ânsia por comida é complexa: envolve mais de dez hormônios, várias regiões do cérebro e o microbioma. Talvez a maneira mais simples de encarar a questão seja pensando que o desejo de um alimento específico é um sinal de que sua dieta está confundindo suas células. Você conseguirá vencer a ânsia por comida quando usar suas escolhas alimentares para se comunicar com clareza com as células.

Muitos pacientes e pessoas com quem converso acham que não conseguirão abandonar o objeto da sua ânsia.

"É difícil demais."

"Não consigo parar de comer tal coisa!"

"*Prefiro perder cinco anos de vida a parar de comer _____ [insira alimento extremamente viciante]!*" Lamentavelmente, já escutei essa última inúmeras vezes.

Uma questão importante a ser compreendida para superar a ânsia por comida e criar uma sensação de liberdade total em relação à comida é a seguinte: se o corpo motiva você a ingerir alimentos específicos, é sinal de que as necessidades de suas células corporais ou do microbioma não estão sendo saciadas e elas estão recorrendo a outras ferramentas – como a secreção do hormônio da fome – para levar você a buscar avidamente por comida, na esperança de que coma algo que supra essa carência básica. Pense em si mesmo e no seu comportamento como um robô que obedece aos comandos das células e do microbioma.

Estamos produzindo Energia Ruim com os alimentos que ingerimos porque eles geram vícios, não suprem nossas necessidades nem saciam nosso corpo. Aprendemos no Capítulo 1 que a "supernutrição crônica" – isto é, comer demais – é o grande motivo pelo qual estamos debilitando nossas mitocôndrias, acumulando gordura intracelular e desenvolvendo resistência à insulina. Não há *força de vontade* que nos afaste da supernutrição crônica. Nossos impulsos e os sinais do microbioma são poderosos demais. A melhor chance que temos é nos alimentarmos de comidas de verdade, não processadas. Quando fazemos isso, acionamos os sensíveis mecanismos regulatórios do corpo que nos impedem de comer mais do que precisamos. Comer comida de verdade, não processada, também é mais prazeroso e nos impede de desejar outros tipos de alimento – e nem precisamos nos esforçar para isso. Passei boa parte da infância e da residência sendo controlada por ânsia por comida, a ponto de não conseguir sair de casa sem doces na bolsa, em especial chocolates. Quando aprendi a simplesmente oferecer mais alimentos não processados ao meu corpo, perdi essa ânsia, que antes parecia fazer parte da minha identidade.

Quando penso nos piores exemplos de comidas que confundem nossas células, a frutose me vem à mente. A frutose líquida entrou em cena nos anos 1970 e mudou completamente a relação entre o ser humano e o açúcar, fazendo com que o consumo de frutose adicionada passasse de 6 gramas para 33 gramas por dia – volume cinco vezes maior. Ao entrar no corpo em grandes quantidades, a frutose esgota os níveis de ATP nas células, diminuindo a energia celular disponível. Seu metabolismo gera ácido úrico, que causa estresse oxidativo e disfunção mitocondrial. Para a célula, a queda rápida na quantidade de ATP e a baixa energia celular sinalizam fome, induzindo um apetite intenso e nos fazendo ingerir mais açúcar, na esperança de aumentar os níveis de ATP na célula. Ao mesmo tempo, para combater a aparente fome, a disfunção mitocondrial induzida pelo ácido úrico faz com que o açúcar seja armazenado como gordura. A frutose diz às células (e, por tabela, ao corpo): *Você está com fome e se preparando para hibernar. Coma o máximo possível e guarde tudo!*

Muitos animais tentam armazenar o máximo de gordura possível antes do inverno, quando o suprimento de comida diminui. Para isso, devoram frutas maduras, ricas em frutose. O pico curto de glicose causado pelo consumo da frutose no outono os estimula a buscar alimentos e até aumenta a violência e a agressividade. Para o animal, essa época de se empanturrar de frutas é uma questão de vida ou morte, e o fluxo de frutose liga o interruptor de sobrevivência (conceito cunhado pelo Dr. Rick Johnson, autor de *Nature Wants Us to Be Fat* – A natureza quer que sejamos gordos), que transforma o metabolismo e o comportamento. Entretanto, agora que podemos consumir o xarope de milho rico em frutose ultraconcentrado a qualquer momento, nosso interruptor de sobrevivência é usado contra nós para nos transformar em viciados em comida agressivos, nos preparando para uma hibernação que nunca acontece.

A indústria alimentícia também dominou a ciência dos picos de glicose para tornar os alimentos mais viciantes. Pesquisas mostram que a ânsia por comida costuma surgir após um pico de glicose seguido por uma queda (hipoglicemia reativa), sobre a qual aprendemos no Capítulo 4. Quando você entope o corpo de açúcar – por exemplo, ao ingerir alimentos com carboidratos refinados ou com açúcar adicionado –, o corpo libera uma onda de insulina para ajudar a tirar toda essa glicose da corrente sanguínea. Isso pode causar uma queda vertiginosa na glicose, levando-a até a ficar abaixo dos parâmetros pré-refeição. Já foi observado que em geral é nesse momento de baixa glicemia – ou hipoglicemia – que as pessoas desejam fazer lanchinhos cheios de carboidratos, e é possível prever que, entre duas e três horas após a glicose cair abaixo dos parâmetros pré-refeição, há um aumento da fome e uma ingestão calórica maior na refeição seguinte e no período de 24 horas subsequente. A decisão de ingerir alimentos que causem picos (e quedas) de glicose faz com que o corpo fique confuso e entre em pânico, procurando alimentos para se estabilizar. Para fugir desse ciclo devemos evitar o pico de glicose. Para estabilizar a glicose, podemos seguir estratégias simples que serão explicadas no próximo capítulo. Vale observar que muitas pessoas que acreditam sofrer de "hipoglicemia" acabam descobrindo com a ajuda do MCG que seu problema na verdade são picos *elevadíssimos* de glicose seguidos por hipoglicemia reativa. A solução, portanto, é estabilizar a glicose, aprender a se alimentar de forma a evitar grandes variações e aumentar a flexibilidade do metabolismo.

Num fascinante estudo sobre fome liderado pelo Dr. Kevin Hall e publicado no periódico *Cell* em 2021, pesquisadores internaram 20 participantes com peso estável em uma clínica dos NIH por um mês inteiro. Lá eles se alimentaram apenas das refeições oferecidas pela equipe da pesquisa, sem poder sair do local. Nas primeiras duas semanas, puderam ingerir quantidades ilimitadas de alimentos ultraprocessados. A dieta consistia em clássicos americanos, como cereais matinais, pães, iogurte industrializado, muffins doces e salgados, margarina, massas industrializadas, limonada diet, cookies de aveia e passas, pão de forma branco, molhos industrializados, milho enlatado, achocolatado com baixo teor de gordura, embutidos, tortillas, picles industrializado, maionese, biscoitos doces e recheados, suco de laranja, batatas fritas, cheeseburguers com queijo amarelo, ketchup, bacon, nuggets de frango, bisnagas, biscoitos de água e sal, salsichas, burritos, torradas, etc.

Nas duas semanas seguintes os participantes puderam comer quantidades ilimitadas de alimentos não processados, como ovos mexidos e omeletes, legumes assados ou preparados no vapor, arroz, oleaginosas, frutas, mingau de aveia com frutas vermelhas e amêndoas, salada de frango, molhos caseiros, batatas-doces assadas, iogurte grego sem açúcar e com frutas, camarão, salmão, peito de frango e carne assada.

Os pesquisadores pesavam cada migalha de comida abandonada nos pratos, então sabiam a quantidade exata que cada participante ingeria. E, por incrível que pareça, os participantes comeram mais de 500 calorias *a menos* por dia nas duas semanas em que consumiram alimentos não processados, somando cerca de 7 mil calorias a menos em apenas duas semanas. Em média, eles emagreceram cerca de um quilo durante o período dos alimentos não processados e engordaram um durante o período de ultraprocessados. E, como seria de esperar, os hormônios de saciedade apresentaram níveis bem distintos em cada etapa, com os alimentos naturais gerando mais saciedade e menos fome. Assim, nos mesmos corpos, os dois tipos de alimento (não processados e processados) transmitiram mensagens opostas: um fazia o corpo se confundir e achar que precisava de mais comida do que o necessário, e outro o saciava por completo. Claramente, a ingestão de ultraprocessados estimula o ganho de peso e a alimentação excessiva, mas foi necessário trancar indivíduos num ambiente quase prisional nos NIH para provar que alimentos industrializados aumentam a fome, nos fazem comer mais e engordam.

Em *The End of Craving* (O fim da ânsia por comida), Mark Schatzker argumenta que nosso desejo insaciável de comida vem de uma característica especial dos alimentos processados chamada "recompensa variável". O corpo – que se prepara para a digestão desde o momento em que olha e sente o gosto de um alimento, prevendo quais nutrientes chegarão ao seu trato gastrointestinal – não consegue ter certeza dos nutrientes que receberá de alimentos artificiais ultraprocessados. Para o corpo, essas comidas são uma aposta nutricional. Num dia, é Coca Zero; em outro, é Coca normal – só que as duas têm o mesmo gosto, e, assim como em qualquer aposta, a recompensa variável nos motiva a seguir acionando nossa principal via de motivação: a dopamina. Alimentos ultraprocessados impedem o corpo de prever exatamente as informações nutricionais que receberá, fazendo com que continuemos desejando mais. Por outro lado, comer alimentos naturais em horários minimamente regulares faz o sistema funcionar de forma equilibrada.

A indústria alimentícia usa a ciência das ânsias por comida para tornar a comida mais viciante, estudando rigorosamente de que maneira combinações específicas de ultraprocessados levam os consumidores ao seu "ponto de êxtase", motivando-os a desejar mais. Seria ingenuidade nossa não perceber que a comida é utilizada deliberadamente para confundir nosso corpo de forma sofisticada. Nos Estados Unidos, mais de 21 milhões de pessoas são empregadas pela indústria alimentícia, e esse mercado foi feito para crescer, e crescimento significa mais ânsia por comida e vício em alimentos processados.

A beleza de seguir uma dieta de alimentos não processados e integrais é que temos grande chance de ingerir uma grande variedade de nutrientes que saciam as necessidades das células do corpo e do microbioma e, portanto, diminuem a ânsia por comida. Ao fazer isso, você deixará de sentir aquele desejo de uma comida específica e aprenderá a apreciar e amar alimentos que fazem bem a seu corpo.

O melhor conselho que posso oferecer a quem deseja transformar a própria saúde é: encontre um jeito – *qualquer* jeito – de seguir uma dieta estrita de alimentos não processados e orgânicos por apenas um ou dois meses. Garanto que, ao final desse período, suas preferências terão mudado e sua ânsia terá ido embora.

PRINCÍPIO 5: IGNORE FILOSOFIAS ALIMENTARES E SE CONCENTRE EM ALIMENTOS NÃO PROCESSADOS

A controvérsia das dietas é uma farsa.

Conheço pessoas brilhantes, trabalhadoras e com muito estudo que acreditam em ideologias opostas sobre nutrição. Um grupo acha que dietas com baixo teor de gordura e alto teor de carboidratos são as únicas que geram Energia Boa, enquanto outro acha que dietas com alto teor de gordura e baixo teor de carboidratos são o melhor caminho. Ambos os grupos têm dados que mostram que suas dietas reduzem a gordura no fígado (um marcador importante da sensibilidade à insulina), emagrecem, diminuem os triglicerídeos, melhoram a sensibilidade à insulina e reduzem a inflamação. E ambos estão certos. O meio-termo é a dieta mediterrânea, que também é apoiada por inúmeros trabalhos científicos que defendem uma alimentação mais onívora. Todas essas dietas podem melhorar a saúde porque *todas* privilegiam alimentos não processados e integrais, que oferecem às células o necessário para funcionar bem e acionam mecanismos de saciedade para não comermos em excesso.

Inúmeros posts de Instagram e blogs de profissionais de saúde veganos criticam carnívoros por destruir o planeta. Do outro lado, o ódio dos que defendem a dieta cetogênica e a dieta carnívora a veganos produz algumas das coisas mais cruéis que já vi na internet. Ambos os lados estão errados em seus ataques e corretos em suas decisões alimentares. Conheço atletas de elite veganos e carnívoros, todos extremamente bem-sucedidos, com níveis baixos de insulina, glicose, triglicerídeos e gordura abdominal.

Sinto-me grata por fazer parte desses dois mundos. Sei que ambos os movimentos têm seu mérito e são defendidos por pessoas que acompanham a ciência com motivação. E não estou ficando em cima do muro. Porque a verdade é que a dieta certa para todos é uma só: alimentos não processados, limpos e naturais – num padrão que nos mantenha cheios de energia, livres de sintomas e com biomarcadores nos níveis ideais.

Mas como diferentes padrões alimentares naturais "geram" Energia Boa? Acontece que a supernutrição crônica e a disfunção mitocondrial entopem as células de gordura e produzem Energia Ruim. Quando paramos de comer em excesso, a célula funciona com os substratos que encontra, seja glicose ou gordura, ou uma mistura das duas coisas. Se você comer alimentos naturais, repletos de nutrientes, vindos de um solo saudável, seus mecanismos de saciedade funcionarão muitíssimo bem (como acontece com qualquer espécie animal que *não* tem doenças metabólicas porque *não* come ultraprocessados) e provavelmente não comerá em excesso. Portanto, o corpo processará a energia de que precisa e as células não ficarão cheias de gordura e resistentes à insulina.

Deixe de lado o nome da dieta e comece a encarar a comida como informação molecular. O segredo é entender quais informações estão na comida, quanto dela é absorvido e se ela deixa as células "felizes".

O importante é entender que o corpo pode alcançar resultados semelhantes com informações diferentes por meio de mecanismos redundantes – isto é, você pode seguir uma dieta baseada em vegetais, sem processados, de fontes sustentáveis *ou* uma dieta carnívora, e ainda assim oferecer as mesmas informações moleculares para suas células. A seguir explico como oferecer vários nutrientes fundamentais, encontrados em fontes alimentares muito distintas, para suas células.

Várias formas de dar às células o que elas precisam receber dos alimentos: butirato, EPA/DHA e vitamina C

Butirato

O butirato é uma molécula sinalizadora importante, que age como um regulador positivo da função mitocondrial. Níveis mais elevados de butirato reduzem o risco de depressão e obesidade, dois estados associados à disfunção mitocondrial. O butirato é um AGCC produzido quando bactérias fermentam fibras no aparelho digestivo, que então são absorvidas por células da mucosa intestinal e entram na circulação sanguínea. A produção de butirato é um dos grandes motivos pelos quais dietas com alto teor de fibras são consideradas tão benéficas. Muitas vezes as dietas cetogênicas são criticadas devido à falta de fibras. No entanto, pessoas que seguem esse plano alimentar podem se beneficiar com o butirato ao produzi-lo *por conta própria* em suas células, sem depender do microbioma. Quando o corpo é privado de carboidratos, o fígado produz uma substância chamada beta-hidroxibutirato, que é quase idêntica ao butirato formado pelas bactérias intestinais, porém com o acréscimo de um átomo de oxigênio, criando uma via diferente para oferecer as mesmas vantagens da Energia Boa às células. Dietas ricas em fibras podem produzir cerca de 50 gramas de butirato por dia no intestino. A dieta cetogênica produz uma quantidade semelhante ou até mais. Ao longo da evolução humana, as culturas se desenvolveram ingerindo mais de 100 gramas de fibras por dia através do forrageamento (como a tribo hazda, da Tanzânia, formada por caçadores-coletores modernos), enquanto outras seguiam uma dieta principalmente carnívora, consumindo leite e carne, com poucas fibras (como a tribo maasai, no Quênia). Imagino que os povos dessas duas culturas tenham butirato suficiente em suas células, embora o consigam por duas vias fisiológicas distintas.

EPA/DHA

Um dos motivos pelos quais as pessoas evitam dietas veganas é a falta dos importantes ácidos ômega 3 eicosapentaenoico (EPA) e docosa-hexaenoico (DHA), amplamente encontrados em fontes animais (embora também estejam presentes em algas). O ômega 3 tem papéis metabólicos importantes na sinalização de mitocôndrias e na redução da inflamação crônica. O ômega 3 mais encontrado em plantas é o ácido alfa-linolênico (ALA), que precisa passar por um processo de conversão de várias etapas para se transformar nos imprescindíveis EPA e DHA. Muitas pessoas citam a "ineficácia" dessa conversão como uma das principais críticas a dietas baseadas em plantas. Mas precisamos nos aprofundar na questão e analisar a biologia antes de chegar a essa conclusão. Três máquinas celulares de proteína (enzimas) processam o ALA para produzir EPA e DHA. São elas: delta-6-desaturase, elongase e delta-5-desaturase. Essas enzimas, para funcionar de maneira adequada, precisam de vários micronutrientes, entre os quais as vitaminas B_2, B_3, B_5, B_6, B_7 e C, além do zinco e do magnésio. Nos Estados Unidos, 92% das pessoas têm deficiência de pelo menos um micronutriente essencial, provavelmente devido à nossa dieta rica em alimentos ultraprocessados, ao solo pobre em nutrientes e à saúde intestinal debilitada. Se você tiver deficiência de algum desses micronutrientes, provavelmente não conseguirá converter ALA em EPA/DHA com eficiência, mas será capaz se tiver boas quantidades de micronutrientes. Além disso, o ômega 6 usa as *mesmas* enzimas para se converter em suas versões derivadas. A conversão acontece em várias etapas, indo do ácido linolênico para o ácido araquidônico (uma inversão do ômega 3 que gera substâncias inflamatórias). Então, se você é uma pessoa típica, que ingere 20 vezes mais ômega 6 do que se ingeria no passado – por consumir óleos vegetais processados e alimentos industrializados –, está prejudicando sua capacidade de converter ALA em EPA/DHA ao impedir o acesso a essas enzimas.

Dietas muito diferentes, quando seguidas de forma razoável, podem gerar os resultados positivos que desejamos, o que mostra por que temos pessoas saudáveis e sem inflamações em grupos alimentares opostos: um que prefere comidas integrais à base de vegetais e outro mais carnívoro.

Vitamina C

A vitamina C é um micronutriente essencial que, entre muitas outras funções, reduz o estresse oxidativo na célula. Veganos absorvem vitamina C de vários vegetais coloridos, como pimentões, tomates e frutas cítricas. Pessoas mais carnívoras as obtêm ao ingerir vísceras – especificamente fígado, uma das poucas fontes animais de vitamina C. Ambas funcionam da mesma maneira.

Foque na biologia das células, e não em dogmas de dietas. Concentre sua energia em encontrar e ingerir alimentos não processados, cultivados em solo saudável. Sua saúde melhorará muito. Simples *assim*.

Dito isso, uma coisa é *conhecer* os princípios da alimentação saudável e outra, totalmente diferente, é *segui-los* todo santo dia. Isso nos leva ao Princípio 6.

PRINCÍPIO 6: ALIMENTAÇÃO CONSCIENTE – TENHA FASCÍNIO PELA COMIDA

Se fosse fácil adotar uma dieta orgânica, sem processados, no século XXI, todos nós só comeríamos comidas saudáveis o tempo todo. Mas não é, e precisamos fazer um esforço consciente diário para nadar contra a maré e consistentemente tomar decisões alimentares saudáveis. Eu me apoio no fascínio e na curiosidade que tenho a respeito da comida para valorizar seu impacto na minha vida e me inspirar a tomar as decisões mais saudáveis possíveis. A seguir listo alguns pontos que me fazem refletir enquanto aprecio a milagrosa interação entre alimento e corpo.

Reflito sobre como toda energia armazenada nas ligações celulares das plantas de que me alimento eram originalmente energia de fótons que saíram do Sol, atravessaram o espaço sideral e foram absorvidos pelo cloroplasto de uma planta, transformados em glicose e ingeridos por um animal que eu posso comer. Os cloroplastos das plantas são muito parecidos com as mitocôndrias dos humanos. As mitocôndrias convertem a glicose formada nas plantas pelo sol em ATP que uso para dar energia à minha vida e à minha capacidade de pensar e amar. Quando eu por fim morrer e voltar para a terra, será, de preferência, num enterro ecológico como o de minha mãe. Meu corpo será colocado diretamente no solo para ser decomposto por minhocas, fungos e bactérias. Com isso, voltará para o ecossistema e os blocos de construção do meu corpo ajudarão no crescimento de novas plantas, que converterão mais energia do Sol em glicose, num ciclo infinito de transformação mística.

Reflito sobre como as mitocôndrias que processam a energia de alimentos para dar força a nossos tecidos são totalmente herdadas de nossa mãe, transmitidas ao longo de milênios numa progressão infinita. As mitocôndrias do esperma derretem durante a fertilização do óvulo, ao passo que as mitocôndrias de nossa mãe persistem e criam toda a energia de que precisamos para fazer *tudo*.

Reflito sobre as mitocôndrias, que surgiram como bactérias até serem absorvidas por células mais complexas, trabalhando em parceria para produzir um ente ainda mais poderoso. Quando penso na minha mãe com tranquilidade, visualizo essa linhagem ininterrupta ao longo de milhões de anos e a engrenagem celular dela vivendo em mim dessa maneira espetacular.

Ela e todas as mulheres que a precederam em nossa linhagem vivem em mim enquanto digito estas palavras. Não quero prejudicar essa dádiva com decisões alimentares ruins. A vida moderna é uma afronta às mitocôndrias, portanto é uma afronta aos nossos ancestrais e à nossa mãe, uma afronta à força criativa e geradora da feminilidade dentro de todos nós, e uma afronta à nossa força vital. É uma afronta ao fluxo milagroso de energia cósmica que chega do Sol, passa pelo solo e pelas plantas, pelas bactérias do meu intestino e pelas mitocôndrias das minhas células, criando a energia que alimenta minha consciência e minha *existência*, o que, estatisticamente falando, é algo praticamente impossível. Em respeito a tudo isso, preciso me defender. E faço isso escolhendo cuidadosamente os alimentos que compro, preparo e como.

Reflito sobre o fato de uma simples colher de chá de solo saudável ter mais organismos vivos do que o número de pessoas no planeta, e todas essas bacteriazinhas, nematódeos e fungos trabalham em tempo integral para converter o ar, a água, a luz do sol, o solo e as sementes em tudo de que os seres humanos precisam para sobreviver e ser felizes. Penso em como assassinamos a força vital do solo com pesticidas e a agroindústria, mas que há um movimento incrível, promissor, de defensores da agricultura regenerativa lutando para trazer de volta essa vida, porque nossa existência – e a biodiversidade que permite essa existência – depende disso.

Reflito sobre a natureza do intestino. Sob certo ponto de vista, ele é apenas uma mucosa em formato de tubo. Sob outro, ele é a interface entre o cosmos (isto é, tudo no universo) e "nós mesmos". Assim como em qualquer relacionamento, limites mal definidos produzem resultados tóxicos. Nenhum limite – físico ou psicológico – é mais importante que sua mucosa intestinal. Trabalhei muito meus limites pessoais na terapia e tenho certeza de que limites emocionais saudáveis – como deixar bem claro aquilo que você aceita ou não em sua vida – são a base de um relacionamento funcional. A mucosa é o limite entre você e tudo que existe no universo e que pode inundar e sobrecarregar seu corpo e gerar inflamações incessantes. Quando nos cuidamos e fortalecemos a mucosa intestinal com alimentos saudáveis, reforçamos esse limite essencial e evitamos a síndrome do intestino permeável. Com isso, passamos a ser mais seletivos sobre o que desejamos absorver do universo num nível material.

Reflito sobre o fato de muitos problemas da sociedade – como a violência, os transtornos mentais, os problemas de desenvolvimento e as dores – começarem nos seres humanos, e os seres humanos são formados por células que se tornam disfuncionais em grande parte devido ao estresse oxidativo, à disfunção mitocondrial e à inflamação crônica. O fato de a comida combater esses problemas é um grande milagre da vida. Não conseguiremos ter uma sociedade saudável sem humanos funcionais. Não conseguiremos ter humanos funcionais sem células funcionais. E não podemos ter células funcionais com disfunção mitocondrial, estresse oxidativo, inflamação crônica e problemas celulares e hormonais devido à presença de substâncias tóxicas em nossos alimentos. Para isso, precisamos ingerir alimentos nutritivos e não processados, cultivados em solo fértil e saudável. Muitos de nós são viciados em alimentos processados, mas temos dificuldade em abandoná-los, porque não sabemos o que nos espera do outro lado. O que nos espera é a experiência extremamente positiva de aproveitar ao máximo a única vida que temos.

Fazer uma pausa antes de comer para pensar sobre esses conceitos, expressar gratidão pelos alimentos e mastigar devagar são formas de reforçar esses conceitos. Com fascínio e apreço pela magia dos alimentos, acho muito mais fácil tomar decisões saudáveis. E, com isso, a próxima pergunta óbvia é: o que devemos e o que não devemos comer?

> **RESUMO: OS SEIS PRINCÍPIOS DA ALIMENTAÇÃO PARA GERAR ENERGIA BOA**
>
> Princípio 1: A comida determina a estrutura e o funcionamento das células e do microbioma
>
> Princípio 2: Comer é o processo de suprir necessidades celulares com informações que entram pela boca
>
> Princípio 3: A comida é nosso meio de comunicação com as células
>
> Princípio 4: A ânsia por comida é a forma de as células avisarem que você está enviando mensagens confusas
>
> Princípio 5: Ignore filosofias alimentares e se concentre em alimentos não processados
>
> Princípio 6: Alimentação consciente – tenha fascínio pela comida

6

Como planejar uma refeição para gerar Energia Boa

Na Faculdade de Medicina de Stanford não fiz nenhuma disciplina dedicada à nutrição. Na verdade, 80% das faculdades de medicina não exigem que os alunos estudem o assunto, embora as doenças causadas pela má alimentação estejam dizimando nossa população.

Vez ou outra eu me deparava com referências a pesquisas sobre nutrição, mas a principal mensagem transmitida era que "nutrição é uma coisa complicada" e que os achados muitas vezes se contradizem. Por exemplo, alguns estudos mostram que carne vermelha causa doenças cardiovasculares, enquanto outros mostram que as previne. Alguns estudos mostram que açúcar causa obesidade, enquanto outros concluem que não causa. E alguns estudos mostram que dietas com baixo teor de carboidratos são melhores, enquanto outros defendem que dietas com baixo teor de gordura são melhores.

Só depois de abandonar a medicina tradicional descobri que muitos desses estudos são patrocinados pela indústria alimentícia, que investe 11 vezes mais em pesquisas nutricionais do que os NIH. Assim, é mais que natural que o dinheiro influencie os resultados: 82% dos estudos independentes comprovam os malefícios de bebidas açucaradas, mas 93% dos estudos patrocinados pela indústria defendem o contrário. Pesquisas bancadas pela indústria alimentícia têm seis vezes mais chance de divulgar resultados favoráveis sobre o alimento que é objeto de estudo.

A situação piora quando as autoridades usam essas pesquisas tendenciosas. Elas determinam diretrizes alimentares, merendas escolares e decisões sobre subsídios. Cerca de 95% dos acadêmicos no painel do Departamento de Agricultura dos Estados Unidos que criou o Guia Nutricional para Americanos tinham conflitos de interesses por estarem ligados a empresas alimentícias. Devido à influência da indústria, as diretrizes atuais determinam que 10% da dieta de uma criança podem ser compostos de açúcar *refinado adicionado*, sendo que essa porcentagem deveria ser próxima de zero.

Em 2022, um dos principais estudos nutricionais dos Estados Unidos (patrocinado em conjunto pelos NIH, pela Escola de Ciência e Política de Nutrição Gerald J. e Dorothy R. Friedman da Universidade Tufts, e por fabricantes de ultraprocessados) determinou que o cereal açucarado Lucky Charms era bem mais saudável do que alimentos naturais como carne de carneiro ou carne moída. E 70 marcas de cereais produzidos pelas empresas General Mills, Kellogg's e Post tiveram uma classificação duas vezes mais alta que ovos. Seria engraçado, se o objetivo declarado do estudo não fosse impactar o "marketing voltado para crianças".

Nenhuma espécie de animal selvagem tem grande parte de sua população sofrendo de doenças metabólicas, assim como os próprios seres humanos não tinham esse problema até 75 anos atrás. De algum jeito, animais que se viram sozinhos – e não são confundidos pelas orientações de "especialistas" – sabem o que fazer. Segundo a base de dados PubMed, 45.668 estudos de nutrição revisados por pares foram conduzidos entre 2020 e 2022.

Acredito que seríamos mais saudáveis, felizes e prósperos se substituíssemos todos esses estudos por diretrizes simples que podem transformar a saúde de qualquer pessoa. Coma o seguinte:

- Frutas orgânicas (de preferência, vindas de fazendas que pratiquem a agricultura regenerativa), não refinadas ou minimamente refinadas
- Verduras e legumes orgânicos (de preferência, vindos de fazendas que pratiquem a agricultura regenerativa), não refinados ou minimamente refinados
- Nozes e sementes orgânicas (de preferência, vindas de fazendas que pratiquem a agricultura regenerativa), não refinadas ou minimamente refinadas

- Feijões e legumes orgânicos (de preferência, vindos de fazendas que pratiquem a agricultura regenerativa), não refinados ou minimamente refinados
- Carnes e miúdos de animais criados livres, orgânicos, alimentados apenas no pasto, como carneiro, vaca, porco, cordeiro
- Aves e ovos de aves criadas livres, criadas com alimentos orgânicos, caipiras
- Laticínios de animais criados livres, orgânicos, alimentados apenas no pasto, de preferência tipo A2, como leite, queijos, iogurte e kefir
- Peixes selvagens, ricos em ômega 3, pescados com vara e pequenos, como cavala, sardinha, anchova e salmão
- Ervas e temperos orgânicos, não refinados ou minimamente refinados
- Condimentos orgânicos minimamente refinados, como vinagre, mostarda e pimenta
- Alimentos fermentados orgânicos (de preferência, de lugares que pratiquem a agricultura regenerativa), minimamente refinados, como chucrute, kimchi, iogurte, natto, tempeh, tofu e kefir
- Água tratada por osmose reversa ou por filtro de carvão ativado ou de barro

ÁGUA

A água compõe 90% do sangue, e água limpa e potável é imprescindível para a saúde. Infelizmente, porém, não vamos consegui-la na bica. Onde eu moro, a água tem 820 vezes mais arsênico do que a quantidade recomendada como segura. Sugiro que você invista num purificador por osmose reversa ou num filtro de barro ou de carvão ativado de alta eficiência para ter certeza de que sua água é potável. No mercado existem filtros baratos que reduzem o gosto e o odor de cloro, mas não são tão eficazes para remover outros contaminantes, como metais pesados, bactérias e substâncias nocivas.

A hidratação adequada com água limpa é fundamental para nos tornarmos metabolicamente saudáveis e prevenir a obesidade. De acordo com o Dr. Richard Johnson, professor de medicina da Universidade do Colorado e autor do incrível livro *Nature Wants Us to Be Fat*, até "uma leve desidratação estimula a obesidade". O curioso é que uma das maneiras de armazenarmos a chamada "água metabólica", que pode ser liberada em momentos de escassez, é pela produção de gordura. É mais ou menos o que acontece com os camelos: eles sobrevivem no deserto sem beber água com frequência em parte porque armazenam água nas células de gordura da corcova.

A maneira como a desidratação causa obesidade é uma das histórias mais fascinantes da medicina. A desidratação ativa um processo no cérebro chamado via dos polióis, que estimulam o corpo a fabricar frutose. A frutose produzida pelo corpo tem duas funções: estimular um hormônio chamado vasopressina, que prejudica a função mitocondrial. Ela faz os rins reterem água e nos estimula a produzir gordura – que preenche nossas células. Com isso, podemos armazenar a "água metabólica" dentro da gordura. De acordo com o Dr. Johnson, "obesos têm 10 vezes mais chance de estar desidratados do que pessoas mais magras". Um estudo alemão mostrou que beber apenas um copo a mais de água por dia reduzia em 30% o risco de crianças apresentarem sobrepeso.

Corte alimentos processados e ultraprocessados da sua dieta, sobretudo os que contêm qualquer tipo de:

- Açúcares refinados
- Grãos refinados
- Óleos refinados de origem vegetal ou de sementes

UMA PALAVRINHA SOBRE GRÃOS

Você deve ter notado a ausência de grãos não processados na lista dos alimentos recomendados. Não vejo grande vantagem em acrescentar grãos em qualquer formato à dieta. São alimentos relativamente modernos e oferecem certo teor de vitaminas, minerais e fibras, porém bem menos que outras opções na lista. Por exemplo, 1 xícara de quinoa cozida tem 5 gramas de fibra, 34 carboidratos líquidos (quantidade total de carboidratos digeríveis em um produto alimentar ou refeição), 8 gramas de proteína e 160 miligramas de ômega 3 – enquanto apenas 2 colheres de sopa de sementes de manjericão têm 15 gramas de fibra (o triplo da quinoa), nenhum carboidrato líquido (o que significa quase zero elevação da glicose), 5 gramas de proteína e 2.860 miligramas de ômega 3 (17 vezes mais que a quinoa). Considerando que 93% dos adultos têm problemas de metabolismo, vale a pena evitar alimentos com predominância de carboidratos e poucas substâncias protetoras. Por mais que estejamos atentos, viver no mundo moderno significa comprometer a mucosa intestinal em algum grau. Parte das proteínas concentradas nos grãos modernos pode contribuir para a síndrome do intestino permeável, independentemente do seu nível de sensibilidade. Some-se a isso o fato de que a maior parte dos grãos está coberta de pesticidas tóxicos.

CONVENCIONAL, ORGÂNICO, CULTURA REGENERATIVA: O QUE SIGNIFICAM ESSAS PALAVRAS?

Alimentos produzidos de forma convencional:

Os alimentos produzidos de forma convencional compõem a grande maioria do que é vendido. Convencional, aqui, é um termo que se opõe a produtos orgânicos. A agricultura convencional usa mais de 400 mil toneladas de pesticidas por ano só nos Estados Unidos, muitos dos quais são reconhecidamente nocivos às células do corpo e do microbioma, além de serem associados a obesidade, câncer, transtornos do desenvolvimento psicológico, etc. A Organização Mundial da Saúde (OMS) já declarou com todas as letras que o glifosato, principal ingrediente do pesticida mais usado no mundo, danifica o DNA e provavelmente é cancerígeno. A agricultura convencional pratica a monocultura, o processo de plantar a mesma safra repetidas vezes na mesma terra – o que elimina ingredientes fundamentais do solo – e não usa culturas de cobertura, que costumam ser plantadas para proteger o solo entre cultivos e restaurar seus nutrientes. Sem cultivos de cobertura, o solo aquece demais e perde água, tornando-se um barro sem vida em vez de uma terra vicejante.

Além disso, substituímos a renovação natural do solo com cultivos de cobertura e fertilizantes naturais – como esterco e compostagem – por fertilizantes sintéticos, derivados de combustíveis fósseis. Para fabricá-los, são necessárias grandes quantidades de gás natural e carvão, e pesquisas mostram que a longo prazo a monocultura gera "doença do solo" e redução da diversidade de bactérias no terreno. A agricultura convencional também usa aragem mecanizada, processo agressivo de revirar e agitar o solo que mata o frágil ecossistema de microrganismos, o qual permite que os alimentos sejam tão ricos em nutrientes e resilientes quanto possível. O solo convencional tem pouca vida microbiana, o que causa a exaustão da sua camada superior, o escoamento de água e o envenenamento ambiental com substâncias tóxicas que criam desastres ambientais, como a zona morta do tamanho de Nova Jersey no golfo do México, onde desagua o rio Mississippi.

Animais criados de forma convencional são sujeitados a confinamentos e dietas apenas de grãos cheias de pesticidas, que aumentam a proporção de ômega 6. A falta de uma dieta diversificada, aliada ao fato de que o animal pouco pode se movimentar, cria condições precárias, que causam infecções generalizadas, a ponto de 70% dos antibióticos nos Estados Unidos serem usados em animais criados de forma convencional. O mais chocante é que 70% da soja e quase 50% do milho cultivados de forma convencional nos Estados Unidos são usados para alimentar animais, em um ciclo que primeiro prejudica o solo, depois adoece os animais – ao enchê-los de ômega 6 – e por fim adoece os humanos que se alimentam desses animais.

Evite alimentos cultivados de forma convencional a todo custo: eles fazem mal ao solo, ao meio ambiente, às nossas reservas de água, ao bem-estar do agricultor, à biodiversidade global e ao seu microbioma e à sua saúde celular. Comer alimentos não orgânicos ou que não sejam de agricultura regenerativa é financiar uma atividade econômica que destrói o meio ambiente e faz uso extensivo de combustíveis fósseis.

Alimentos orgânicos:

Agricultura orgânica se refere ao cumprimento de um conjunto rígido de regras supervisionadas pelo governo federal que restringem o uso da maioria dos fertilizantes e pesticidas sintéticos (no Brasil, o Ministério da Agricultura lançou o ProOrgânico – Programa de Desenvolvimento da Agricultura Orgânica). No entanto, ser orgânico não significa que o fazendeiro seja obrigado a usar práticas de cultivo com foco na regeneração do solo, mantê-lo fértil e biodiverso. Alimentos orgânicos são uma opção muito melhor se comparados com produtos agrícolas convencionais porque minimizam o uso de algumas das substâncias mais tóxicas no solo e na plantação.

A carne e os laticínios orgânicos vêm de animais que não ingeriram alimentos com pesticidas sintéticos, mas isso não significa que o animal se alimentava de forma natural. Ele pode ser alimentado apenas com grãos orgânicos (como milho e soja), que são ricos em ômega 6 e promovem a disfunção metabólica do animal. Em relação a carne e laticínios, os melhores rótulos são os que dizem "orgânico" e "criado livre" ou "alimentado no pasto", pois isso significa que o animal tinha uma dieta natural livre de pesticidas, como capim, e liberdade para se movimentar.

Alimentos produzidos em culturas regenerativas:
As práticas da agricultura regenerativa focam na saúde do solo e na biodiversidade, usando rotação de culturas diversas, evitando pesticidas e fertilizantes sintéticos, minimizando o arado e adotando práticas de compostagem, entre outras. Alimentos cultivados de forma regenerativa aumentam a quantidade de micróbios no solo, enriquecem a terra com nutrientes, melhoram a bacia hidrográfica da região e usam menos água. Os animais são incorporados ao ecossistema da agricultura regenerativa, vagando livres pelos campos e pomares, revirando o solo de forma natural e delicada ao pastar. Assim, enchem e regeneram o solo com nutrientes e biodiversidade das fezes e da urina. A agricultura regenerativa gera água e ar mais limpos, usa 30% menos água (pois o solo poroso saudável consegue armazenar e reter mais água), produz alimentos repletos de nutrientes e permite maior captura de carbono no solo por meio do aumento do sistema de raízes. (Os sistemas de raízes crescem à medida que retiram o carbono do ambiente para produzir tecidos vegetais.)

Animais criados de forma regenerativa têm níveis muito mais elevados de ômega 3 e seu leite tem seis vezes mais antioxidantes e fitonutrientes do que o leite convencional. (Esses nutrientes são indetectáveis no leite de vacas convencionais.) Os animais não recebem antibióticos rotineiramente (a menos que tenham uma doença grave), pois são saudáveis, por conseguirem se mover, comer e socializar com liberdade.

Algumas pessoas argumentam que a agricultura convencional é mais barata e eficiente do que a regenerativa, portanto é necessária para alimentar nossa população em grande escala. Esse argumento é limitado, focado em ganhos a curtíssimo prazo, que só são possíveis devido a subsídios governamentais. A agricultura convencional é frágil porque fragiliza os ecossistemas. O Dr. Mark Hyman argumenta que pagamos quatro vezes mais por alimentos cultivados de forma convencional que são artificialmente baratos: pagamos pelos subsídios em nossos impostos para estimular práticas insustentáveis, pela comida em si, pelos efeitos nocivos para a saúde e pelos resultados desastrosos para o ambiente. Quem vence é a indústria de ultraprocessados. Aumentar o uso de práticas regenerativas em grande escala reduziria os custos de tratamentos de saúde, os danos ambientais, o uso de energia e a dependência de combustíveis fósseis. E, ao adotar práticas regenerativas, os fazendeiros gastam menos com investimentos (por exemplo, em pesticidas, inseticidas e sementes resistentes a essas substâncias). No documentário *Common Ground*, um fazendeiro comenta que economiza cerca de 1.000 dólares por hectare de terra ao usar práticas regenerativas, totalizando 2 milhões de dólares economizados por ano.

A preferência por alimentos cultivados de forma regenerativa é uma das melhores decisões que você pode tomar para melhorar a saúde ou cuidar do meio ambiente. Plantações regenerativas, cultivos de cobertura e solo saudável retiram carbono da atmosfera e o transformam num sistema de raízes extenso, bem maior do que o do sistema convencional, que precisa lutar para viver numa terra dura e sem vida. A compostagem agressiva das práticas agrícolas regenerativas produz pouco ou nenhum lixo e reduz drasticamente o uso de combustíveis fósseis (que são convertidos em fertilizante sintético), protege as bacias hidrográficas contra restos de pesticidas e fertilizantes (que matam a vida aquática) e previne secas ao capturar água da chuva no solo poroso, que não seria absorvida por outro sistema. O Conselho de Defesa de Recursos Naturais dos Estados Unidos estima que um aumento de 1% no solo saudável faz com que a capacidade de armazenamento de água suba para mais de 75 mil litros por hectare.

A DEFINIÇÃO DE ALIMENTO PROCESSADO

Os alimentos ultraprocessados são responsáveis por 60% das calorias consumidas por adultos e 67% das calorias consumidas por crianças. Eles são a grande mola propulsora das doenças causadas pela produção de Energia Ruim, como obesidade, hipertensão arterial, demência, diabetes tipo 2 e resistência à insulina. O impacto deles é devastador. Num estudo recente que acompanhou 20 mil participantes por mais de 15 anos, pessoas que ingeriam mais de quatro porções de alimentos ultraprocessados por dia tiveram risco de morte 62% maior durante o período de acompanhamento. Cada porção adicional de ultraprocessados aumentava a taxa de mortalidade por todas as causas em 18%. Precisamos entender o que são alimentos ultraprocessados e como evitá-los a todo custo. (Spoiler: quatro porções de alimentos ultraprocessados por dia *não* é tanto quanto você imagina. Pode ser, por exemplo, um punhado de biscoitos, algumas torradas, uma fatia de pão de forma e um cookie.)

Então o que pode ser considerado um alimento ultraprocessado? O sistema de classificação Nova divide alimentos em quatro categorias, com base no nível de processamento, de acordo com os processos físicos, biológicos e químicos de fabricação após os "alimentos serem removidos da natureza".

As categorias são:

- Alimentos não processados e minimamente processados
- Ingredientes culinários processados
- Alimentos processados
- Alimentos ultraprocessados

Alimentos não processados e minimamente processados

Alimentos não processados não passam por qualquer alteração após serem removidos da natureza – é como tirar uma maçã do pé e comer logo depois. Alimentos integrais sem ingredientes adicionados, como frutas, legumes, verduras, ovos, oleaginosas, sementes, ervas secas, temperos e cortes crus de carne, frango e peixe costumam ser considerados minimamente processados ou não processados. Os alimentos minimamente processados podem passar por algumas transformações, como ser lavados, amassados, ralados, filtrados, assados, enlatados, fervidos, embalados a vácuo, congelados, fermentados sem álcool, pasteurizados ou armazenados em potes. No entanto, nenhuma parte deles pode ser removida ou concentrada. Também não podem sofrer acréscimo de sal, açúcar ou outros ingredientes.

Para você ter um metabolismo saudável, a maior parte da sua dieta deve ser composta de alimentos não processados ou minimamente processados.

Ingredientes culinários processados

Entre os ingredientes culinários processados estão: óleos, manteiga, açúcar, xarope de bordo, banha e ingredientes não calóricos, como o sal. Eles são extraídos de alimentos naturais ou da natureza por processos de moagem, secagem, prensagem, trituração, esmagamento e refinamento. Trata-se de alimentos inerentemente "desequilibrados", concentrados e, em geral, calóricos (o sal é uma exceção), que quase nunca são consumidos sozinhos.

Embora certos ingredientes culinários processados possam fazer parte de uma dieta saudável, muitos podem ter efeitos negativos na saúde metabólica. Óleos vegetais e de sementes extraídos de forma industrial, como os de soja e de milho (as gorduras mais comuns na nossa dieta), por exemplo, são nocivos devido à alta concentração de ômega 6, que é inflamatória. Por outro lado, óleos como o de abacate ou o azeite, produzidos basicamente com a prensagem de frutas gordurosas (em vez de óleos extraídos de sementes e vegetais por métodos mecânicos e químicos), costumam ser associados a resultados positivos para a saúde.

Alimentos processados

A produção de alimentos processados aumenta a "durabilidade" e as "qualidades sensoriais" ao combinar alimentos minimamente processados com ingredientes culinários processados para gerar produtos "altamente palatáveis". Nessa categoria estão, por exemplo, pães integrais frescos não embalados, molho de tomate com açúcar adicionado, bacon curado com sal, frutas em calda ou legumes ou feijão enlatados em salmoura. A maneira mais fácil de identificar alimentos processados é procurando óleos, sal ou açúcar no rótulo.

Alguns alimentos processados podem fazer parte de uma dieta saudável, e, mais uma vez, isso é uma questão de analisar os rótulos. Por exemplo, biscoitos salgados de linhaça podem ser feitos de poucos ingredientes também saudáveis (como linhaça orgânica, vinagre de maçã e sal marinho) e não ser muito processados. Nesses casos é possível ver linhaças inteiras no produto. Outro exemplo: queijo cheddar fabricado apenas com sal e leite cru orgânico de vacas alimentadas no pasto. Trata-se de um alimento processado natural, com boas fontes, que pode fazer parte de uma dieta saudável.

Assim, a maioria dos alimentos processados é problemática e contém excesso de açúcar, sal e óleo. Isso acontece até em produtos inesperados, como ketchup, molhos de salada e manteiga de amendoim. Evite quaisquer alimentos processados com óleos vegetais ou de sementes refinados, grãos refinados, açúcar adicionado ou um ingrediente que não seja obviamente um alimento.

Alimentos ultraprocessados

Os ultraprocessados são alimentos criados em fábricas a partir da combinação de várias partes extraídas e adulteradas de alimentos diferentes com ingredientes sintéticos, como conservantes e corantes. São os Frankensteins da comida, que você jamais deve comer ou dar a seus filhos. Hoje englobam a maioria das calorias que ingerimos, mas deveriam totalizar 0% da nossa dieta. Um estudo de 2020 sobre o impacto do consumo de ultraprocessados em doenças crônicas mostrou que a ingestão elevada de ultraprocessados aumentava o risco de sobrepeso e obesidade em 39%, a circunferência abdominal em 39%, a síndrome metabólica em 79% e a probabilidade de níveis baixos de HDL em 102%.

Para produzir alimentos ultraprocessados, os fabricantes decompõem alimentos integrais e os transformam em diferentes partes, então misturam essas partes com substâncias químicas sintéticas para criar imitações com alta durabilidade de alimentos menos processadas. Primeiro os alimentos são decompostos em partes como óleo, açúcar, amido, proteína e fibra. Em seguida, podem ser ainda mais alterados com o uso de produtos químicos, como enzimas para extrair sabores, cores e proteínas naturais dos ingredientes.

Os fabricantes podem acrescentar hidrogênio ao óleo para tornar a gordura sólida em temperatura ambiente e impedir que o óleo estrague, mas essas gorduras causam inflamação e prejudicam a regulação da glicose.

Entre os alimentos ultraprocessados estão versões manufaturadas de doces de padaria, pães, bolos, biscoitos doces, leites vegetais, nuggets, batatas fritas, biscoitos de água e sal, barrinhas de cereais e outros lanches. A seguir listo exemplos de ultraprocessados. Embora sejam considerados alimentos normais na nossa cultura, eles devem ser evitados como se fossem drogas ilícitas. Todos os itens mencionados têm açúcar refinado, grãos ultraprocessados ou óleos vegetais ou de sementes refinados industrialmente – três classes de alimentos que precisam ser evitadas para estimular a produção de Energia Boa.

Bebidas:

1. Chás adoçados
2. Cremes de café
3. Energéticos
4. Isotônicos
5. Leites vegetais ou saborizados
6. Refrigerantes, bebidas carbonatadas e águas saborizadas
7. Sucos adoçados, com sabores naturais ou artificiais
8. Sumo de frutas

Carne e frango:

1. Almôndegas
2. Bacon
3. Carne-seca industrializada
4. Frios
5. Nuggets de frango
6. Salsichas e linguiças

Cereais e granolas:

1. Barrinhas de cereal e cereais adoçados
2. Granolas com açúcares refinados
3. Mingau de aveia instantâneo
4. Tortinhas industrializadas

Comidas congeladas:

1. Asinhas de frango congeladas
2. Burritos congelados
3. Pizzas congeladas
4. Refeições congeladas
5. Tiras de peixe congeladas

Lanches:

1. Balas de frutas
2. Batatas chips
3. Biscoitos de água e sal
4. Lanches processados
5. Pipocas saborizadas
6. Salgadinhos industrializados

Laticínios:

1. Chantili
2. Iogurtes saborizados
3. Leite condensado
4. Queijos fatiados industrializados

Molhos e condimentos:

1. Ketchup
2. Maionese
3. Molho barbecue com açúcar adicionado
4. Molhos para salada
5. Óleos vegetais e de sementes

Pastas:

1. Creme de marshmallow
2. Geleias e conservas de frutas
3. Manteiga de amendoim com açúcar adicionado
4. Pastas de chocolate com avelã
5. Pastas doces

Produtos de padaria e sobremesas:

1. Biscoitos, recheados ou não
2. Bolos industrializados, muffins e rosquinhas
3. Chocolate
4. Misturas para bolo e coberturas de bolo industrializadas
5. Pães doces ou industrializados
6. Waffles e panquecas congeladas

Refeições industrializadas:

1. Lanches prontos
2. Macarrão instantâneo
3. Purê de batata instantâneo
4. Salgadinhos industrializados

Sobremesas congeladas:

1. Picolés
2. Sherbets
3. Sorvetes
4. Sorbets

Sopas e caldos:

1. Caldos em cubos
2. Preparados de molhos
3. Preparados de sopa em pó
4. Sopas enlatadas

Recentemente, muitas empresas estão se esforçando para oferecer versões mais saudáveis e sustentáveis de ultraprocessados. Exemplos: pizzas congeladas orgânicas, feitas com massas simples de couve-flor e farinha de sementes, cobertas com muçarela e molho de tomate sem açúcar; e massas feitas com farinhas orgânicas de leguminosas ou oleaginosas. Elas até podem fazer parte de um plano alimentar saudável, capaz de gerar Energia Boa, mas certifique-se de sempre ler os rótulos para garantir que está comprando ingredientes orgânicos, sem açúcares adicionados, grãos refinados ou óleos vegetais ou de sementes.

IOGURTES: QUAL É O ULTRAPROCESSADO?

Ultraprocessados (nunca comer)

Marcas populares contêm leite desnatado fermentado, água, frutose, aromatizantes naturais e artificiais, amido modificado, acessulfame-K, sucralose, ácido cítrico, sorbato de potássio, cultura para iogurte, corantes e colorantes, vitamina A acetato, vitamina D3. São muitos os ingredientes, mas nenhum deles tem cultura ativa, fora os corantes tóxicos. Experimentos *in vitro* observaram que o acessulfame-K pode promover alterações genéticas e prejudica a imunidade, e pesquisas associam a ingestão de corantes a hiperatividade e desatenção em crianças.

Minimamente processados (pode comer)

Os melhores iogurtes contêm apenas leite integral orgânico e culturas de iogurtes. Dois ingredientes: culturas vivas e vacas alimentadas no pasto, com capim livre de pesticidas.

Prefira iogurtes orgânicos, com o mínimo possível de ingredientes (de preferência, apenas leite e culturas), sem açúcar adicionado e que indique "culturas vivas" no rótulo.

Alimentos ultraprocessados também têm um preço ambiental caríssimo. Por exemplo, para produzir um litro de óleo de semente de uva são necessários cerca de 55 quilos de minúsculas sementes de uva ou cerca de 1 tonelada de uvas. Com frequência, os ultraprocessados são armazenados em plásticos e outros materiais não sustentáveis que acabam em aterros sanitários, e a maioria vem de colheitas cultivadas de forma convencional. Assim, além de debilitar nossa saúde, esses alimentos fazem mal para o meio ambiente e geram desperdício.

Talvez você esteja se perguntando: *Alimentos não refinados ou minimamente refinados, de fontes sustentáveis, não são caros?* Vou responder com uma verdade inconveniente: você pode pagar por alimentos saudáveis agora ou, no futuro, vai acabar pagando com problemas de saúde evitáveis e perda de produtividade. Problemas de saúde são a causa de quase 70% dos pedidos de falência nos Estados Unidos. Todo ano adultos obesos gastam o dobro com médicos, em relação a não obesos, e esses valores aumentam com o peso. Pessoas com diabetes tipo 2 têm uma média de despesas médicas de quase 17 mil dólares *anuais*. Pessoas com doenças crônicas, como as cardiometabólicas, perdem até 80 horas de trabalho por ano, com o custo anual de produtividade perdida chegando a até 10 mil dólares por indivíduo. Obesos faltam 40% a mais que não obesos. É claro que as indústrias da saúde e alimentícia vêm nos deixando na mão: alimentos ultraprocessados são fabricados com alimentos subsidiados e os cuidados com a saúde só começam quando desenvolvemos doenças metabólicas. As políticas públicas também são um problema: para uma família de baixa renda, muitas vezes é mais barato comprar uma Coca-Cola do que uma garrafa de água (porque a Coca tem vários ingredientes subsidiados). Precisamos mudar os incentivos de nossos sistemas de saúde e alimentar, mas, até lá, evite ultraprocessados. A seguir listo algumas dicas para fazer isso sem estourar o orçamento:

COMO ENCHER A DESPENSA DE ENERGIA BOA

Eis algumas das minhas maneiras preferidas de comprar alimentos orgânicos sem gastar muito:

- Compre frutas, legumes, carnes e peixes orgânicos congelados em grandes quantidades ou compre-os frescos e congele-os. Costumo comprar 2 quilos de arroz de couve-flor orgânica congelado por semana, o que dá para quase oito refeições.
- Cozinhe grandes porções de feijão ou lentilha orgânicos na panela de pressão normal ou elétrica. Feijão e lentilha orgânicos costumam ser baratos se comprados a granel.
- Compre as sementes e oleaginosas orgânicas mais baratas a granel. Em geral custa menos comprar sementes, por exemplo, de pinhão, linhaça e chia orgânicos assim.
- Compre os produtos orgânicos que estiverem em promoção. Ao fazer isso, você ainda terá a vantagem extra de experimentar alimentos diferentes!

- Compre peixes selvagens em vez de peixes de viveiro.
- Assine um serviço de entregas de produtos orgânicos ou de alimentos imperfeitos que seriam jogados fora por causa da aparência.
- Substitua carne e peixe por proteínas vegetais, como feijão e lentilha, em algumas refeições.
- Vá à feira e converse para conseguir melhores preços. Muitas vezes eles baixam o valor de certos produtos que estão sobrando. Além disso, muitas fazendas não usam pesticidas sintéticos, mas não passam pelo processo caro e demorado de obter o certificado oficial de produtor orgânico. Seus produtos não têm substâncias químicas, provavelmente são mais baratos do que os de fazendas certificadas e são uma ótima opção.

Alimentos que geram Energia Boa

Com base na lista anterior sobre quais categorias de alimentos geram – ou não geram – Energia Boa, agora vamos nos concentrar em como montar uma refeição. Para bolar uma dieta que proporcione Energia Boa, basta dar ênfase a cinco coisas e remover três.

Todos os dias (e, de preferência, em todas as refeições) você deve ingerir os seguintes elementos:

1. Micronutrientes e antioxidantes

Os micronutrientes e antioxidantes dizem às mitocôndrias: "Vocês são resilientes."

Micronutrientes são pequenas moléculas – como magnésio, zinco, selênio e as vitaminas B – que têm quatro funções principais para ajudar a gerar Energia Boa nas células. Eles:

- São incorporados às proteínas, permitindo-lhes funcionar da forma apropriada. *Exemplo:* O micronutriente selênio é incorporado a proteínas chamadas *seleno*proteínas, que têm papéis essenciais como antioxidantes protetores e no funcionamento saudável de células imunológicas.
- Funcionam como cofatores que permitem reações químicas na célula, como as dos estágios finais da produção de ATP nas mitocôndrias.

Exemplo: As vitaminas B se ligam a enzimas nas mitocôndrias, gerando leves mudanças na estrutura da proteína para permitir passos sequenciais na produção de ATP.
- Agem como antioxidantes para reduzir os danos provocados pelo estresse oxidativo, que pode prejudicar processos metabólicos e a função mitocondrial. *Exemplo:* A vitamina E se insere nas membranas celulares e doa elétrons para neutralizar radicais livres reativos que podem danificar e destruir as gorduras nas membranas celulares, causando inflamação crônica.
- São precursores de processos biológicos importantes. *Exemplo:* A vitamina B_3, também chamada de niacina, é precursora de NAD+ e NADP+, coenzimas envolvidas em mais de 500 reações químicas na célula, entre as quais conduzir elétrons nas mitocôndrias durante a produção de ATP.

Os micronutrientes facilitam a ação ideal de muitos processos biológicos importantes, inclusive a capacidade do corpo de lidar com a glicose. Infelizmente, eles estão mais escassos do que nunca em nossa dieta, devido ao solo empobrecido e ao consumo excessivo de alimentos ultraprocessados.

Nossos 37 trilhões de células podem conter mil ou mais mitocôndrias cada, e cada uma dessas mitocôndrias possui inúmeras proteínas em suas membranas, que atuam como maquininhas na linha de montagem da cadeia de transporte de elétrons (CTE) para a produção de ATP. Para funcionar corretamente, as proteínas da CTE precisam de níveis adequados de micronutrientes específicos. As vitaminas, os minerais, os metais-traço e os antioxidantes desempenham papéis cruciais nas reações em cadeia que regulam o metabolismo. Em muitos casos, os micronutrientes se associam a complexos maiores de proteínas para criar as condições moleculares ideais, permitindo o bom funcionamento dessas minúsculas máquinas biológicas.

Exemplo: O micronutriente CoQ10 estimula a fertilidade

Um exemplo da importância dos micronutrientes para a Energia Boa é o papel do CoQ10 na fertilidade. O CoQ10 é um micronutriente necessário para a transferência de elétrons na CTE e se liga à membrana celular para oferecer proteção antioxidante. Após serem liberados no período ovulatório, os óvulos passam por um "envelhecimento" rápido e se degradam conforme seguem para o útero. Nesse momento, ocorrem muitas mudanças na atividade mitocondrial e na estrutura das mitocôndrias. O CoQ10, que é um cofator mitocondrial e melhora o funcionamento da mitocôndria, atenua em grande medida o envelhecimento do óvulo após a ovulação. Também reduz os níveis de estresse oxidativo e danos ao DNA e inibe vias de morte celular, preservando a qualidade do ovócito. Se dermos às nossas mitocôndrias aquilo de que precisam, elas funcionarão de maneira espetacular, inclusive protegendo a saúde de futuros bebês.

Micronutrientes essenciais para a Energia Boa:

MICRONUTRIENTE	BENEFÍCIOS PARA A PRODUÇÃO DE ENERGIA BOA	FONTES
Vitamina D	• Aumenta a expressão de receptores de insulina e canais de transporte de glicose. • Aumenta a expressão dos genes mitocondriais envolvidos no metabolismo de energia. • Reduz o estresse oxidativo mitocondrial. • Regula a expressão dos genes envolvidos na inflamação e nas defesas antioxidantes.	Peixes gordurosos (salmão, atum, cavala), gema de ovo, cogumelos
Magnésio	• Participa das reações que produzem e usam ATP na CTE, facilitando a síntese de ATP. • Reduz o estresse oxidativo e aumenta a atividade das enzimas mitocondriais. • Regula a glicose e o metabolismo de gordura ao ativar as enzimas envolvidas na captação da glicose, na síntese de glicogênio (glicose armazenada) e na oxidação de ácidos graxos.	Nozes (amêndoas, castanhas-de-caju), sementes (de abóbora, de girassol), espinafre, feijão (preto, vermelho)
Selênio	• Funciona como cofator nas enzimas antioxidantes, como a glutationa peroxidase. • Aumenta a expressão e a atividade de proteínas de sinalização da insulina. • Melhora o funcionamento da tireoide ao promover a síntese e a conversão de hormônios da tireoide, que regulam a taxa metabólica e a produção de energia.	Castanha-do-pará, atum, peru, sardinha, frango, ovo
Zinco	• Participa da CTE como cofator. • Aumenta a atividade de enzimas antioxidantes. • Regula a glicose e o metabolismo da gordura ao ativar as enzimas envolvidas na sinalização da insulina, na captação da glicose e na oxidação de ácidos graxos.	Ostras, carne vermelha, sementes de abóbora, leguminosas (grão-de-bico, feijão-vermelho), chocolate amargo

MICRONUTRIENTE	BENEFÍCIOS PARA A PRODUÇÃO DE ENERGIA BOA	FONTES
Vitaminas B_1, B_2, B_3, B_5, B_6, B_7, B_9, B_{12}	• Participam de várias etapas do metabolismo de energia, como a quebra da glicose antes da entrada nas mitocôndrias, a produção de ATP nas mitocôndrias e a síntese de ácidos graxos e aminoácidos. • Funcionam como cofator para as enzimas na CTE e regulam a expressão de genes mitocondriais. • Regulam a inflamação e o estresse oxidativo ao ajustar a expressão dos genes envolvidos nesses processos.	• B_1: carne de porco, arroz integral, semente de girassol, feijão, oleaginosas • B_2: leite, amêndoas, espinafre, ovo, cogumelos • B_3: carne vermelha, frango, amendoim, cogumelos, abacate • B_5: frango, batata-doce, cogumelos, lentilha, abacate • B_6: grão-de-bico, atum, salmão, batata, banana • B_7: ovos, amêndoas, batata-doce, espinafre, brócolis • B_9: espinafre, aspargo, abacate, feijão (preto, vermelho) • B_{12}: carne vermelha, mariscos, salmão, leite, ovos
Ácido alfa-lipoico	• Funciona como cofator nas enzimas envolvidas na CTE. • Aumenta a captação da glicose e a sensibilidade à insulina ao ativar as proteínas envolvidas no transporte da glicose e na sinalização da insulina. • Reduz a inflamação e o estresse oxidativo ao ajustar a expressão dos genes envolvidos nesses processos.	Espinafre, brócolis, tomate, miúdos (fígado, rins)
Manganês	• Participa da síntese de ATP na CTE ao estabilizar e ativar enzimas. • Aumenta as defesas antioxidantes ao agir como cofator para enzimas antioxidantes, como a superóxido dismutase. • Ativa enzimas envolvidas na captação e utilização da glicose.	Nozes (amêndoas, pecãs), feijão (preto, de lima), chás
Vitamina E	• Funciona como antioxidante. • Aumenta a sinalização da insulina. • Ajuda a função imunológica, que melhora indiretamente a saúde metabólica ao reduzir inflamações e infecções.	Amêndoas, sementes de girassol, abacate, espinafre, batata-doce

MICRONUTRIENTE	BENEFÍCIOS PARA A PRODUÇÃO DE ENERGIA BOA	FONTES
CoQ10	• Transporta elétrons entre complexos respiratórios durante a síntese de ATP na cadeia de transporte de elétrons. • Funciona como antioxidante ao oferecer proteção contra radicais livres e reduzir o estresse oxidativo. • Melhora o metabolismo da glicose e a sensibilidade à insulina ao melhorar a sinalização da insulina e reduzir a inflamação.	Miúdos (coração, fígado), sardinha, carne vermelha
Taurina	• Ajuda o funcionamento mitocondrial ao melhorar a expressão dos genes envolvidos no metabolismo da energia e ao reduzir o estresse oxidativo. • Aumenta a sensibilidade à insulina ao ativar proteínas envolvidas no transporte de glicose e no metabolismo. • Regula a inflamação e o estresse oxidativo ao modular a expressão dos genes envolvidos nesses processos.	Carne vermelha (vaca, carneiro), peixes (cavala, salmão), aves (frango, peru), ovos
L-carnitina	• Facilita o transporte de ácidos graxos até as mitocôndrias para processamento, promovendo a produção de energia e reduzindo o acúmulo de lipídios em tecidos. • Reduz o estresse oxidativo e melhora a atividade de enzimas mitocondriais. • Aumenta a sinalização da insulina e a captação da glicose.	Carne vermelha (vaca, carneiro), aves (frango, peru), peixes (bacalhau)
Creatina	• É convertida em fosfocreatina, que é rapidamente convertida em ATP durante exercícios de alta intensidade ou tarefas que exigem muita energia. • Melhora a atividade de enzimas mitocondriais e reduz o estresse oxidativo. • Ajuda a regular a inflamação e os genes antioxidantes.	Carne vermelha (vaca, carneiro), peixes (salmão, atum), aves (frango, peru), porco, ovos
Vitamina C	• Promove a expressão de genes mitocondriais envolvidos no metabolismo de energia e na redução do estresse oxidativo. • Age como antioxidante ao proteger contra radicais livres e reduzir o estresse oxidativo.	Frutas cítricas (laranja, limão), morango, brócolis, pimentão, tomate, kiwi

Outro grupo importante de micronutrientes é o dos polifenóis, substâncias vegetais minúsculas que exercem efeitos biológicos incríveis, entre os quais o de antioxidante e o de alimentar o microbioma. Em geral, pensamos nas fibras como a substância fermentada pelo microbioma, mas evidências recentes sugerem que a fermentação microbiana dos polifenóis pode gerar metabólitos que entram no corpo e promovem uma série de efeitos biológicos positivos, incluindo agir como neurotransmissores protetores no cérebro e inibir o crescimento de células cancerosas, impedindo-as de absorver glicose como fonte de energia. Existem mais de 8 mil polifenóis conhecidos, que são como um canivete suíço de vantagens para as células. A ingestão de alimentos ultraprocessados acaba com isso. Quando as plantas são ultraprocessadas – como ocorre na transformação do milho em flocos –, a grande maioria dos polifenóis se perde.

Os alimentos com o maior teor de polifenóis são temperos e ervas desidratados, seguidos por cacau, frutas vermelho-escuras, sementes e oleaginosas, muitos legumes, café e chá.

Uma forma de garantir a absorção de vários micronutrientes é ingerindo uma ampla variedade dos alimentos listados nas páginas 177-179.

MELHORES FONTES DE ANTIOXIDANTES

Nós aprendemos que a ingestão de antioxidantes é fundamental para a promoção da Energia Boa, pois eles reduzem o estresse oxidativo. Entre os alimentos mais ricos em antioxidantes ou polifenóis estão:

- Açafrão, desidratado
- Alecrim, fresco ou desidratado
- Alcaparras
- Alcachofra
- Alface roxa
- Amêndoas
- Ameixa
- Amora
- Arônia
- Aspargo
- Avelã
- Azeitona kalamata, com caroço
- Azeitona verde, com caroço
- Baga de sabugueiro
- Brócolis
- Cacau em pó
- Canela em pau, desidratada
- Cebola chalota
- Cebola roxa
- Cebolinha, desidratada
- Cerejas
- Chá preto
- Chá verde
- Chocolate amargo
- Cominho, desidratado
- Cravo, desidratado

- Curry em pó
- Cúrcuma, desidratada
- Endro, fresco ou desidratado
- Espinafre
- Feijão-branco
- Feijão-preto
- Flor de rosa, desidratada
- Folhas de aipo, desidratadas
- Folhas de dente-de-leão, desidratadas
- Folhas de erva-doce, desidratadas
- Folhas de louro, desidratadas
- Folhas de manjerona selvagem, desidratadas
- Gengibre, fresco ou em pó
- Grãos de café
- Groselha indiana, desidratada
- Hortelã, desidratada
- Hortelã-pimenta, desidratada
- Lavanda, desidratada
- Maçã
- Manjericão, desidratado
- Mirtilo
- Morango
- Noz-moscada, desidratada
- Noz-pecã
- Nozes
- Orégano, fresco ou desidratado
- Páprica, desidratada
- Pêssego
- Pimenta-de-caiena, desidratada
- Pimenta-da-jamaica, desidratada
- Pimenta-malagueta, desidratada
- Pimenta-preta, desidratada
- Pistache
- Romã, inteira
- Sementes de alcaravia, desidratadas
- Sementes de baunilha
- Sementes de erva-doce, desidratadas
- Sementes de mostarda, desidratadas
- Tempeh
- Tomilho, desidratado

2. Ácidos graxos ômega 3

Os ácidos graxos ômega 3 dizem às células: "Vocês estão seguras."

Já aprendemos que os ácidos graxos ômega 3 – como o ALA, o EPA e o DHA – são um tipo de ácido graxo poli-insaturado, essencial para elementos da estrutura celular, vias inflamatórias e vias metabólicas. O ômega 3 também contribui para a elasticidade das artérias.

A ingestão de ômega 3 também limita o impacto do ômega 6, ácido graxo associado à inflamação. A dieta ocidental padrão contém uma proporção de até 20:1 de ômega 6 para ômega 3, quando o certo seria algo em torno de 1:1. Grande parte do consumo excessivo de ômega 6 se dá pelo excesso de óleos vegetais e de sementes refinados (como canola, soja, cártamo, girassol e milho) e pelo consumo insuficiente de alimentos naturais ricos em ômega 3, como peixes selvagens gordurosos, sementes de chia, linhaça e nozes.

A inflamação crônica é um aspecto fundamental da Energia Ruim. Muitas pessoas falam que o ômega 3 é "anti-inflamatório", mas o que isso *de fato* significa? A primeira coisa que devemos entender é que a proporção de ômega 6 e ômega 3 na dieta determina diretamente a presença dessas gorduras nas membranas celulares, incluindo todas as células imunológicas. Nas membranas celulares, as moléculas de ômega 3 e ômega 6 têm propósitos opostos. As células imunológicas captam ômega 6 nas membranas para produzir moléculas sinalizadoras que tendem a exacerbar e prolongar a reação inflamatória. Por outro lado, usam ômega 3 para produzir moléculas sinalizadoras que inibem as vias genéticas inflamatórias e acabam com a inflamação. O ômega 3 é capaz de reduzir diretamente a ação da NF-$\varkappa$B – a principal via inflamatória – e desligá-la ao fim de uma inflamação.

Imagine uma pessoa com alta concentração de ômega 6 na membrana de suas células imunológicas. Ela é infectada por um vírus – por exemplo, o da covid-19. O corpo entra em ação e ataca o vírus. É esperado que o corpo sofra danos colaterais ao fazer isso – inchaço, inflamação, estresse oxidativo, produção de substâncias tóxicas para matar células infectadas. Mas, depois que as células imunológicas da pessoa matam as células infectadas, os combates precisam acabar, e, se a pessoa tem uma quantidade adequada de ômega 3 nas membranas celulares, a célula utiliza o ácido graxo para produzir resolvinas e protectinas, dois tipos de mediador de pró-resolução especializados (SPM, na sigla em inglês), para acabar com a guerra. O problema é que nossa proporção de ômega 6 para ômega 3 é extremamente alta e há mais chance de o ácido graxo selecionado pela célula ser ômega 6, que envia sinais para o corpo *manter* a guerra. Isso é uma inflamação crônica. Lembre-se de que as células não enxergam e pegam qualquer coisa que tiverem ao alcance. O trabalho da pessoa é ingerir uma proporção melhor de ômega 3 para ômega 6 nos alimentos, para aumentar a probabilidade de suas células produzirem moléculas sinalizadoras anti-inflamatórias, benéficas para a saúde, como as resolvinas e as protectinas. Assim, sua alimentação determina sua probabilidade de sofrer inflamações crônicas.

A melhor forma de obter ômega 3 nas refeições é ingerindo:

- Anchova
- Arenque
- Carnes de caça, vaca, carneiro e ovos de animais criados no pasto, alimentados apenas com capim
- Cavala
- Linhaça
- Nozes
- Ostras
- Ovas de peixe ou caviar
- Salmão
- Sardinha
- Sementes de chia
- Sementes de manjericão
- Truta

3. Fibras

As fibras dizem ao microbioma: "Eu te amo."

As fibras são um tipo de carboidrato encontrado em plantas que não é completamente digerido pelo corpo e, portanto, não é convertido em glicose na corrente sanguínea. Em vez disso, o microbioma do intestino fermenta a fibra e a transforma em produtos "pós-bióticos" benéficos, como os AGCCs – entre os quais o butirato, o acetato e o propionato –, que são absorvidos pelo corpo através do intestino e têm as funções de regular o metabolismo, melhorar os níveis de insulina e glicose, regular a fome e o apetite, e promover efeitos anti-inflamatórios no intestino e no corpo. As fibras podem proteger a mucosa intestinal e retardar a digestão e a absorção de nutrientes. As células do cólon são as únicas que usam AGCCs derivados do microbioma como principal fonte de combustível, portanto a produção adequada dessas moléculas através da fermentação de fibras é essencial para a saúde da mucosa intestinal. Sem a energia adequada, a mucosa pode se tornar uma barreira fraca entre o conteúdo do intestino e o da corrente sanguínea, um fenômeno chamado síndrome do intestino permeável, no qual o intestino ganha a consistência de um tecido esfarrapado em nível microscópico. Com isso, substâncias nocivas podem entrar na corrente sanguínea e gerar inflamação crônica, origem de muitas doenças crônicas. Conforme apontou um grupo de pesquisa: "A perda da integridade da barreira do intestino contribui para a doença inflamatória intestinal, a obesidade e transtornos metabólicos." Em seu livro *Fat Chance* (Grande chance), o Dr. Robert Lustig explica que as fibras são "metade da solução" para a epidemia de obesidade. Apesar disso, a grande maioria das pessoas não chega nem perto de ingerir a quantidade suficiente de fibras. De acordo com o Guia Nutricional para Americanos do Departamento de Agricultura dos Estados Unidos, mais de 90% das mulheres e 97% dos homens não ingerem a quantidade necessária de fibras, que já é extremamente baixa, entre 25 e 31 gramas por dia (dependendo da idade e do sexo). O ideal é tentar consumir pelo menos 50 gramas de fibras por dia.

A melhor forma de acrescentar fibras às refeições é consumindo os seguintes alimentos:

- Abacate
- Alcachofra
- Amêndoas
- Avelãs
- Chicória
- Ervilha partida
- Feijão
- Framboesa
- Jacatupé
- Junça
- Konjac
- Lentilha
- Linhaça
- Noz-pecã
- Pistache
- Sementes de chia
- Sementes de manjericão
- Tremoços

Uma pesquisa do American Gut Project mostrou que as pessoas com os microbiomas mais saudáveis ingerem pelo menos 30 tipos de alimento vegetal por semana. Lembre-se: transtornos como depressão e esquizofrenia estão fortemente associados a bactérias ruins no intestino, a ponto de pesquisadores conseguirem identificar uma pessoa com depressão ou esquizofrenia apenas analisando a composição das bactérias de seu intestino. Tente ingerir muitas fibras e uma grande variedade de vegetais.

No meu consultório observei que pacientes transformam a saúde metabólica e os biomarcadores quando aumentam muito a ingestão de fibras provenientes de alimentos naturais. Para muitos, é quase como um passe de mágica. O feijão e a lentilha se tornaram alvo de controvérsias porque a dieta paleolítica, a dieta do protocolo autoimune e a dieta cetogênica cortam esses alimentos, devido a seu potencial inflamatório ou teor de carboidratos. Pessoas com problemas autoimunes e/ou disfunções intestinais graves talvez devam procurar um especialista em medicina funcional para garantir que os alimentos de sua dieta (entre os quais o feijão e a lentilha) auxiliem sua jornada de cura. Sempre é possível que eles contenham compostos que promovem a inflamação e debilitam a mucosa intestinal, então talvez a mucosa intestinal de certas pessoas seja mais beneficiada com uma dieta multimodal *e* mudanças de estilo de vida antes da introdução de certos alimentos. No entanto, para a maioria das pessoas com bom funcionamento intestinal, recomendo a inclusão generosa de feijão e lentilha na dieta, devido a seu alto teor de polifenóis e fibras. Exames personalizados podem ajudar você a tomar essas decisões. Eu como feijão e lentilha todos os dias e *sei* que eles não causam uma grande elevação da glicose, de acordo com os dados do meu dispositivo MCG. E também não prejudicam minha produção de cetonas (com base no exame de cetona no sangue, em que só preciso furar o dedo). Meus níveis de PCR (inflamação) permanecem consistentemente abaixo de 0,03 mg/dL (o menor possível) e meus marcadores de autoimunidade sempre dão negativo nos exames laboratoriais. Com esses dados, tenho certeza de que esses alimentos *não* causam inflamação crônica nem problemas autoimunes no meu corpo. Em vez de seguir filosofias alimentares baseadas apenas em achismos, faça testes regulares para avaliar seus biomarcadores e ajuste seu plano de acordo com os resultados.

Se você perceber uma grande elevação da glicose após consumir feijão ou lentilha, talvez valha a pena equilibrar esses alimentos com gorduras e proteínas ou tentar ingerir mais fibras de alimentos com um teor menor de carboidratos, como sementes de chia, sementes de manjericão e linhaça. Após um tempo ingerindo mais fibras e polifenóis, é possível que o microbioma e a sensibilidade à insulina melhorem e que você se torne capaz de ingerir feijão e lentilha sem sofrer picos de glicose.

4. Alimentos fermentados

Os alimentos fermentados dizem ao corpo: "Você consegue."

O microbioma intestinal tem um papel importante na digestão, na absorção de nutrientes, na função imunológica e na saúde mental. Quando o equilíbrio entre bactérias benéficas e nocivas no intestino é abalado, podem surgir problemas digestivos, inflamação e até transtornos de humor. Alimentos ricos em probióticos contêm microrganismos vivos, como bactérias e leveduras benéficas, semelhantes às encontradas naturalmente no microbioma intestinal. Quando consumimos esses alimentos, os microrganismos vivos colonizam e se multiplicam no intestino, ajudando a manter o equilíbrio saudável das bactérias saudáveis e promovendo a saúde geral do intestino. Os alimentos fermentados são benéficos pelo seu conteúdo bacteriano e *probiótico*, mas também pelos *pós*-bióticos – produtos da fermentação bacteriana, como os AGCCs. Uma grande vantagem dos alimentos ricos em fibras é que as bactérias intestinais as fermentam e transformam em produtos derivados, como os AGCCs, que também podem estar presentes nos alimentos fermentados, como subprodutos das culturas vivas que realizam a fermentação.

Pesquisas recentes mostram que uma dieta com muitos alimentos fermentados (cerca de seis porções por dia) aumenta significativamente a diversidade da microbiota e diminui marcadores de inflamação. Seis porções pode parecer muita coisa, mas fica mais fácil alcançar esse consumo se você acrescentar um pouquinho a cada refeição e encher sua cozinha de fontes probióticas. Em quase todos os pratos salgados (como ovos, tofu, saladas, fritadas ou peixe), eu acrescento meia xícara de chucrute ou uma colher de iogurte temperado, o que já garante de duas a três porções de alimentos fermentados. Também uso tempeh como fonte de proteína, tempero refeições e molhos com missô, tomo iogurte no lanche da tarde e, como sobremesa, tomo kombucha com pouquíssimo açúcar.

A melhor maneira de incluir alimentos fermentados na dieta é ingerindo os seguintes alimentos:

- Azeitonas na salmoura
- Beterraba fermentada
- Chucrute (Observação: picles não contam como chucrute e não têm culturas vivas.)
- Iogurte minimamente processado
- Kefir
- Kefir de água
- Kimchi
- Kombucha (Observação: só recomendo kombucha com menos de 2 gramas de açúcar por porção, de preferência proveniente de mel ou frutas. Leia os rótulos com atenção.)
- Legumes fermentados (Como beterraba, cenoura e cebola; mais uma

vez, picles não contam: seu sabor azedo vem da imersão em vinagre e açúcar, não da fermentação natural de bactérias.)
- Missô
- Natto
- Tempeh

5. Proteínas
As proteínas dizem às células: "Vamos construir!"

A proteína alimentar é um macronutriente indispensável para a manutenção da homeostase metabólica. Proteínas são compostas por aminoácidos, que agem como blocos de construção estruturais e funcionais de vários processos metabólicos e fisiológicos. A ingestão adequada de proteína é necessária para a síntese e a manutenção do tecido muscular esquelético, que tem papel essencial na regulação da saúde metabólica tanto por ser um ponto de absorção de glicose quanto por liberar hormônios chamados miocinas, que podem atuar como anti-inflamatórios e também melhorar a sensibilidade à insulina.

Vários aminoácidos foram identificados como essenciais para a síntese proteica e para a manutenção do tecido muscular esquelético. Por exemplo, a leucina estimula a síntese proteica nos músculos e tem papel fundamental na regulação da massa e do funcionamento muscular. Entre as fontes de leucina há proteínas animais (como carne vermelha, frango e peixe) e fontes vegetais (como soja e lentilha). Outros aminoácidos, como a lisina e a metionina, também ajudam a regular a síntese proteica nos músculos e a manutenção da massa muscular. São encontrados em diversas fontes de proteína, como laticínios, ovos, carnes e leguminosas.

As proteínas também afetam a sensação de saciedade, a termogênese e o metabolismo da gordura, impactando o equilíbrio energético e a regulação do peso corporal. Dietas com alto teor de proteínas têm um efeito positivo no emagrecimento e inibem a recuperação do peso. As proteínas têm um efeito térmico alto, ou seja, usamos mais energia para digeri-las e metabolizá-las do que para fazer o mesmo com carboidratos e gorduras. Esse aumento de gasto energético pode causar maior equilíbrio energético e possível redução do peso corporal. Também já foi comprovado que a proteína alimentar aumenta a saciedade e reduz a ingestão de alimentos, o que pode causar uma redução no consumo calórico geral e melhorar a composição do corpo. Certos aminoácidos das proteínas estimulam hormônios de saciedade específicos, como a colecistocinina e o GLP-1.

A melhor forma de aumentar a quantidade de proteínas na dieta é ingerindo os seguintes alimentos:

- Carnes: vermelha, de frango, de peru, de porco e de caça.
- Laticínios: leite, queijo e iogurte são boas fontes de proteína e leucina. O iogurte grego tem um teor especialmente alto de proteína.
- Leguminosas: leguminosas como feijão, lentilha e ervilha são fontes vegetais de proteína também ricas em fibras, vitaminas e minerais e uma boa opção para vegetarianos e veganos aumentarem a ingestão de proteínas.
- Nozes e sementes: sementes de chia, abóbora, girassol, amêndoas, linhaça, castanha-de-caju, pistache.
- Ovos: fontes completas de proteína que contêm todos os aminoácidos essenciais, incluindo a leucina.
- Produtos derivados da soja: soja e produtos derivados, como tofu e tempeh.
- Peixes e frutos do mar.
- No caso da proteína em pó, escolha produtos orgânicos e/ou de animais alimentados no pasto ou de fazendas que pratiquem a agricultura regenerativa (se tiverem origem animal), com o mínimo de ingredientes, sem açúcar adicionado, sem corantes, sem "aromatizantes naturais" ou artificiais, sem gomas e sem ingredientes com nomes que você desconhece.

Existem muitos debates sobre a proteína – no que diz respeito à sua biodisponibilidade, sua integralidade, quantidade necessária para a longevidade ideal em comparação com o desenvolvimento muscular ideal, às diferenças entre proteína vegetal e animal, e se formas refinadas, como a proteína em pó, são boas. Não vou sanar todas essas dúvidas aqui, mas recomendo a leitura do livro *A revolução dos músculos*, da Dra. Gabrielle Lyon, para se aprofundar no tema. A proteína não pode ser ignorada na nossa dieta, como foi por décadas, pois grande parte dos processos metabólicos importantes depende dela. Conforme envelhecemos, a massa muscular diminui, e devemos combater esse processo com a ingestão de proteína e treinos de força regulares e consistentes. A recomendação diária para o consumo de proteína é de 0,8 grama por quilo de peso corporal, sem levar em consideração o nível de atividade física e as mudanças nas necessidades metabólicas (que ocorrem, por exemplo, quando nos recuperamos de uma doença). Para uma pessoa muito ativa de 79 quilos, a recomendação oficial seria de 64 gramas de proteínas por dia, ou cerca de 20 gramas por refeição. É provável que essa quantidade seja insuficiente. Prefiro um valor mais elevado, em torno de 1,2 grama por quilo, para promover saciedade, inibir as flutuações da glicose e oferecer ao meu corpo os blocos de construção necessários para a síntese proteica e muscular. Procure ingerir proteínas de fontes diversas e integrais, como as listadas anteriormente.

Alimentos que geram Energia Ruim

Se existe apenas uma informação deste livro que precisa ficar gravada na sua mente, que seja a importância de cortar o trio do mal da sua dieta, para mudar sua saúde completamente e passar a ingerir mais alimentos que geram Energia Boa. O trio do mal é composto por:

1. Açúcar refinado adicionado
2. Óleos vegetais e de sementes refinados e industrializados
3. Grãos refinados

A seguir veremos por que esses três ingredientes contribuem tanto para a Energia Ruim.

1. Açúcar refinado adicionado

O açúcar refinado adicionado causa uma quantidade astronomicamente maior de mortes e problemas de saúde por ano do que a covid-19 e as overdoses por fentanil somadas. Precisamos encarar a realidade sobre o que de fato é o açúcar refinado adicionado: uma droga viciante e perigosa, presente em 74% dos alimentos, completamente desnecessária para o corpo. De todos os responsáveis por causar danos às células e inibir a Energia Boa, acredito que o pior seja o açúcar adicionado. Essa substância se tornou a base dos alimentos que nós e nossos filhos ingerimos diariamente. Conforme comentou o Dr. Robert Lustig, o açúcar é citado com 56 nomes diferentes nos rótulos e se enfia em todos os lugares.

Dezenas de tipos de açúcar refinado são acrescentados aos alimentos, mas o principal vilão é o xarope de milho rico em frutose, uma substância recém-criada (no contexto da história humana) que prejudica a capacidade das células de produzir energia. A frutose usa um mecanismo independente da glicose para aumentar a disfunção na produção de energia das células. Como já vimos, a frutose (também encontrada nas frutas em sua forma natural, não refinada) desliga os sinais de saciedade do corpo para motivar quem a consome (historicamente, um animal que se prepara para hibernar no inverno) a comer mais e armazenar gordura. O problema é que hoje podemos nos alimentar a qualquer momento, inclusive no inverno, e os alimentos industrializados produzidos com esse aditivo desligam nossos sinais de saciedade e nos motivam a comer sem parar. Reflita sobre o seguinte dado: quando uma criança bebe uma garrafa de Coca-Cola, ela ingere tanto açúcar refinado quanto uma criança consumiria em um ano inteiro 150 anos atrás.

CORTE AS CALORIAS LÍQUIDAS

Os líquidos totalizam 22% da dieta americana, e quase todos, com exceção da água, do café preto e do chá sem açúcar, contêm calorias vazias que promovem Energia Ruim sem oferecer quaisquer benefícios. Evitar ingerir calorias líquidas é uma das maneiras mais simples e fáceis de reduzir o consumo de açúcar e de outras substâncias nocivas à regulação da energia.

Elimine todos os sucos, refrigerantes, bebidas artificiais de café, leites saborizados, leites vegetais adoçados, Gatorades e outros isotônicos, energéticos, raspadinhas e coberturas líquidas adoçadas (como as caldas). O açúcar na forma líquida é digerido rapidamente e sobrecarrega os sistemas de geração de energia. (Exceções: vitaminas e smoothies caseiros com muitas proteínas, legumes e verduras, como os apresentados nas páginas 329-330). Evite bebidas alcoólicas: elas também desestabilizam a glicose, em parte ao prejudicar a função mitocondrial e gerar estresse oxidativo.

Procure beber água com ou sem gás, chá, café sem açúcar e leite integral ou leite vegetal orgânico não adoçado, ou água com limão e uma pitada de sal marinho.

Só um comentário sobre bebidas alcoólicas: alguns estudos mostram que pessoas que ingerem pequenas quantidades de álcool por dia podem reduzir o risco de desenvolver diabetes tipo 2, mas outros mostram que talvez não exista uma quantidade mínima segura para o cérebro e que até quantidades mínimas podem reduzir de forma significativa o impacto positivo da recuperação do sono e a regulação do sistema nervoso. O consumo excessivo aumenta o estresse oxidativo, prejudica o microbioma, danifica o fígado, prejudica a oxidação da gordura nas mitocôndrias hepáticas (causando o armazenamento de gordura no fígado) e gera inflamação. Para ter a saúde metabólica ideal, limite ao máximo o consumo. A seguir listo algumas estratégias para reduzir o impacto da bebida alcoólica no corpo:

- Prefira sempre vinhos e destilados orgânicos. No caso do vinho e do champanhe, procure marcas biodinâmicas. Vinhos convencionais (não biodinâmicos) podem conter pesticidas, aditivos e açúcares não anunciados nos rótulos.
- Evite cerveja, que aumenta o nível de ácido úrico no sangue.
- Ao preparar drinques, evite excesso de açúcar, na forma de xaropes simples, misturas industrializadas ou suco de frutas. Se for tomar um drinque que contém suco de frutas, prefira sucos frescos de frutas com menor índice glicêmico, como limão, limão-siciliano, toranja e frutas vermelhas.
- Experimente drinques sem álcool! Há muitas opções incríveis por aí.
- Dilua drinques em água com gás.
- Pare de beber pelo menos algumas horas antes de ir para a cama, para não prejudicar muito o sono.

Entenda que o álcool é uma substância altamente viciante e tóxica, porém normalizada na sociedade devido ao marketing e às políticas da indústria. Se quiser beber, escolha fontes e momentos apropriados e limite-se a poucos drinques por mês. Ao reduzir o consumo, seu desejo também diminuirá.

2. Óleos vegetais e de sementes refinados e industrializados

Pouco tempo atrás, numa visita a meu pai, resolvi dar uma olhada em sua geladeira. Ele tinha acabado de ir ao mercado e comprado vários produtos orgânicos. Um deles era um leite de amêndoas artesanal, uma opção, em tese, saudável. Mas quando li o rótulo não me surpreendi: o segundo ingrediente era açúcar refinado e o terceiro era óleo de canola, um óleo de sementes refinado. Ao lado do leite havia um pote de húmus orgânico e o terceiro ingrediente listado também era óleo de canola.

A casa do meu pai está cheia de livros sobre saúde. Ele procura se alimentar de forma saudável. Até cultiva uma horta. Mas, mesmo tendo a melhor das intenções – é uma pessoa que compra húmus orgânico e leite de amêndoas artesanal –, ele não consegue passar ileso aos óleos de sementes refinados. Hoje quase todo mundo sofre com os males causados pelos óleos inflamatórios ocultos nos alimentos.

Entre os óleos vegetais e de sementes refinados e industrializados estão os de canola, milho, girassol, soja, sementes de uva, cártamo, amendoim e algodão. Se você ler qualquer rótulo de alimento industrializado vendido numa grande rede de mercados, é quase certo que encontrará um deles.

O argumento contra o consumo desses óleos refinados é bem simples: eles têm um teor altíssimo de ômega 6, o que prejudica a proporção de ômega 6 para ômega 3 e aumenta a inflamação no corpo.

Por serem baratos, os óleos de sementes se tornaram populares na nossa dieta, tomando o lugar das gorduras usadas pelos seres humanos há milhares de anos – como azeite, óleo de abacate, óleo de coco e gorduras de origem animal (como manteiga, banha ou ghee) –, que são processadas diretamente da planta ou extraídas dos animais. Para fabricar esses óleos, porém, são necessários processos industriais pesados, muitos envolvendo a extração com solventes químicos como o hexano, aquecimento acima de 65 °C, branqueamento e desparafinação. (Assista a um vídeo sobre a produção de óleo de canola para perder o apetite.)

Desde 1909 nosso consumo de óleo de soja (o óleo de sementes mais popular) aumentou em mil vezes. Hoje ele é a maior fonte de calorias para as pessoas nos Estados Unidos – acima da carne vermelha, da carne de porco e dos legumes. O consumo do óleo de soja e a adequação às desastrosas diretrizes alimentares dos anos 1990 (que sugerem a redução do consumo de gorduras em prol de carboidratos refinados) removeram alimentos anti-inflamatórios (ricos em ômega 3) da nossa alimentação e os substituíram por óleos inflamatórios e açúcar.

3. Grãos refinados

Um "grão integral" é um tipo de grão que tem todas as partes principais: farelo, gérmen e endosperma. Um grão de milho, um grão de arroz integral e uma baga de trigo são exemplos de grãos integrais, pois não tiveram nenhuma parte removida. O farelo é a camada mais externa do grão e costuma ser rico em fibras, vitaminas B e minerais. O gérmen contém gordura e micronutrientes. Dentro do farelo fica o endosperma, que é a maior parte do grão e contém mais amido. Se você imaginar o grão como um ovo, o farelo é a casca, o gérmen é a gema, e o endosperma é a clara. Se o grão inteiro for amassado e usado para produzir um pão, teremos o item processado "grão integral". Porém, se o grão é refinado para remover o farelo e o gérmen (deixando apenas o endosperma cheio de amido), entramos no perigoso território dos ultraprocessados. O refino dá ao produto final uma textura mais macia, mastigável (ao remover o farelo fibroso) e com mais tempo de validade (ao remover o gérmen, que contém gorduras que estragam). Como a maioria das vitaminas é removida junto com o farelo, os fabricantes costumam "enriquecer" produtos com grãos refinados, acrescentando versões sintéticas de vitaminas e minerais. E, como as fibras são removidas junto com o farelo, os fabricantes também podem acrescentar fibras refinadas como a inulina e a pectina.

Os grãos ultraprocessados fazem mal à saúde por vários motivos. Sem as fibras naturais, os carboidratos pré-processados cheios de endosperma chegam mais rápido à corrente sanguínea após a absorção no sistema digestivo, elevando a glicose logo após a ingestão. As fibras retardam a digestão e contribuem para a estabilização do nível da glicose, ao mesmo tempo que melhoram a saúde do microbioma, mas os grãos refinados podem levar a uma dieta pobre em nutrientes importantes e cheia de calorias vazias. Além disso, eles quase sempre são cultivados pelo método convencional, com uso pesado de pesticidas. Por fim, muitos produtos à base de grãos altamente processados são ricos em açúcares adicionados e gorduras nocivas, uma vez que esses dois elementos costumam fazer parte de alimentos ultraprocessados.

Uma pesquisa que acompanhou mais de 100 mil adultos por uma média de 9,4 anos mostrou que as pessoas que consumiam mais grãos refinados (acima de 350 gramas por dia) apresentaram um risco 27% maior de morte e um risco 33% maior de problemas cardiovasculares (como ataques cardíacos ou derrames) em comparação com os participantes que apresentavam um consumo menor de grãos ultraprocessados (menos de 50 gramas por dia). Para colocar essa informação em perspectiva, 350 gramas por dia equivalem a uma porção de cereais (39 gramas), duas fatias de pão (70 gramas), um punhado de biscoitos salgados (30 gramas), uma porção de macarrão (110 gramas) e um cookie com gotas de chocolate (80 gramas). O ideal é que você consuma *zero* grama de grãos refinados por dia. Eles fazem mal e são desnecessários. Também não recomendo grãos integrais (arroz integral, aveia, etc.), porém eles têm mais valor nutricional do que os refinados.

Prefira alternativas feitas com farinhas de oleaginosas ou, melhor ainda, escolha substitutos naturais. Por exemplo, faça um pudim de chia em vez de comer cereais, use folhas de alface em vez de tortillas para seus tacos e prefira arroz de couve-flor a arroz comum.

A seguir apresento uma lista de alternativas fáceis de fazer e deliciosas para os grãos:

PRODUTOS REFINADOS DE GRÃOS	SUBSTITUTOS PARA PRODUZIR ENERGIA BOA
Pão branco	• Pão feito com farinha de oleaginosas (por exemplo, amêndoa) ou farinha de coco • A batata-doce cortada no comprimento e assada pode ser uma alternativa para o pão • Pão ázimo de farinha de coco (receita nas páginas 342-343)
Tortillas de farinha ou massa para tacos	• Folhas de algas marinhas (nori) • Wrap de folha de alface • Wrap de couve-galega • Wrap de jacatupé • Wrap de ovos • Wrap de lentilha • Wrap de linhaça • Wrap de grão-de-bico e espinafre (receita nas páginas 332-333)

Arroz branco	• Arroz de couve-flor (compre congelado ou passe a couve-flor no processador até ficar com aparência de arroz; receita na página 369) • Arroz de brócolis (compre congelado ou passe os brócolis no processador até ficarem com aparência de arroz) • Arroz de shirataki, feito de konjac proteico • Arroz de batata-doce (passe a batata-doce no processador até ficar com aparência de arroz)
Macarrão	• Noodles de abobrinha • Noodles de batata-doce • Noodles de beterraba • Noodles de nabo • Observação: os macarrões de legumes (abobrinha, batata-doce, beterraba e nabo) são feitos com um fatiador elétrico. Recomendo que você compre um para fazer diversos tipos de macarrão saudáveis. • Macarrão de abóbora (asse e raspe a abóbora com um garfo para conseguir a textura de massa) • Macarrão de grão-de-bico • Macarrão de tremoço • Macarrão de lentilha • Macarrão de feijão-preto • Macarrão de palmito • Macarrão de konjac (também chamado de macarrão milagroso ou macarrão de shirataki) • Macarrão de algas marinhas
Massa de pizza	• Massa de couve-flor • Massa de farinha de amêndoas • Massa de farinha de coco • Minipizzas em fatias de berinjela • Massa de batata-doce
Bolos, biscoitos, doces	• Alternativas feitas com farinhas de oleaginosas
Cereais ou mingau de aveia instantâneo	• Pudim de sementes de chia ou de manjericão • Granola sem grãos feita com oleaginosas e sementes • Mingau sem aveia, feito com oleaginosas, sementes e flocos de coco

Ao evitar o açúcar adicionado, os óleos vegetais e de sementes industrializados e os grãos processados, você foge de quase todos os alimentos ultraprocessados. E, ao fazer isso, também evita os inúmeros aditivos que fazem parte desses alimentos e nos debilitam, como conservantes sintéticos ou ultraprocessados, aromatizantes, emulsificantes e corantes. Certos aditivos são proibidos por serem cancerígenos em animais e talvez até em humanos. O corante alimentar vermelho 40 é um sintético derivado de petróleo que supostamente provoca efeitos neurotóxicos por contribuir para o estresse oxidativo no cérebro. Assim como vários outros corantes alimentares artificiais no mercado, o corante vermelho 40 é produzido a partir de processos que utilizam muitas substâncias tóxicas, como o formaldeído, e é comprovadamente contaminado com substâncias cancerígenas, como a benzidina. O vermelho 40 já foi associado a comportamento agressivo em crianças, autismo e TDAH, e acredita-se que "agrave problemas de saúde mental". Entre os alimentos que contêm vermelho 40 estão balas, isotônicos, gelatina em pó, misturas para bolo, biscoitos salgados com pó vermelho, coberturas artificiais de morango e centenas de outros ultraprocessados. Nunca coma algo que tenha "vermelho", "azul" ou "amarelo" na lista de ingredientes. Existem diversas alternativas de "corantes naturais", como beterraba orgânica em pó para a cor vermelha, espirulina para o azul ou cúrcuma para o amarelo. Outros aditivos comuns são o dióxido de titânio, o óleo vegetal bromado, o propilparabeno, o acessulfame-K e muitos mais que sabidamente causam danos diretos à saúde celular, em grande parte por provocarem estresse oxidativo e disfunção mitocondrial.

COMO MANTER UMA DIETA COM FOCO NA PRODUÇÃO DE ENERGIA BOA PARA MANTER A GLICEMIA EM NÍVEIS SAUDÁVEIS

Falamos sobre os cinco elementos necessários para montar uma refeição e um plano alimentar que ajudará você a desenvolver e manter um corpo capaz de produzir Energia Boa. Também falamos sobre cinco categorias de alimentos a se evitar. Mas resta uma última camada a ser explorada, com foco nas melhores *estratégias* alimentares para manter a glicose estável no dia a dia e o funcionamento ideal do corpo. Conforme aprendemos na Parte 1, a glicose muito oscilante é um problema sério para a saúde e uma das principais consequências negativas da ingestão de ultraprocessados. Ela indica que o corpo perdeu a "tolerância à glicose" – ou seja, tornou-se resistente à insulina e tem Energia Ruim. Como sabemos, a resistência à insulina pode decorrer de vários fatores que geram Energia Ruim e que foram apresentados no Capítulo 1. Desses fatores, a supernutrição crônica é amplamente refletida nas grandes variações de glicose que ocorrem após ingerirmos alimentos com açúcares adicionados e grãos processados.

A alta variação da glicose é *tanto causa quanto consequência* da Energia

Ruim. Ela é *causa* porque sobrecarrega o corpo de glicose, entupindo o sistema e criando estresse metabólico nas *célula*s e mitocôndrias, o que provoca estresse oxidativo, danos mitocondriais e inflamação crônica. Outro grande exemplo do efeito da elevação da glicose na corrente sanguínea é a glicação, que ocorre quando *o açúcar gruda nas coisas e causa disfunção.*

A alta variação da glicose também é *consequência* da Energia Ruim. *Qualquer* processo que gere estresse oxidativo, inflamação crônica e disfunção mitocondrial (como estresse crônico, exposição a toxinas ambientais e falta de sono) estimula a resistência à insulina e a produção de Energia Ruim, que podem tornar o corpo menos capaz de lidar com *qualquer* nível de glicose que entre no corpo pela ingestão de alimentos.

O consumo elevado de açúcar estimula a produção de Energia Ruim e precisa ser combatido. Os níveis de glicose da nossa dieta são astronômicos e um dos maiores culpados pela alta carga de Energia Ruim. A glicose é o único biomarcador que podemos acompanhar em tempo real, o que nos permite ajustar nossa exposição a ela em prol de nossa saúde. Somando-se açúcares refinados, grãos refinados e alimentos com alto teor de amido, 42% das nossas calorias vêm de alimentos que são convertidos em açúcar.

Não há como expressar quão absurdo é isso – essas calorias não oferecem nada *realmente* necessário ao corpo. A consequência natural disso são desejos insaciáveis e a sensação constante de fome. Imagine o seguinte: 42% das 70 toneladas de comida que consumimos ao longo da vida são *inúteis* para o desenvolvimento de um corpo saudável ou para a sinalização de um funcionamento celular saudável. Esses alimentos imprestáveis envenenam o microbioma e sobrecarregam as mitocôndrias, fazendo com que as células fiquem lotadas de gordura e desenvolvam resistência à insulina. Resultado: aumento da glicose na corrente sanguínea e caos dentro e fora das células. Isso sem contar a pior consequência de todas: as mitocôndrias sobrecarregadas não conseguem trabalhar direito, por isso não produzimos a energia necessária para as células e desenvolvemos disfunção celular, o que leva a uma variedade de doenças. Aprender a comer para manter a glicose estável é fundamental.

A seguir apresento nove estratégias para manter os níveis de glicose sob controle após as refeições:

1. **Não coma "carboidratos puros":** Carboidratos puros são alimentos

com predominância de carboidratos que são ingeridos sozinhos, como bananas (que tem 92% das calorias de carboidratos) ou outras frutas. Acrescente proteínas, gorduras e/ou fibras saudáveis para diminuir a velocidade da digestão, aumentar a saciedade e reduzir o fluxo de entrada de glicose na corrente sanguínea. Por exemplo, pesquisas mostram que comer 85 gramas de amêndoas junto com uma refeição com alto teor de carboidratos reduz significativamente o aumento da glicose após a refeição.

2. **Ordene as refeições e tenha o metabolismo ideal ao se "pré-abastecer" com alimentos com baixo índice glicêmico:** Coma legumes com pouco amido, gorduras, proteínas e/ou fibras antes da parte da refeição com mais carboidratos, de modo a diminuir os picos de glicose após as refeições. Ao contrário do que sugerem praticamente todos os restaurantes, é melhor *evitar* pães e batatas antes da refeição. Alimentos do tipo elevam a glicose e podem *aumentar a fome*. Em um estudo, o consumo de cerca de 20 gramas de proteína e 20 gramas de gordura cerca de 30 minutos antes da ingestão de carboidratos reduziu significativamente a elevação da glicose após a refeição em pessoas não diabéticas e resistentes à insulina. A seguir listo formas simples de se "pré-abastecer" antes de refeições:

   - Sempre peça uma salada verde e alguma proteína (ovo, frango, queijo) antes de comer um prato principal com muito amido. Escolha molhos sem açúcar.
   - Peça ao garçom para *não* servir pães ou batatas antes da refeição.
   - Caso seu prato contenha amido (por exemplo, batata ou massa), proteína (por exemplo, frango ou peixe) e legumes, comece com os legumes, depois coma a proteína e então termine com o amido.
   - Coma um punhado de oleaginosas, um ovo cozido ou legumes meia hora antes de se sentar para fazer a refeição principal ou para ir a um evento.

3. **Coma mais cedo:** Por incrível que pareça, a mesmíssima refeição pode causar um pico de glicose menor se for ingerida pela manhã em vez de tarde da noite. O corpo é naturalmente mais resistente à insulina à noite, então, de certa forma, obtemos um "custo-benefício" melhor

ao comer carboidratos mais cedo, quando conseguimos processá-los melhor. Um estudo publicado no periódico *British Journal of Nutrition* com participantes saudáveis, de peso normal, usando um dispositivo MCG mostrou que ingerir alimentos com alto teor glicêmico à noite causa uma elevação maior tanto nos níveis de insulina quanto nos de glicose em comparação com fazer a mesma refeição mais cedo. Nesse estudo, as refeições noturnas eram realizadas às 20h30, e as matinais, às 9h30. Evite refeições e sobremesas com alto nível glicêmico à noite.

4. **Alimente-se num tempo restrito:** Quando reduzimos a janela de alimentação, os picos de glicose e insulina são menores se comparados com a ingestão dos mesmos alimentos numa janela maior. Na alimentação com restrição de tempo (TRF, na sigla em inglês), fazemos todas as refeições durante uma janela mais curta. Um estudo de 2019 publicado no periódico *Nutrients* mostrou que, quando 11 participantes com sobrepeso e não diabéticos praticaram a técnica por apenas quatro dias, ingerindo todas as calorias num período de seis horas, apresentaram glicose em jejum, insulina em jejum, picos de glicose após refeições e glicose média bem mais baixos em comparação com pessoas que ingeriram os *mesmos* alimentos durante um período de 12 horas. Para colocar a técnica em prática, comece tentando limitar o tempo em que você come para 12 horas (por exemplo, das 8h às 20h), depois diminua para 10 horas (por exemplo, das 8h às 18h), até chegar a oito horas (por exemplo, das 10h às 18h). À medida que seu metabolismo vai se tornando mais eficiente com a rotina que estimula a produção de Energia Boa, o método se torna mais fácil, porque o corpo se acostuma a processar a gordura armazenada para obter energia.

5. **Evite consumir açúcar líquido:** Qualquer açúcar que chega ao trato gastrointestinal na forma líquida é absorvido rápido e pode causar picos de glicose. Entre as fontes de açúcar líquido estão refrigerantes, sucos e bebidas com açúcar adicionado – como cafés gelados, chás adoçados e muitas bebidas alcoólicas. Uma exceção é uma vitamina bem balanceada, com legumes, gordura, frutas com baixo índice glicêmico e proteínas. Com base nos dados da Levels, em geral é possível consumir vitaminas e smoothies do tipo sem causar grande aumento no nível da glicose. Consulte as páginas 329-330 para encontrar receitas.

E QUANTO AOS ADOÇANTES ARTIFICIAIS E AOS ADOÇANTES NATURAIS NÃO NUTRITIVOS?

- Uma pesquisa mostrou que a ingestão de adoçantes artificiais, como aspartame, sucralose e sacarina, pode causar aumento de peso, transtornos no microbioma e alterações nos níveis hormonais do trato gastrointestinal, além da liberação de insulina. Evite-os.
- Os adoçantes naturais não nutritivos (como a alulose, a fruta-do-monge e a estévia) e os álcoois de açúcar (como o eritritol) são opções melhores do que o açúcar e os adoçantes artificiais, mas podem acionar as vias de recompensa no cérebro, aumentando a vontade de comer doce. Também podem causar inchaço e outros sintomas no trato gastrointestinal (sobretudo os álcoois de açúcar). Use-os com moderação e faça o desmame até eliminá-los por completo.

6. **Adicione fibras a todas as refeições:** As fibras reduzem a velocidade da digestão, promovem a saúde do microbioma e diminuem o aumento da glicose após refeições. Um estudo publicado no periódico *Diabetes Care* com 18 participantes com diabetes tipo 2 observou durante quatro semanas as diferenças entre os marcadores metabólicos de uma dieta rica em fibras e com pouca carga glicêmica e de uma dieta pobre em carboidratos e rica em gordura. Na dieta com muitas fibras, os participantes tiveram uma queda significativa do colesterol LDL, dos níveis de glicose e de insulina após as refeições, e dos triglicerídeos três horas após o almoço. Entre as fontes de fibra do estudo estão leguminosas, legumes e verduras, frutas e grãos integrais. Outras boas fontes de fibras são: chia, linhaça, outras oleaginosas ou sementes, abacate, feijão, frutas ou legumes com alto teor de fibras, lentilha e tahine. Procure ingerir pelo menos 50 gramas de fibras por dia.
7. **Use aditivos alimentares como vinagre e canela para diminuir a resposta glicêmica:** Foi comprovado que o vinagre de maçã diminui a glicemia quando ingerido antes ou junto das refeições, e o efeito pode ser intenso, com alguns estudos mostrando uma redução de 50% na elevação da glicose após refeições de pessoas saudáveis. Há várias

teorias sobre o motivo por trás disso, e uma delas diz que o vinagre reduz a velocidade com que o estômago se esvazia de comida, prolongando a sensação de saciedade. O vinagre também pode regular a atividade da insulina, melhorando a sensibilidade a ela e a captação da glicose pelas células. Em estudos com cultura de células, o ácido acético do vinagre inibiu a atividade de uma classe de enzimas intestinais chamadas dissacarídeos, que quebram açúcares para a digestão e, com isso, reduzem a quantidade de açúcar que absorvemos dos alimentos. Apenas duas colheres de chá de vinagre podem reduzir a elevação da glicose após as refeições em 23% quando ingeridas com uma dieta rica em carboidratos complexos, porém esse efeito não ocorreu no consumo de açúcares simples (entre os quais estão a dextrose, a glicose e a frutose), talvez por não serem processados por dissacarídeos inibidos pelo vinagre.

Assim como o vinagre, a canela pode melhorar os níveis de glicose e a sensibilidade à insulina de pessoas com e sem diabetes tipo 2. Alguns compostos naturais da canela, como o polímero de metil-hidroxi-chalcona (MHCP, na sigla em inglês) e o ácido hidroxicinâmico, podem imitar a atividade da insulina ou melhorar a atividade de receptores de insulina e contribuir para a absorção da glicose pelas células e seu armazenamento saudável, na forma de glicogênio. A canela é rica em substâncias vegetais que reduzem o estresse oxidativo, o que também pode contribuir para seus benefícios ao metabolismo. Um estudo com 41 adultos selecionou participantes aleatoriamente para consumir 1, 3 ou 6 gramas de canela misturados na comida por 40 dias. Todas as doses de canela reduziram os níveis de glicose após as refeições, mas a queda foi maior no grupo que ingeriu 6 gramas, cujos níveis de glicose apresentaram uma queda de 13%, indo de uma média de 106 mg/dL no primeiro dia para 92 mg/dL no último.

8. **Caminhe por pelo menos 15 minutos após as refeições:** Esse passo simples pode reduzir o impacto da elevação da glicose pós-refeição em até 30% e é um excelente hábito a ser seguido após todas as refeições possíveis.
9. **Alimente-se com atenção e gratidão:** Pesquisas mostram que cuidar dos comportamentos e padrões de pensamento durante a refeição pode mudar a reação metabólica aos alimentos. Comportamentos como prestar atenção na dimensão sensorial e espiritual da comida,

focar no ambiente e ter percepção da fome emocional reduzem os níveis da hemoglobina glicada ao longo de 12 semanas em pacientes com diabetes tipo 2. Além disso, pesquisas mostram que comer mais rápido está associado a um aumento significativo do risco de diabetes tipo 2, com um estudo mostrando que o risco dobra em pessoas que comem mais rápido e outro indicando que a incidência de síndrome metabólica é quatro vezes mais baixa em pessoas que se alimentam devagar. A ideia é que, ao comer rápido, você pode consumir mais calorias antes de se sentir satisfeito. Parece estranho pensar que comer mais devagar e apreciar a dimensão espiritual dos alimentos podem afetar a glicose, mas pesquisas sugerem que isso de fato acontece.

O caminho para a Energia Boa começa no garfo. A jornada se inicia quando passamos a colocar mais informações moleculares úteis no talher. A transição para uma dieta rica em ultraprocessados ao longo dos últimos 100 anos foi desastrosa para nossa saúde física e mental, mas a jornada rumo à Energia Boa nos afasta dela e nos leva a ingerir alimentos integrais, não processados e nutritivos, cultivados em solo fértil, saudável. Porém a comida não é a única ameaça nova enfrentada pelas nossas células, e os próximos capítulos vão explorar outros fatores que precisam ser levados em conta.

RESUMO: COMO PLANEJAR UMA REFEIÇÃO PARA GERAR ENERGIA BOA

Alimentos com Energia Boa:
1. Micronutrientes e antioxidantes (ver páginas 309-310 para listas abrangentes)
2. Ácidos graxos ômega 3 (ver página 311 para os principais alimentos)
3. Fibras (ver página 311 para os principais alimentos)
4. Alimentos fermentados (ver página 311 para os principais alimentos)
5. Proteínas (ver página 311 para os principais alimentos)

Alimentos com Energia Ruim:
1. Açúcar refinado adicionado
2. Óleos vegetais e de sementes refinados e industrializados
3. Grãos refinados

7

Respeite seu relógio biológico

Luz, sono e o momento das refeições

Quando cheguei, bolsas de sangue vazias cobriam o chão da sala de operação.

Eu estava no segundo ano de residência e aquele era meu "plantão" – ou seja, eu era a única cirurgiã otorrinolaringologista acordada para cobrir três hospitais grandes em qualquer questão que envolvesse minha especialidade. Estava acordada havia 24 horas e tentava tirar uma soneca rápida na sala de repouso quando meu pager tocou.

Ao entrar na sala de operação vi pelo menos 14 médicos e enfermeiros correndo frenéticos de um lado para outro. A mulher sobre a mesa de operação estava com o pescoço aberto e vários residentes de traumatologia tentavam conter o sangramento com grampos e as próprias mãos. Ela havia levado várias facadas no pescoço em casa e suas artérias esguichavam sangue. A cirurgiã traumatologista responsável pediu que eu me higienizasse e a ajudasse a analisar o pescoço. Vesti o avental cirúrgico e me preparei para entrar em ação.

Minutos depois eu estava revirando os cortes no pescoço da mulher, procurando grandes ferimentos nos vasos para fechá-los. Passei minutos imersa na tarefa até que ergui a cabeça e percebi que os outros tinham parado e se afastado do corpo. A paciente tinha morrido. Ao olhar para a pele em carne viva, rasgada e exposta pelas facadas, imaginei o que tinha acontecido com aquela mulher menos de uma hora antes: a violência, o ódio, o medo, os gritos, o sangue, o corte afiado da faca.

Eu me considerava uma pessoa extremamente empática. Em Stanford, tinha recebido um prêmio pelo meu humanismo. Em casa, minhas estantes estavam lotadas de livros sobre desenvolvimento pessoal, e meu apelido na família era "Pacifista". Mas naquele momento meu pensamento mais forte era minha necessidade de dormir.

Quando liguei para meu supervisor para alertá-lo sobre a situação, ele me interrompeu na hora e resmungou:

– É sério que você me acordou para contar que uma pessoa morreu?

E desligou na minha cara. Na época, fiquei chocada, mas, olhando para trás, a reação dele foi compreensível: toda noite algum residente o acordava, e ele tinha uma agenda cheia de operações a realizar na manhã seguinte e estava desesperado para ter uma boa noite de sono, mesmo com 30 anos de experiência.

Quando cheguei ao quinto ano, já como residente-chefe, meu tempo de residência parecia um grande borrão. Eu passava a maioria dos dias numa sala de cirurgia sem janelas, tirando sonecas esporádicas quando conseguia intervalos curtos e enfiando comida industrializada na boca a qualquer momento da noite ou do dia. Tempos depois descobri que interrupções constantes nas necessidades naturais de sono do corpo resultam em danos cerebrais mensuráveis, desequilíbrios emocionais, problemas de metabolismo e até déficit de memória.

Meus anos de residência são um caso extremo, mas o fato é que a cultura moderna ocidental, movida a tecnologia, distorce nosso cronograma natural – nosso ritmo circadiano. Não dormimos nem comemos nos horários e padrões adequados à biologia ideal de nossas células. As mudanças nos horários naturais de dormir e comer contribuem muito para a produção de Energia Ruim.

Nos últimos 100 anos passamos a dormir, em média, 25% a menos. Até alguns milênios atrás, os seres humanos passavam boa parte da vida ao ar livre ou em abrigos expostos – não havia "interiores" de verdade. O tempo desde que passamos a usar luz artificial equivale a 0,04% da história humana. Hoje estudamos e trabalhamos em ambientes que esperam que crianças e adultos fiquem sentados à mesa em salas fechadas, com pouca luz do sol durante boa parte do dia, então voltamos para casa e mal saímos dela. Infelizmente, no mundo moderno, ter uma vida bem-sucedida é viver dentro de uma caixa, trabalhar dentro de uma caixa, passar o dia de frente para caixas iluminadas e ser enterrado em uma caixa. Estamos muito afastados das forças que nos dão vida: a luz do sol e a Terra.

Não estou dizendo que devemos voltar à pré-história e proibir luzes artificiais, casas ou tecnologia digital, mas acho que a sociedade deveria dar um passo para trás e analisar como essas invenções debilitam nosso corpo e estão associadas a nossas taxas elevadas de disfunções mentais e físicas geradas pela Energia Ruim.

Ao longo de milhões de anos desenvolvemos uma cronobiologia (padrão de atividades biológicas baseadas no tempo) muito complexa, codificada em nossas células por traços como os "genes clock" (que ajudam a controlar o relógio biológico) e regiões cerebrais especializadas em reagir à luz. Embora tenham um relógio biológico próprio, as células precisam estar sincronizadas com sinais de luz externa para garantir que as coisas se mantenham no ritmo certo. Os dois principais sinais externos de sincronização são o momento da exposição à luz e o momento da exposição à comida. Todos os dias a cronobiologia determina quando precisamos acordar, quando precisamos comer, quando é melhor metabolizar a comida, quando liberar hormônios, como nossos genes são expressos e quando precisamos dormir.

O ser humano é um animal *diurno*, nossa biologia é projetada para agir e se alimentar quando está claro e dormir e jejuar no escuro. Por outro lado, muitos animais *noturnos* têm a biologia inversa – são ativos à noite e dormem durante o horário em que há luz do sol. O problema é que hoje nosso comportamento está completamente fora de sincronia com nossa cronobiologia – comemos tarde e nos expomos a luzes artificiais na hora de dormir. Para os trilhões de células que esperam um certo tipo de atividade em dado momento mas se deparam com outro, a confusão é grande, e ela se manifesta como os sintomas e as doenças que muitos de nós sofrem hoje.

Pesquisas mostram que nossos horários de sono, exposição à luz e alimentação causam disfunção mitocondrial, estresse oxidativo e inflamação crônica – as três marcas registradas da Energia Ruim.

Hoje a maioria das pessoas – e até dos médicos – se esquece de cuidar do ritmo circadiano. Mas reflita sobre como isso é ilógico. Se a bateria de um carro elétrico funciona por 700 quilômetros e precisa de oito horas para ser completamente carregada, você deve respeitar esses parâmetros. Se carregar a bateria dele por seis horas e tentar percorrer 1.100 quilômetros, vai se decepcionar. O que acontece com nossas células é simples assim. Nós destruímos o cronograma que essas incríveis máquinas estão programadas para seguir dentro do corpo, mas não entendemos por que temos enfrentado cansaço, insônia, confusão mental, lentidão ou ansiedade. Quando isso acontece, corremos atrás de remédios para "tratar" essas condições, prejudicando ainda mais o ritmo circadiano.

É claro que todos nós já ouvimos os alertas superficiais sobre a necessidade de dormir mais, porém é preciso entender o *motivo* por trás disso para alcançar uma mudança comportamental duradoura. E embora várias pesquisas já tenham comprovado, por incrível que pareça, é raro nos explicarem como a luz do sol direta, nos momentos certos, é fundamental para a saúde metabólica e geral. Boa parte do que ouvimos falar sobre o sol é que devemos *evitá-lo*, mas fugir dele é prejudicial. Todos precisam conhecer o cronograma programado em nossas células e a importância dele para a regulação da energia.

Para entender bem o funcionamento desse cronograma, precisamos conhecer a fundo os três fatores interconectados que o influenciam: luz do sol, sono e alimentação.

SOMOS FEITOS DE LUZ SOLAR

Isso não é uma metáfora. Quase toda a energia que consumimos de alimentos vem diretamente do Sol. Para a maioria de nós, *fotossíntese* é apenas um termo que aprendemos na escola e logo tratamos de esquecer. Mas lembre-se deste fato incrível: a energia enviada pelo Sol percorre cerca de 150 milhões de quilômetros no espaço sideral e é armazenada nas conexões químicas das moléculas de glicose fabricadas pelas plantas. Mesmo que você siga uma dieta mais carnívora, muitos dos animais que comemos são herbívoros, então boa parte da energia que recebemos da comida tem origem no Sol. Ele é nossa fonte de vida.

Também não podemos esquecer que a fotossíntese cria oxigênio, necessário a todas as células do corpo para a criação de energia.

A vida só existe na Terra por causa do Sol. O fato de ninguém nos ensinar sobre as três funções essenciais dele para o funcionamento do corpo humano é um ponto cego vergonhoso da medicina.

Ligando a máquina

Desde o surgimento das formas de vida mais simples, o padrão de claridade e escuridão é um estímulo ambiental consistente que impulsiona nossa biologia. Células humanas são codificadas para seguir um ciclo sono-vigília de 24 horas com duas partes: à luz do sol fazemos atividades e nos alimentamos, e na escuridão jejuamos e descansamos. A expressão genética, o metabolismo e a atividade hormonal dessas duas fases são bem distintos. A exposição à luz determina em que fase estamos. Quando a exposição à luz e à escuridão é irregular e imprevisível, oferecemos sinais confusos ao corpo e causamos disfunções e doenças.

O sol que entra em nossos olhos funciona como o botão de "ligar" o corpo. A quantidade de luz a que somos expostos ao ar livre em um dia de céu limpo é 100 vezes maior do que a da luz artificial dos interiores. Mesmo ao se sentar à sombra de uma árvore, o ser humano é exposto a 10 vezes mais luz do que ao se sentar num ambiente fechado e iluminado por lâmpadas. Um estudo mostrou que a lux – uma medida da intensidade da luz – costuma ser inferior a 100 em ambientes internos e superior a 100 mil nos externos. Embora transparente, o vidro das janelas é uma barreira física para os fótons que chegam a nossos olhos e informações importantes que alcançam as células. Assim como a comida é um conjunto de informações moleculares que ditam o funcionamento das células, a luz pode ser considerada uma informação energética que diz ao corpo que horas são e, portanto, como as células devem funcionar. Hoje em dia as crianças passam apenas uma ou duas horas expostas a intensidades de luz acima de mil lux, um absurdo que contribui para doenças metabólicas, obesidade, problemas de visão (que aumentaram muito nas últimas décadas) e outras questões de saúde. Não é de surpreender que o tempo que passamos ao ar livre ofereça forte proteção contra o sobrepeso e o desenvolvimento de doenças crônicas.

Quando a luz chega aos fotorreceptores em nossos olhos, gera um impulso elétrico que é enviado de célula a célula. Essa reação chega ao núcleo supraquiasmático do cérebro (NSQ), o principal condutor de muitas funções corporais. Os furinhos de três milímetros no crânio pelos quais passam os nervos ópticos são a principal maneira de o corpo saber que horas são.

Esses nervos estão só esperando a luz para "dar partida" à biologia matinal correta do corpo. O problema é que a vida moderna nos impede de passar muito tempo ao ar livre de manhã.

Embora o NSQ – e quase todas as células no corpo – tenha seu próprio padrão interno de 24 horas de atividade, a luz "sincroniza" o relógio interno das nossas células, confirmando o momento do dia e orquestrando os processos hormonais e genéticos responsáveis por todos os aspectos da nossa atividade biológica. Entre essas atividades estão a produção de energia, a liberação de melatonina, a digestão e a fome, além da liberação dos hormônios do estresse.

O problema é que, quando somos expostos à luz em horários fora do normal ou ficamos em ambientes fechados quando há luz ao ar livre, afetamos profundamente nosso metabolismo e aumentamos o risco de uma série de doenças provocadas pela Energia Ruim.

Quando nos expomos a mais luz de manhã e menos à noite, mostramos ao NSQ qual é o momento do dia e ajudamos o corpo a ajustar corretamente os sinais genéticos e hormonais. Simplificando: uma forma importante de regular hormônios, metabolismo, peso e risco de doenças é *mostrar* às células qual é a hora. Fazemos isso expondo os olhos à luz solar de dia e evitando qualquer fonte luminosa tanto quanto possível após o pôr do sol.

Direcionando a energia

Especialistas que estudam o sono e o diabetes sabem desde a década de 1960 que a sensibilidade à insulina e a tolerância à glicose seguem um ciclo ao longo do dia. Acredita-se que esse fenômeno seja causado pela influência da melatonina, hormônio que induz o sono e é secretado pelo cérebro durante a escuridão.

Estudos sugerem que a exposição a luzes fortes durante o dia também é essencial para manter a sensibilidade à insulina. Em um estudo conduzido no Brasil, mulheres obesas que receberam fototerapia com luz intensa três vezes por semana ao longo de cinco meses após praticarem atividades físicas de dia tiveram uma redução notável na resistência à insulina e na taxa de gordura corporal em comparação com mulheres que fizeram os mesmos exercícios mas não foram expostas ao sol.

Além disso, cientistas da Universidade de Genebra descobriram que até pequenas mudanças na exposição à luz (como uma hora de exposição no meio de um ciclo de escuridão ou a privação de luz por dois dias) podem exercer forte impacto na resistência à insulina. Esse achado ajuda a explicar por que pessoas expostas à luz em momentos inadequados são mais propensas a desenvolver transtornos metabólicos como o diabetes.

Humor solar

Já foi comprovado que a luz do sol afeta o humor, que está conectado com a saúde metabólica. Sabe-se que uma exposição reduzida ao sol pode ser gatilho para a depressão em certas pessoas, enquanto para outras as mudanças de humor podem ser mais sutis. Pesquisas estabeleceram uma conexão entre a baixa exposição ao sol e níveis mais baixos de serotonina, que regula o humor. Também há uma correlação entre aumento da exposição à luz natural e os níveis de serotonina. Isso pode ser atribuído ao fato de que a luz natural aumenta a ligação dos receptores de serotonina-1A no cérebro e pode estimular a produção de serotonina na pele. Estudos também sugerem que o aumento de sinalização da serotonina pode reduzir o apetite e levar a um melhor controle da glicose.

SONO

Você quer matar um cachorro? Experimente deixá-lo sem dormir por apenas nove dias.

Quer ter pré-diabetes? Reduza o tempo de sono para quatro horas por noite durante apenas seis dias.

Sempre que reduzimos a quantidade, a qualidade ou a consistência do sono, damos um passo em direção ao túmulo – e a sintomas e transtornos metabólicos –, pois estamos gerando estresse oxidativo, disfunção mitocondrial, inflamação crônica, além de causar grandes transtornos ao microbioma. Mesmo que você siga uma dieta perfeita para gerar "Energia Boa", se não dormir, suas células vão produzir radicais livres em excesso, enviar sinais de perigo, ativar o sistema imunológico, ter dificuldade para produzir energia e se tornar resistentes à insulina. A falta de um sono reparador é sinal de "perigo" extremo para o corpo, pois abala o metabolismo e estimula o armazenamento de gordura.

A falta de sono também cria um círculo vicioso. Quando você desenvolve Energia Ruim – por alimentação inadequada, sono, estresse, sedentarismo, toxinas, etc. –, ela passa a exercer um impacto negativo na sua capacidade de dormir bem. E, tendo em vista que pessoas com disfunções metabólicas têm mais dificuldade para pegar no sono, a situação piora. Para viver sem sintomas é preciso quebrar esse ciclo, e para construir uma cultura saudável e funcional a sociedade precisa superar o fenômeno moderno do sono ruim, que é amplamente difundido. Células privadas de sono são estimuladas a fabricar Energia Ruim.

Quando analisamos especificamente os processos de produção de Energia Ruim, vemos que todos são afetados pelo sono.

- **Disfunção mitocondrial:** Um estudo com camundongos em que os animais descansavam por quatro horas durante um período de 24 horas ao longo de quatro meses concluiu que "a estrutura das mitocôndrias dos animais foi *destruída* pela privação de sono em longo prazo". Imagens mostram que os elétrons de mitocôndrias desses camundongos parecem manchas amorfas quando comparados com mitocôndrias saudáveis. Como já era de esperar, as "mitocôndrias destruídas" rapidamente causavam insuficiência cardíaca nos roedores, e um músculo cardíaco com pouca energia vai inevitavelmente entrar em colapso. Outras pesquisas com camundongos mostram que há uma queda significativa nas atividades da cadeia de transporte de elétrons mitocondrial – os últimos passos fundamentais na produção de ATP – mesmo 72 horas após a privação de sono.
- **Estresse oxidativo:** Já foi observado que a privação do sono estimula a produção de radicais livres e, com isso, o estresse oxidativo por todo o corpo, inclusive no fígado, no intestino, nos pulmões, nos músculos, no cérebro e no coração. Num trabalho recente publicado no renomado periódico *Cell*, a privação do sono em animais gerou um grande acúmulo de radicais livres nocivos no trato gastrointestinal, associado com morte prematura. O acúmulo de radicais

livres aumenta gradualmente a cada dia de privação de sono e cai gradualmente após o fim da privação. Como espécies reativas de oxigênio (EROs) são um produto natural dos processos metabólicos, os cientistas levantaram a hipótese de que uma das principais funções do sono é ajudar a neutralizar os radicais livres acumulados durante o dia.

- **Inflamação crônica:** Até uma pequena restrição de sono – de oito horas para seis horas por noite durante uma semana em ambiente laboratorial – pode aumentar muito a presença de substâncias inflamatórias no sangue, como a IL-6 e o TNF-α, ambas sinais de perigo para o corpo, por estimularem a resistência à insulina.

Além disso, estudos sobre expressão gênica em camundongos mostram que a privação crônica do sono aumenta a expressão de 240 genes e diminui a expressão de 259, muitos relacionados ao metabolismo.

Por incrível que pareça, a privação do sono pode alterar profundamente a composição do microbioma, e pesquisadores acreditam que o impacto dessa disbiose leva ao surgimento das marcas registradas da Energia Ruim, como a inflamação crônica. No laboratório é possível privar um camundongo do sono e transferir seu microbioma doente para um camundongo com o sono em dia e sem microbioma. O camundongo saudável desenvolverá inflamação crônica pelo corpo inteiro, inclusive no cérebro, e também apresentará comprometimento cognitivo.

Existe uma conexão próxima entre privação de sono, disfunção intestinal e estresse oxidativo. Numa pesquisa com centenas de universitários, quase 90% declararam dormir menos de sete horas por noite e 42% sofriam de distúrbios intestinais. Nesses estudantes, a restrição do sono levou a uma queda no número de bactérias intestinais que produzem o AGCC butirato, sobre o qual aprendemos no Capítulo 5, que age como combustível para as células intestinais, afeta a expressão dos genes envolvidos no metabolismo de energia e regula positivamente a função mitocondrial. Lembre-se: uma barreira intestinal saudável e forte nos protege de inflamações crônicas ao impedir substâncias externas de penetrar a mucosa intestinal. O microbioma é extremamente sensível à falta de sono e pode estimular a produção de Energia Ruim, que gera muitas das consequências da privação de sono. Ou seja: precisamos dormir não só por nós mesmos, mas também por nosso microbioma!

Também já vimos que a supernutrição crônica estimula a produção de Energia Ruim e que a falta de sono aumenta muito a probabilidade de comermos em excesso, devido à alteração que ocorre nos hormônios da fome e da saciedade. Em um estudo, 12 rapazes saudáveis que passaram por privação do sono por dois dias apresentaram aumento da grelina, hormônio da fome, e diminuição da leptina, hormônio da saciedade. Também relataram aumento da fome e do apetite, sobretudo por alimentos calóricos e ricos em carboidratos. Outra pesquisa mostrou que a limitação experimental do sono induz um aumento significativo no consumo de proteínas, gorduras e calorias em geral, além de ganho de peso e de gordura abdominal. Ou seja: a melhor forma de evitar comer demais é ter uma boa noite de sono.

Hoje os grandes nomes da medicina dizem que as causas para o aumento da obesidade são "complicadas". Isso me deixa furiosa. As principais causas são simples: o consumo excessivo de ultraprocessados e a erosão sistemática do sono saudável, que desregula os hormônios e nos faz comer demais.

Se você não sabe por que se sente péssimo após uma única noite maldormida, espero que esta seção ajude a esclarecer o motivo: fazer isso é como detonar uma bomba dentro das suas células.

APNEIA OBSTRUTIVA DO SONO

Estima-se que, no mundo, quase 1 bilhão de pessoas sofram de apneia obstrutiva do sono (AOS), distúrbio respiratório caracterizado por sintomas como cansaço durante o dia e roncos e períodos de respiração obstruída à noite. Devido a seu impacto no tempo e na qualidade do sono, o diagnóstico de AOS eleva muito o risco de sequelas metabólicas, como doenças cardiovasculares, insuficiência cardíaca, arritmias, diabetes tipo 2, obesidade, demência e AVC. Por outro lado, a obesidade aumenta muito o risco de a pessoa ter AOS, já que o excesso de tecidos e peso no pescoço, na garganta, nos pulmões e no abdômen pode obstruir as vias aéreas e prejudicar a respiração à noite, e quanto maior o nível de sobrepeso e obesidade, mais grave a AOS. Algumas pesquisas sugerem que a prevalência de AOS aumentou em 55% entre 1993 e 2013, acompanhando o aumento da prevalência da obesidade. De acordo com o periódico JAMA, "pacientes com AOS leve que aumentam o peso médio em 10% têm um risco seis vezes maior de a síndrome progredir, e uma perda de peso equivalente pode causar uma melhoria de mais de 20% na gravidade da AOS". Se você ronca ou sabe que para de respirar ou engasga à noite, sente cansaço e sono ao longo do dia, tem um sono agitado ou não consegue melhorar sua saúde, faça um exame para descobrir se tem AOS. O emagrecimento pode amenizar ou até acabar com a síndrome de muitos pacientes.

Quando os olhos recebem luz, é como se acionássemos diversos processos corporais. Por outro lado, a exposição à escuridão estimula a liberação da melatonina, que prepara o corpo para o sono, um momento de jejum em que a atividade metabólica muda radicalmente, com uma queda de 15% na taxa metabólica. Nesse momento queimamos a gordura e a glicose armazenadas para produzir energia e há mudanças na atividade elétrica e no fluxo sanguíneo do cérebro, de modo a consolidar a memória e melhorar a função cognitiva e o metabolismo. Em seu livro *Por que nós dormimos*, o professor Matthew Walker apontou que o *Guiness World Records* ainda reconhece o "maior número de motos a passar por cima de uma pessoa deitada sobre uma cama de pregos", mas parou de publicar tentativas de quebra de recorde de privação do sono por ser uma empreitada perigosa demais.

Nós não temos estrutura para sofrer privação do sono de forma consistente no mesmo fuso horário. E ao longo da evolução humana provavelmente nunca fizemos isso, até pouco tempo atrás. As ferrovias foram popularizadas há apenas 120 anos, e as viagens aéreas, há 65. Nossos bisavós e todos os seus antecessores raramente viajaram para algum lugar fora de seu fuso horário durante a vida toda. E, quando o sol sumia no horizonte, eles não tinham muito que fazer além de dormir.

Nós aceitamos o sono irregular e inconsistente como uma marca registrada da vida moderna, mas acho que não refletimos sobre como esse fenômeno é recente. Nos Estados Unidos, quase metade das pessoas diz sentir sono durante o dia entre três e sete dias na semana, e 35,2% dos adultos relatam dormir menos de sete horas por noite, em média. Até 30% dos adultos se encaixam na definição de AOS, condição inextricavelmente conectada com a resistência à insulina, tanto como causa quanto como consequência do problema.

Após 16 horas sem dormir, o corpo começa a passar por uma deterioração mental e fisiológica. Após 19 horas, o indivíduo tem uma perda cognitiva equivalente à de alguém com teor alcoólico no sangue igual a 0,08%. A partir daí, a situação só piora, como eu via nos hospitais.

A falta de sono afeta a habilidade cognitiva de forma drástica. Um estudo da Universidade da Pensilvânia mostrou que participantes que dormiam apenas quatro horas durante seis noites apresentavam um aumento de 400% na quantidade de microssonos durante o dia. O estudo define "microssono" como um período de ausência de resposta consciente ou motora durante uma tarefa. O mais preocupante era que os participantes não percebiam que estavam vivenciando um microssono no momento em que ele ocorria.

A situação fica ainda mais preocupante quando a pessoa privada de sono está segurando um bisturi. Pesquisas mostram que residentes que trabalham em plantões de 36 horas cometem 36% mais erros graves e fazem 460% mais diagnósticos errados na UTI em comparação com um médico descansado. Ao fim de um plantão de 26 horas eles também demonstram bem menos empatia diante da dor do paciente. Após 36 horas ininterruptas de trabalho, o residente tem 73% mais chance de se furar com uma agulha ou se cortar com um bisturi. Quando um residente sob os efeitos da falta de sono termina um longo plantão e entra no carro para voltar para casa, ele tem 168% mais chance de se envolver num acidente de trânsito provocado por sua exaustão.

O fato de os médicos serem uma das classes profissionais que mais sofrem privação do sono e menos sabem sobre o assunto é um grande problema. Em média, os médicos recebem 17 minutos de orientações sobre a importância do sono em crianças na infância e um total de três horas de explicações sobre o sono durante todo o tempo de faculdade de medicina. Podemos partir do princípio de que eles não sabem praticamente nada sobre o assunto, embora um sono de boa qualidade seja uma das melhores ferramentas para a prevenção e a reversão de vários tipos de doença. Quando um médico diz da boca para fora que você precisa "dormir bem" e logo depois o despacha do consultório, ele não está fazendo o alerta correto. Todos os grandes nomes da medicina deveriam urgentemente falar com todas as letras: as pessoas devem priorizar o tempo, a qualidade e a consistência do sono como se a vida delas dependesse disso.

Tempo de sono

Precisamos de sete a oito horas de sono de boa qualidade para nos proteger da Energia Ruim. A privação de sono afeta quase imediatamente nossa capacidade de produzir energia, com estudos mostrando que há uma queda na produção de ATP em várias regiões do cérebro de camundongos. Ninguém quer ter um cérebro com pouca energia.

Um estudo concluiu que pessoas saudáveis, com peso normal e que dormiam menos de seis horas e meia por noite precisavam produzir 50% mais insulina do que pessoas com sono normal para alcançar os mesmos resultados de glicose – ou seja, pessoas que dormem pouco sofrem um risco muito maior de desenvolver resistência à insulina a longo prazo. Lembre-se: o pré-diabetes e o diabetes tipo 2 *são* resistência à insulina – uma das origens de praticamente todos os outros sintomas e distúrbios crônicos.

Apenas algumas noites de sono ruim bastam para afetar a sensibilidade à insulina. Em um estudo, 11 homens jovens saudáveis foram examinados após passarem por seis noites de privação de sono, limitados a dormir apenas quatro horas por noite. Após esse período, os participantes puderam passar uma semana inteira dormindo 12 horas por noite. O estudo mostrou que eles tiveram problemas de metabolismo e resistência à insulina durante o período de pouco sono. Mais especificamente, a remoção do açúcar da corrente sanguínea se tornou 40% mais lenta do que quando descansavam o tempo adequado. O interessante foi que esse período relativamente curto de seis noites de sono ruim causou mudanças metabólicas nos jovens, gerando respostas glicêmicas características do pré-diabetes.

O cortisol (importante hormônio do estresse) diz ao corpo que algo "estressante" está acontecendo. Também controla parte da regulação da glicose e da insulina. Infelizmente, em casos de privação crônica de sono ou estresse psicológico crônico, o estímulo contínuo do cortisol reduz a sensibilidade à insulina, o que significa que as células se tornam menos propensas a usar a glicose. Quando as células não usam a glicose, ela permanece em circulação, cada vez mais presente no sangue, piorando a inflamação e a glicação. Dormir por apenas quatro horas ao longo de seis dias pode aumentar os níveis noturnos de cortisol, o que, por sua vez, pode elevar a glicemia.

As pesquisas mencionam constantemente o "número mágico" de sete a oito horas de sono. Seus sinais de alerta devem soar se a sua média for menor do que sete horas por noite. O curioso é que o risco de disfunção metabólica também aumenta se sua média for *maior* do que oito horas, por abalar seu ciclo sono-vigília.

Crianças muitas vezes podem ter um sono de má qualidade por terem que acordar cedo para ir à escola. Para elas, a relação entre Energia Ruim e privação do sono é especialmente tóxica. A privação do sono, tão aceita pela sociedade, coloca as crianças no caminho de uma vida inteira de doenças metabólicas. Vários estudos mostram que crianças que não dormem o suficiente têm níveis mais elevados de insulina, resistência à insulina e glicemia em jejum, bem como IMC mais alto. A falta de sono é um problema grave em crianças e tem uma relação linear com o risco de obesidade alguns anos no futuro.

Qualidade do sono

O sono de má qualidade é associado a distúrbios provocados pela presença de Energia Ruim, como diabetes tipo 2, obesidade, doenças cardiovasculares, doença de Alzheimer e AVC. Assim, o sono com o mínimo de interrupções também é um componente essencial para a saúde metabólica.

Um estudo acompanhou mais de 2 mil homens adultos por oito anos e concluiu que os participantes que relatavam ter dificuldade para permanecer dormindo tinham entre duas e três vezes mais chance de desenvolver diabetes tipo 2.

E, a curto prazo, estudos mostraram que há uma conexão entre a qualidade do sono e a capacidade imediata de controlar a glicose no dia seguinte. Nesses estudos, quanto melhor era a qualidade do sono da pessoa, mais provável era que sua glicose tivesse (em média) uma resposta glicêmica menor após o café da manhã do dia seguinte em comparação com pessoas que dormiam mal. Quando o sono é ruim, acordamos muitas vezes durante a noite, e isso afeta a resposta glicêmica ao mudar os níveis de cortisol e do hormônio de crescimento, que por sua vez afetam a sensibilidade à insulina, o metabolismo e os níveis de glicose.

Também é possível avaliar a qualidade do sono pela soma do tempo de sono profundo com o do sono REM, que restauram o metabolismo e são afetados negativamente por fatores ligados a estilo de vida, como fazer refeições tarde da noite, ingerir bebidas alcoólicas, ingerir cafeína tarde e se expor à luz de noite. Pesquisas recentes sobre a taxa de letalidade do câncer, de mortalidade de doenças cardiovasculares e de mortalidade por todas as causas mostraram que a mortalidade aumentava em 13% a cada redução de 5% no tempo de sono REM. O mesmo estudo afirma que é importante ter pelo menos 15% de sono REM no tempo total de sono por noite para reduzir o risco de doenças. Quando mais, melhor. Os participantes com menos risco tinham sono REM por mais de 20% do tempo total dormindo.

Consistência do sono

Poucos anos atrás fiquei surpresa ao descobrir que manter a consistência no horário de ir para a cama faz uma grande diferença para a saúde metabólica. Nossa biologia é programada para seguir um ritmo regular, consistente, portanto não é tão surpreendente que dormir sempre no mesmo horário faça diferença, mas a magnitude desse impacto é chocante.

Pesquisas observaram que um *jet lag* social maior do que duas horas em pessoas de até 60 anos dobra o risco de síndrome metabólica, diabetes ou pré-diabetes. O *jet lag* social é a medida da consistência do sono, calculada ao se comparar a diferença da hora de dormir e a de acordar entre dias úteis e dias de folga analisando o "ponto médio" de sono. Por exemplo, o ponto médio de uma pessoa que dorme das 22h às 6h em dias úteis é às 2h da manhã. Se ela dorme de 0h às 10h nos fins de semana, seu ponto médio é às 5h da manhã. A conta é: 5 − 2 = 3. São três horas de *jet lag* social, o que dobra o risco de doença metabólica. Quase metade dos adultos americanos relata pelo menos uma hora de *jet lag* social. Associações semelhantes são observadas em trabalhadores noturnos, que são muito mais propensos a ter diabetes tipo 2.

O impacto do sono inconsistente também se tornou claro em pesquisas sobre os efeitos do horário de verão sobre a saúde, quando a população inteira é obrigada a alterar o horário de dormir e acordar em uma hora duas vezes por ano. Pesquisas mostram que essas mudanças semestrais estão associadas ao aumento do número de ataques cardíacos, derrames, internações hospitalares por arritmias, faltas a consultas médicas, idas à emergência, marcadores de inflamação, pressão sanguínea, acidentes de trânsito e transtornos de humor, assim como mudanças na expressão gênica, inclusive nos genes clock. A Academia Americana de Medicina do Sono se manifestou a favor do fim do horário de verão, apontando que a mudança de uma hora parece "causar riscos graves à saúde e à segurança públicas" e "um desajuste entre o relógio biológico e o relógio ambiental".

Nós, como sociedade, não fazemos ideia de como funciona o relógio circadiano das pessoas, e quando se trata de crianças esse desconhecimento tem efeitos mais drásticos. Na puberdade os adolescentes passam por uma mudança no ritmo circadiano que os faz naturalmente querer permanecer acordados até mais tarde e dormir por mais tempo. No entanto, a maioria das escolas ainda começa as aulas muito cedo, algumas antes das 8h. Isso pode ser muito nocivo para a saúde metabólica dos adolescentes, pois pesquisas mostram que tempo de sono insuficiente pode gerar resistência à insulina, ganho de peso e aumento do risco de diabetes tipo 2, e até 45% dos adolescentes dormem menos do que deveriam.

Estudos também mostram que atrasar o horário da escola para adequá-lo ao ritmo circadiano natural dos adolescentes pode ser altamente benéfico. Um estudo publicado no periódico *Journal of Clinical Sleep Medicine* em 2017 concluiu que, quando escolas de ensino fundamental e médio mudavam o horário do começo das aulas para pelo menos 8h30, os alunos melhoravam a duração do sono, se sentiam menos cansados de dia e tinham um desempenho acadêmico superior.

Luz artificial

Todo mundo já ouviu falar que exposição à luz artificial à noite pode prejudicar o sono, isso porque essa luz em momentos não naturais sinaliza ao NSQ e às células que é manhã mesmo não sendo, confundindo nosso relógio biológico. A luz à noite é tão prejudicial à saúde que hoje é considerada um "desregulador endócrino no meio ambiente", o que significa que ela pode alterar *diretamente* a sinalização hormonal, como fazem medicamentos e toxinas.

Por ser um desregulador hormonal, a luz pode alterar drasticamente a produção de melatonina, aumentar respostas inflamatórias e elevar a circulação de hormônios do estresse. Um estudo publicado no periódico *International Journal of Obesity* mostrou que, mesmo quando controlamos o que comemos, a exposição à luz artificial à noite ajuda a explicar cerca de 70% da prevalência de sobrepeso em pessoas do mundo todo. Num primeiro momento esse número parece chocante, até pararmos para pensar em como a luz artificial é recente e prejudica nossa biologia, algo que inventamos "ontem" e que mudou por completo a produção de vários hormônios corporais num piscar de olhos em 1806, ano em que a primeira lâmpada incandescente foi ligada. O advento da TV, em 1938, e depois dos computadores, em 1971, piorou muito a situação.

Pesquisas concluíram que a exposição à luz tarde da noite está associada ao aumento da resistência à insulina e dos níveis de glicose. Um estudo apontou que a exposição à luz durante a noite aumenta em 51% a prevalência de diabetes tipo 2 em idosos e pesquisas mostram que a exposição a apenas 200 lux em um ambiente fechado, em comparação com uma iluminação fraca de menos de 3 lux antes de dormir, atrasa a liberação da melatonina em 90 minutos e causa uma redução de 71,4% nos níveis do hormônio. Entre algumas das funções conhecidas da melatonina estão: induzir o sono, suprimir cânceres, melhorar a saúde óssea, agir como antioxidante, oferecer neuroproteção, nos defender contra distúrbios do humor e agir como uma molécula anti-inflamatória. A melatonina também está envolvida na reprodução saudável e na qualidade do óvulo. Considerando-se tudo isso, o prejuízo causado à produção de melatonina pela exposição excessiva à luz artificial durante a noite é um fator de estilo de vida que deve ser levado a sério.

Até a luz ambiente do quarto é prejudicial. Num estudo com mais de 100 mil mulheres, a exposição à luz durante o sono foi fortemente associada a IMC, circunferência abdominal e relação cintura-quadril maiores.

Hora das refeições

No começo do capítulo falamos sobre como a exposição à luz nos momentos corretos tem um papel fundamental para informar o NSQ do cérebro sobre a hora do dia, permitindo que ele regule corretamente as atividades genéticas, hormonais e metabólicas. Mas outro sinal importante para manter as células informadas sobre o horário é *o momento* em que nos alimentamos. Quando comemos durante o período escuro do ciclo de 24 horas – ou seja, quando nossa fisiologia está bioquimicamente pronta para descansar e jejuar –, nossos processos metabólicos perdem a sincronia, o que eleva o risco de problemas metabólicos. Num estudo, camundongos rapidamente engordaram quando alimentados com sua dieta habitual, porém no horário em que deveriam estar dormindo. O desajuste entre a hora de se alimentar e os ciclos circadianos naturais do corpo produz intolerância à glicose, alterações na expressão gênica e ganho de peso.

Nossa biologia circadiana nos prepara para ser mais sensíveis à insulina e gerar mais calor a partir da metabolização dos alimentos de manhã do que de noite. Em geral, pesquisas sugerem que é muito melhor nos alimentarmos de dia – sobretudo de alimentos com alto teor de carboidratos – e pararmos de comer o mais cedo possível à noite. Um estudo revelou que consumir uma refeição mais tarde, às 20h30, resulta em um aumento significativo nos níveis de insulina e glicose em comparação com a mesma refeição ingerida pela manhã, às 9h30.

Infelizmente, seguimos padrões de alimentação erráticos, completamente desalinhados com nossa biologia circadiana natural:

- Nos alimentamos até 11 vezes por dia, somando todos os momentos, de lanchinhos a grandes refeições.
- Ingerimos apenas 25% das refeições do dia antes de meio-dia.
- Fazemos 35% da ingestão de alimentos após as 18 horas.
- Nos alimentamos ao longo de um período de 15 horas ou mais por dia.
- Comemos mais tarde nos fins de semana.

Quando nossos padrões alimentares são inconstantes e passamos o dia beliscando alguma coisinha, nos tornamos predispostos a ter disfunção metabólica. Por outro lado, quando escolhemos nos alimentar sempre no mesmo horário e paramos de comer no começo da noite, estamos fazendo alimentação com restrição de tempo (TRF, na sigla em inglês), abordagem promissora para a prevenção e o tratamento de disfunções metabólicas. Pesquisas conduzidas com pessoas acima do peso e sem diabetes revelaram que a TRF por apenas quatro dias pode reduzir bastante a glicemia em jejum, a insulina em jejum e o valor médio da glicose.

Essa prática é um tipo de jejum, uma restrição proposital. O jejum está longe de ser uma simples modinha ou uma ideia modernosa. É uma prática que faz parte de nossa história e biologia, levando em conta que nem sempre tivemos acesso constante a alimentos. O corpo humano funciona de maneira ideal quando alterna entre períodos curtos de alimentação e períodos curtos de jejum. Lembre-se: as duas principais fontes de energia para nossas células produzirem ATP são a glicose e a gordura.

- O acesso à glicose que circula na corrente sanguínea e é armazenada em cadeias nos músculos e no fígado é a mais prontamente acessível para a produção rápida de energia (como uma conta-corrente).
- A gordura é um armazenamento de energia a longo prazo e deve ser usada quando a glicose estiver baixa (como uma conta-poupança).

O problema hoje é que quase todo mundo passa o tempo inteiro comendo – abastecendo o corpo de glicose em vez de gordura, desde que acorda (com um café da manhã rico em carboidratos) até tarde da noite (com um jantar pesado e sobremesa). Quando comemos constantemente – e sem fome –, mantemos o corpo no modo queima de glicose e nos privamos das vantagens de usar a gordura como combustível, tornando as vias de queima de gordura menos eficientes.

Quando as pessoas dizem que estão com fome (ou até de mau humor por causa da fome!) após passarem algumas horas sem comer, é provável que isso seja reflexo de uma inflexibilidade metabólica – uma dificuldade de trocar a queima da glicose pela queima de gordura. A inflexibilidade metabólica se dá quando o corpo só usa carboidratos e glicose como fonte de energia porque raramente tem a oportunidade de queimar gordura. Quando preparamos o corpo para fazer essa transição de forma mais eficiente, aliviamos parte dos sintomas mais desagradáveis da glicose baixa – como náusea, irritabilidade e cansaço. Essa adaptação também pode melhorar nossa capacidade de queimar gordura, sobretudo após uma refeição muito gordurosa. Por outro lado, quando o corpo se acostuma com a ingestão constante de glicose, perde eficiência na queima de gordura e, com isso, sua flexibilidade metabólica. A inflexibilidade metabólica está associada a síndrome metabólica, diabetes tipo 2 e inflamação crônica.

A maioria dos seres humanos com peso normal consegue passar mais de um mês sem comer nem uma migalha de comida, sofrendo consequências negativas mínimas para a saúde, usando apenas suas reservas naturais e saudáveis de gordura. Um homem extremamente obeso – Agostino Barbieri – passou 382 dias em jejum, sem comer absolutamente nada, e terminou o experimento mais saudável. Obviamente, esse foi um caso extremo, levando em consideração a obesidade mórbida de Barbieri, mas mostra que podemos jejuar por muito mais tempo do que imaginamos.

O jejum permite que o corpo pratique – e, com o tempo, melhore – a alternância entre a queima de carboidratos e glicose disponíveis (quando comemos) e de gordura como fonte de energia (quando não comemos). A insulina costuma promover o armazenamento de gordura e restringe a quebra da gordura, então, quando jejuamos, permitimos que os níveis de insulina diminuam e que a gordura seja mobilizada para virar energia.

Embora seja benéfico, o jejum é um estressor do corpo, então é preciso ter cuidado ao praticá-lo, sobretudo mulheres no período menstrual. Ótimos livros para aprender mais sobre métodos de jejum: *The Complete Guide to Fasting* (O guia completo do jejum), do Dr. Jason Fung; *Fast Like a Girl* (Faça jejum como uma garota), da Dra. Mindy Pelz; e *Women, Food, and Hormones* (Mulheres, comida e hormônios), da Dra. Sara Gottfried.

Qualquer que seja o estilo escolhido, o importante é restringir a quantidade de tempo em que você se alimenta durante o dia para evitar comer tarde da noite e parar de se alimentar antes de escurecer. Essas simples adaptações mudarão sua vida.

COMO REDEFINIR SEU RITMO CIRCADIANO

Infelizmente, as normas da cultura ocidental são diretamente opostas à otimização da nossa cronobiologia. As escolas, o sistema de saúde e os ambientes de trabalho desconhecem o impacto profundo e inevitável dos horários de sono e de refeições para o funcionamento celular. Então você precisa assumir as rédeas da situação e defender seu ritmo circadiano para gerar Energia Boa. Para isso, terá que tomar decisões difíceis que podem parecer um pouco sacrificantes, mas levarão a uma saúde mental e física melhor.

Se algo na sua casa impede você de dormir o suficiente, tome medidas para solucionar os problemas e minimizar os sintomas. Se seu animal de estimação pula na sua cama, atrapalhando seu sono durante a noite, considere adestrá-lo ou fechar a porta do quarto. Se seu companheiro ronca e atrapalha seu sono, peça que ele solucione o problema, e talvez valha a pena usar protetores auriculares ou até dormir em quartos separados enquanto a questão não é resolvida.

Muitos de vocês podem estar pensando: *Eu até dormiria mais, mas não consigo pegar no sono!* Você não está sozinho: cerca de um terço dos adultos sofre de insônia. Muitos dos fatores que causam Energia Ruim são os mesmos que causam insônia, e, quando você segue hábitos que estimulam a produção de Energia Boa, automaticamente aumenta sua chance de dormir bem. Por exemplo, o consumo excessivo de ultraprocessados, que contribuem para o surgimento de problemas metabólicos, quadruplica suas chances de ter insônia. A luz artificial contribui para a produção de Energia Ruim e prejudica o sono. O mesmo vale para o estresse crônico e para comer tarde da noite. Tudo está conectado.

Quando temos uma boa noite de sono é natural que nosso corpo produza Energia Boa, mas, como sabemos, outros fatores influenciam a produção de Energia Boa (ou Ruim). Então, se você tem dificuldade de pegar no sono, comece com *outros* pilares da Energia Boa (alimentar-se bem, fazer atividades físicas, lidar com o estresse, evitar toxinas, etc.). Com isso, talvez a dificuldade diminua e você possa criar um círculo virtuoso positivo e agregador.

DICAS PARA PRESERVAR SEU RITMO CIRCADIANO

1. Entenda seus padrões de sono

- Faça uma avaliação básica do tempo, da qualidade e da consistência do seu sono com um monitor de sono. Meu preferido é o Fitbit (mais exemplos na Parte 3).
- Tempo de sono: Avalie a duração média do seu sono por semana e descubra se ela totaliza menos de sete horas por noite. Algumas noites tendem a ser atípicas, com um tempo maior ou menor de sono?
- Qualidade do sono: A maioria dos monitores de sono indica quanto tempo você demora para adormecer e quanto tempo passa acordado à noite. Também ajuda a descobrir se temos sono REM e sono profundo adequados, e que fatores (como álcool, refeições tardias, exposição à luz durante a noite, etc.) podem prejudicar o sono.
- Consistência do sono: Avalie se você sofre de *jet lag* social de mais de uma hora calculando o ponto médio do sono e comparando-o todos os dias ao longo da semana.
- Após descobrir seus valores referenciais, crie uma estratégia para começar a dormir e acordar em horários mais consistentes e tentar aumentar o tempo de sono para pelo menos sete horas por noite, sem exceções.

2. Assuma o compromisso de atingir suas metas de sono

- Após determinar a hora de dormir, de acordar e o tempo de sono por noite, compartilhe-os com os amigos, o companheiro ou um coach e comprometa-se a enviar para essa pessoa suas informações de sono todo dia, para se estimular a manter o compromisso. Eu gosto de um desafio. Me comprometi a limpar a casa da minha melhor amiga se não atingir minhas metas!

3. Durante um tempo, anote tudo que você come para entender de que se alimenta e em que horários costuma comer

- Anotar o que você come é uma excelente forma de entender exatamente de que se alimenta e em que momentos. Quando analisei minhas anotações com um nutricionista, percebi pela primeira vez que fazia um lanchinho quase todas as noites, às 23h. As anotações me ajudaram a criar objetivos realistas em relação ao horário de parar de me alimentar.

- Eu acompanho minha alimentação pelo aplicativo da Levels, usando um MCG, além do aplicativo MacroFactor quando não estou com ele. Eles facilitam minha tarefa de analisar o que estou comendo e em que momentos estou fazendo isso.

4. Escolha um horário limite para a última refeição do dia

- Escolha um horário razoável para comer pela última vez. Comece com algo fácil (por exemplo, se você costuma se alimentar às 21h30, seu primeiro objetivo pode ser às 21 horas). Após bater a meta por duas semanas seguidas, diminua mais meia hora e vá fazendo o mesmo a cada duas semanas, até alcançar seu objetivo final.

5. Reduza a exposição a luzes artificiais fortes após anoitecer

- Compre lâmpadas inteligentes com iluminação RGB e, após escurecer, use a luz vermelha. Ao fazer isso você evita se expor à luz azul das lâmpadas normais. Uma alternativa é instalar *dimmers* e diminuir o brilho após anoitecer.
- Use óculos com filtro de luz azul.
- Configure suas telas para o "modo noturno" após anoitecer, reduzindo a intensidade da luz azul emitida.
- Planeje-se para parar de olhar qualquer tela até uma hora antes de ir dormir. Isso vale até para leitores de e-books com iluminação embutida. Se você quer ler, seja por trabalho ou por diversão, imprima o texto, use um leitor com opção de tela sem iluminação ou leia um livro físico.

6. Evite luzes e sons no quarto

- Elimine todas as fontes de luz e barulho do seu quarto. Mesmo pouca luz proveniente de janelas, relógios ou TV podem afetar muito o sono. Invista em cortinas com blecaute.
- Invista em um par de protetores auriculares bem ajustados e em uma máscara de dormir confortável.

7. Saia de casa na primeira hora após acordar

- O corpo precisa entender quando é dia ou noite para funcionar de maneira adequada. O cérebro vai se preparar para um dia de Energia Boa se souber que amanheceu. Mas você precisa "mostrar" a luz do sol a ele.
- Saia de casa em menos de uma hora após acordar, sem exceções. Não olhe direto para o sol, mas certifique-se de que os fótons tenham caminho livre do céu até seus olhos – sem janelas ou óculos escuros para bloqueá-los. Não importa se o tempo está claro ou nublado, se está chovendo ou nevando – quando estamos ao ar livre recebemos bem mais energia solar do que quando estamos atrás de uma janela de vidro que bloqueia a luz do sol. É possível que você precise investir em equipamentos adequados para não ter desculpas para evitar essa atividade. Por exemplo, quando me mudei para uma cidade onde neva, comecei a usar calça impermeável, botas de cano alto e um casaco comprido para fazer caminhadas confortáveis nos meses de clima gélido (às vezes até em nevascas).
- Ideias a cogitar: Eu gosto de aproveitar os dois ou três minutos que passo escovando os dentes para dar uma caminhada no quintal. Com isso garanto que receba luz do sol nos primeiros dez minutos após acordar. Crie o hábito de passear no quarteirão logo cedo, talvez comendo um pão de café da manhã ou falando ao telefone. Quando passamos apenas dez minutos da primeira hora do dia ao ar livre, causamos um grande impacto positivo na sincronização do relógio biológico do corpo com a luz solar.

8. Passe *muito* mais tempo ao ar livre de dia

- Programe momentos para dar um pulinho na rua e crie o hábito de ficar ao ar livre com mais frequência durante o dia.
- Aprenda a ir somando tempo ao ar livre. É melhor ainda se você puder se expor à natureza, como em parques e florestas, que por si sós fazem bem à saúde.
- Tente realizar ao ar livre atividades que você costuma fazer dentro de casa, como se alimentar, ler, atender telefonemas, conversar com seu parceiro ao fim do dia ou brincar com os filhos. Use a criatividade.

8

Recupere aquilo que a modernidade tirou de nós

Movimento, temperatura e uma rotina não tóxica

Os dois primeiros anos da faculdade de medicina consistem apenas em aulas teóricas. Em Stanford, passávamos oito horas por dia sentados numa sala de aula subterrânea, escura, com intervalos de dez minutos entre as aulas. Nesses intervalos, só dava tempo de fazer um lanche na cafeteria mais próxima, que servia pizza, macarrão coberto de queijo, sanduíches, batatas fritas e chips.

Já nessa época, antes de eu acordar para a realidade da minha saúde metabólica, me parecia estranho que futuros médicos passassem o dia inteiro *sentados* enquanto aprendiam sobre doenças cardiovasculares, diabetes e hipertensão. Li um artigo do *The New York Times* que dizia que passar muito tempo sentado era "letal" para a saúde, por aumentar a disfunção metabólica e cardiovascular. Assim, no fundo da sala, improvisei uma mesa para estudar em pé: coloquei uma caixa de plástico com a boca para baixo sobre uma carteira. Quando percebi que isso despertou a curiosidade dos meus colegas de turma, elaborei uma pesquisa que perguntava se eles tinham interesse em mesas para estudar em pé na sala de aula, e, para minha surpresa, quase todos responderam. Desses, 100% concordaram que a faculdade de medicina os obrigava a passar tempo demais sentados. Quase 90% disseram que opções para ficar de pé na sala de aula melhorariam sua qualidade de vida.

Empolgada, analisei dezenas de estudos acadêmicos que mostravam o impacto mortal do excesso de tempo sentado e apresentei os dados para a diretoria da faculdade, junto com o resultado da pesquisa com os alunos. Expliquei como a instalação dessas mesas seria um ótimo marketing para promover a imagem inovadora de Stanford ao mesmo tempo que seria benéfico para a saúde e o bem-estar dos alunos. Minha sugestão foi rejeitada. Fui informada de que precisava apresentar provas formais que mostrassem que a intervenção faria diferença. Concordei. E assim comecei uma jornada de dois anos num estudo interventivo patrocinado por bolsa e aprovado pelo comitê de ética sobre o impacto dessas mesas em sala de aula. Implementei um teste com estudantes de medicina de Stanford e conduzi entrevistas e questionários estruturados. Fiz um curso sobre como refinar e interpretar pesquisas e analisei os dados. Os resultados eram claros: os alunos relataram ter mais atenção, foco e engajamento durante a intervenção e queriam ter a opção de mesas para estudar em pé.

Dois anos após a primeira conversa, eu me coloquei diante da diretoria da Faculdade de Medicina de Stanford e apresentei os dados solicitados. Mais uma vez, a proposta foi rejeitada. Fui informada de que o novo prédio Li Ka Shing – uma obra arquitetônica de 90 milhões de dólares doada pela pessoa mais rica de Hong Kong – tinha diretrizes de design e códigos de segurança. Não haveria mesas para estudar em pé.

Em quase todas as faculdades de medicina, jovens médicos ainda passam boa parte dos seus primeiros dois anos sentados. Hoje sabemos que passar muito tempo sentado é uma das maneiras mais rápidas de elevar o risco das mesmas doenças que os alunos de medicina estão aprendendo a tratar. Até 73% dos médicos estão acima do peso ou obesos e as principais causas de morte de médicos são as doenças relacionadas a Energia Ruim, em geral evitáveis, como doenças cardiovasculares, câncer e AVC.

Nossa obsessão por ficarmos sentados representa um tema mais amplo que contribui para a produção de Energia Ruim: nosso desejo de ficar à vontade. Gostamos de nos manter sentados e em temperaturas confortáveis – e isso é compreensível. O problema é que esses dois confortos da vida moderna não contribuem para a fisiologia celular ideal nem para a longevidade. De certa forma, esses confortos são quase uma vitória da raça humana. A realidade, porém, é que esses fatores da vida moderna se unem para estimular nossas células a ser complacentes.

Se não nos esforçamos, o corpo perde força. Se nos esforçamos demais, também. Mas quando forçamos o corpo *só* até passar do ponto de conforto – especificamente no que diz respeito a movimentação e exposição a temperaturas –, a magia acontece: as células se adaptam e acionam vias adormecidas para nos tornarem mais resilientes, felizes e saudáveis, sobretudo se esse estresse se dá ao longo de tempo suficiente para nos adaptarmos, nos recuperarmos e ampliarmos as vias de resiliência.

Muitos sistemas biológicos complexos funcionam melhor quando sofrem uma leve pressão do ambiente. Por exemplo, a maioria das plantas ricas em fitonutrientes e antioxidantes cresce em climas mais inóspitos, pedregosos, como as colinas íngremes da Sardenha. Para sobreviver, essas plantas ativam suas próprias vias antioxidantes de resiliência contra o estresse, proporcionando grandes vantagens para a saúde de quem se alimenta delas. Gatos que vivem na rua, expostos a condições mais duras, são bem menos obesos que gatos que vivem em casas fechadas. Metade dos cachorros domesticados com mais de 10 anos desenvolve câncer, o que raramente acontece com cachorros ou lobos selvagens. A depressão aflige 75% dos cachorros domesticados, mas é rara em animais selvagens. E se por um lado 40% dos humanos modernos terão câncer, nossos parentes mais próximos – os chimpanzés – raramente têm a doença, apesar de compartilharem quase 99% dos nossos genes.

Uma vida mais selvagem, em contato com a natureza, faz bem à nossa biologia. É possível que os confortos da domesticação sejam prejudiciais para nós?

Conforme a vida moderna foi eliminando as realidades básicas do passado – época em que nos movimentávamos com regularidade e éramos expostos a grandes variações de temperatura –, grandes indústrias surgiram, nos convencendo a pagar para acrescentá-las de volta às nossas rotinas. Hoje é possível fazer academia, banhos de imersão em água gelada, sauna e cromoterapia. O estresse constante que sentimos para nos exercitarmos e adquirir esses produtos "saudáveis" é um truque perverso. É irônico termos que pagar para ter conforto e depois nos venderem soluções para remediar as deficiências geradas por isso. A solução não é apenas incorporar mais "protocolos" e ferramentas de *biohacking* à sua rotina, que acabam aumentando o estresse, pois há mais tarefas a cumprir. A solução é mudar sua mentalidade para começar a encarar o desconforto controlado e estressores adaptativos como informações biológicas essenciais, e para organizar sua rotina de forma a se expor a esses estressores como padrão de vida. A solução também é manter o ceticismo e o senso crítico em relação aos nossos ambientes artificiais "normais" e às normas culturais que cercam a movimentação. Entre essas normas estão: passar o dia inteiro sentado a uma mesa; mobiliar cômodos para ficar sentados e fazer deles o centro da casa; se locomover o tempo todo em carros, motos, escadas rolantes e elevadores; e se incomodar quando a temperatura não está perfeita para seu gosto.

A vida moderna, centrada na indústria, não só nos prejudica ao nos "proteger" desses estressores como também acaba com nossa oportunidade de viver num mundo não tóxico, que proteja nossas células e evite que elas fiquem sobrecarregadas e enfraquecidas. Hoje a indústria utiliza e descarta cerca de 80 mil substâncias químicas sintéticas que estão no ar, na água, na comida e dentro da casa. Essas substâncias interagem com nossas células, e muitas delas são sabidamente nocivas, enquanto outras causam efeitos desconhecidos. Muitas fazem parte de uma classe de substâncias denominadas *obesogênicos* – prejudicam os processos de criação de Energia Boa e estimulam o acúmulo de gordura e a obesidade. Não entendemos por que a população vem sofrendo um declínio da saúde mental e física, mas ao mesmo tempo banhamos nossas células (e a de nossos fetos e filhos) numa "sopa química" invisível e constante, formada por toxinas criadas em laboratório que afetam diretamente neurotransmissores, microbioma, mitocôndrias, genes e hormônios.

Este capítulo analisa os efeitos da Energia Ruim criada pela nossa mudança de estilo de vida – passando muito tempo em ambientes fechados, longe da natureza – e o que podemos fazer para começar a nos sentir melhor hoje mesmo.

MOVIMENTO

Apesar de ser o único primata bípede, o ser humano *escolhe* passar 80% do tempo sentado. O filme *WALL-E*, lançado pela Pixar em 2008, mostra um futuro distópico com humanos se locomovendo em cadeiras voadoras robóticas, se divertindo com telas holográficas, consumindo alimentos industrializados entregues por robôs, sem jamais precisar levantar um dedo sequer. Infelizmente, nossa realidade atual se aproxima muito disso.

Nos Estados Unidos as pessoas desejam ficar em forma: 64 milhões de pessoas estão matriculadas em academias e anualmente cada pessoa gasta em média quase 2 mil dólares com saúde e condicionamento físico. Ainda assim, a cada ano estamos mais doentes. Embora o número de matrículas em academias tenha dobrado desde 2000, a obesidade aumentou em 10% durante esse tempo. Os Estados Unidos têm mais academias do que qualquer outro país no mundo, mas estão entre as nações mais obesas. Segundo os CDC, mais de 75% dos adultos americanos não praticam a quantidade recomendada de atividade física e 25% são *completamente* sedentários.

O que explica essa desconexão entre um desejo claro de ser saudável e a desastrosa incapacidade de desenvolver hábitos de movimentação? Acredito que a resposta esteja no conceito básico de "exercício físico". Nós caracterizamos o exercício físico como um período isolado de atividade – separado do restante de nossa vida diária – e um item na lista de tarefas. O problema é que nossos processos metabólicos funcionam melhor quando o movimento é uma parte regular e consistente da nossa vida, e não uma tarefa a ser executada em uma ou duas horas. Até recentemente o movimento contínuo era essencial para a sobrevivência diária: precisávamos caçar, colher e percorrer longas distâncias a pé para não morrer. Até 1820, 79% dos americanos tinham trabalhos exaustivos na agricultura. Em 1900 não havia academias em cada esquina, mas as taxas de obesidade eram quase 0%.

Hoje, apenas 1,3% dos americanos trabalha na agricultura. Passamos praticamente o tempo *todo* sentados ou deitados. Ao contrário de muitas cidades na Europa e na Ásia, a maioria das áreas urbanas nos Estados Unidos é projetada para carros, não para pessoas. Por incrível que pareça, os estacionamentos ocupam cerca de um terço das áreas das cidades americanas. Em regiões onde é difícil andar, a incidência de pré-diabetes é 32% maior e a probabilidade de desenvolver diabetes tipo 2 é de 30% a 50% maior. Nos Estados Unidos os níveis de obesidade e sobrepeso caem de 53% para 43% em cidades onde é fácil se locomover a pé. Os CDC relatam que o americano médio hoje dá entre 3 e 4 mil passos por dia, o que equivale a menos de 3 quilômetros. Compare isso com as populações atuais de caçadores-coletores, que dão cerca de 20 mil passos por dia e passam menos de 10% do tempo sentados (e têm a menor taxa de doenças cardiovasculares entre quase todas as populações já estudadas). O livro *Zonas azuis*, de Dan Buettner, mostra que as populações que vivem por mais tempo não se "exercitam" no sentido moderno, de uma sessão focada e deliberada de atividade física. O movimento é uma parte natural da rotina. Nosso desafio não é conseguir encaixar mais aulas de academia, e sim conceber uma rotina em que o exercício seja a norma, uma missão simples, mas que exige criatividade e ousadia.

Sessões de atividade física focada com certeza *são* ótimas para a saúde, mas o metabolismo ideal é fruto da atividade física regular, que estimula continuamente as vias celulares que promovem a fisiologia da Energia Boa. Quando passamos tempo demais sentados, estamos mais sujeitos às três marcas registradas da Energia Ruim: inflamação, estresse oxidativo e disfunção mitocondrial. E o simples ato de encaixar um treino uma vez por dia não combate os problemas que desenvolvemos por passar tempo demais sentados. Pesquisas sugerem que o sedentarismo prolongado está associado a consequências nocivas à saúde, independentemente do nível de atividade física. Por mais que você se exercite, passar o dia sentado é péssimo para a saúde. Segundo o Dr. Andrew Huberman, "as vantagens de 180 minutos semanais de cárdio na zona 2 (moderada) são quase totalmente (ou totalmente) suprimidas se passamos mais de cinco horas por dia sentados". Para ter forte impacto positivo no metabolismo, a atividade física precisa ser muito diferente daquilo que é vendido pela indústria fitness atual. Precisamos que a movimentação regular volte a fazer parte da nossa rotina.

Nós fomos feitos para nos mexer: nossos músculos, ossos e articulações trabalham coletivamente como uma orquestra bem ensaiada, nos permitindo correr, pular, escalar e levantar peso com uma precisão e uma eficiência impressionantes. É uma pena estarmos jogando fora esses dons.

A contração muscular é um remédio

A movimentação regular é importante, porque um corpo em que os músculos se contraem com frequência (mesmo em intensidades baixas, por períodos breves) tem uma fisiologia completamente diferente da de um corpo em que os músculos são trabalhados apenas durante um bloco de exercícios de uma ou duas horas por dia (por mais intenso que seja esse bloco). A contração muscular é um remédio milagroso. No nível básico, a atividade celular dos músculos aciona dois processos: inicia a entrada de cálcio nas células e elimina o ATP. O aumento de cálcio e a queda de ATP iniciam uma série de vias de sinalização que levam a célula a processar glicose ou gordura para produzir *mais* ATP e continuar alimentando o músculo. No meio disso está uma proteína importante chamada AMPK, que age como um "medidor de energia" nas células. Ao sentir a queda de ATP usado para as construções musculares, a AMPK ativa e estimula a incrível PGC-1α, que estimula a queima de gordura, a captação da glicose e a criação de mitocôndrias (para gerar mais ATP).

A AMPK também estimula a mitofagia, que ocorre quando as células removem mitocôndrias velhas, debilitadas, e abrem espaço para novas e saudáveis. Sem a mitofagia, acumulamos mitocôndrias de baixa qualidade, que produzem radicais livres em excesso, gerando uma das principais marcas da Energia Ruim: o estresse oxidativo. E, embora a atividade física induza a produção de alguns radicais livres, o estímulo da PGC-1α promove a expressão de vários genes de antioxidantes, fortalecendo os sistemas de defesa contra o estresse oxidativo. Os exercícios também podem estimular a inflamação, porém pesquisas mostram que a atividade muscular reduz a inflamação crônica a longo prazo. Na verdade, cada vez mais pesquisas mostram que os músculos são órgãos que secretam hormônios anti-inflamatórios. Eles liberam miocinas, proteínas que regulam a imunidade no sangue, inibindo a reação inflamatória. Com o passar do tempo, o aumento da movimentação e da atividade física (estressores controlados) faz com que o corpo diminua os níveis de estresse oxidativo e de inflamação.

A contração muscular é essencial para a saúde metabólica porque elimina a glicose em excesso, e, incrivelmente, o músculo faz isso *sem* precisar de insulina para estimular a entrada de glicose nas células. Na verdade, ao se exercitarem, pessoas com diabetes tipo 2 – extremamente resistentes à insulina – conseguem remover a glicose do sangue em níveis próximos ou idênticos ao de pessoas sem diabetes, isso *sem* precisar da insulina. Isso porque o exercício físico estimula a AMPK, que sinaliza para as proteínas transportadoras de glicose GLUT4 irem do interior da célula até a membrana celular e deixarem a glicose entrar.

Ao retirar a glicose do sangue sem exigir muita secreção de insulina, a atividade física aumenta a sensibilidade do corpo ao hormônio. Estudos mostram que uma única sessão de exercícios pode aumentar a sensibilidade à insulina por pelo menos 16 horas.

A proteína GLUT4 é capaz de remover grandes quantidades de glicose do sangue. De acordo com dados da Levels, adultos que fazem uma leve caminhada após a ingestão de uma refeição rica em carboidratos costumam ter um pico de glicose 30% menor do que se não caminhassem. A contração muscular é ótima para processar o excesso de energia alimentar que entupiria nossas células e causaria disfunções. A atividade física estimula a produção de mais mitocôndrias saudáveis para produzir Energia Boa, melhorando as defesas antioxidantes e reduzindo a inflamação a longo prazo.

Movimente-se mais

Mover-se com mais frequência significa eliminar mais glicose da corrente sanguínea de forma contínua ao longo do dia. Sempre que você se levanta da mesa e faz uma caminhada de cinco minutos ou 30 agachamentos (dobrando os joelhos para imitar a posição sentada enquanto mantém os pés encostados no chão), está estimulando os transportadores de glicose a ir para as membranas e usar a glicose para a produção de ATP. Nada disso acontece com alguém que passa o dia inteiro sentado e se exercita por uma hora à noite. Os músculos passam o dia inteiro sem receber sinais para absorver e usar o excesso de glicose, deixando-a circular na corrente sanguínea e precisando de insulina para que entre nas células.

Sua movimentação diária não precisa ser pesada para ser eficaz, mas deve ser frequente. Um estudo com 11 participantes seguiu quatro esquemas de movimentação:

- Nenhuma atividade física (sedentarismo)
- Vinte minutos de corrida leve antes do café da manhã, do almoço e do jantar
- Vinte minutos de corrida leve depois do café da manhã, do almoço e do jantar

- Pequenas sessões de corrida leve por apenas três minutos a cada meia hora ao longo do dia

Todos os três padrões de movimento somavam um total de 60 minutos de corrida leve por dia. Porém os resultados mostraram algo fascinante: as sessões curtas de três minutos a cada meia hora reduziram muito mais os picos de glicose após as refeições em comparação com as corridas mais demoradas antes e após a alimentação.

Você não precisa correr para sentir esses efeitos; caminhar também funciona. Um estudo com 70 adultos saudáveis e com peso normal avaliou três situações:

- Passar nove horas sentado
- Caminhar por 30 minutos uma vez por dia e então se sentar
- Intervalos regulares para caminhar por 1 minuto e 40 segundos a cada 30 minutos sentado

Embora os dois grupos com atividade física caminhassem por 30 minutos, o estudo mostrou que as pessoas que faziam caminhadas curtas a cada meia hora registraram picos de glicose e níveis de insulina menores após as refeições. Reflita sobre a seguinte analogia: se o corpo precisa de 2,5 litros de água por dia para funcionar bem, não faz sentido beber tudo em meia hora e passar o resto do dia sem beber, certo? É claro que beber 2,5 litros ao longo do dia é melhor. O mesmo se aplica ao movimento. Talvez você se irrite quando o dispositivo vestível, o celular ou qualquer outro eletrônico o lembra de que é hora de se levantar, mas a ciência já comprovou que essas recomendações são benéficas e talvez sejam a função mais importante que esses produtos têm a oferecer.

Sinta calor

Nos últimos tempos surgiu um termo interessante para se referir ao aumento da movimentação ao longo do dia, tirando as atividades físicas: trata-se da termogênese de atividades sem exercício (NEAT, na sigla em inglês). A NEAT se refere a qualquer atividade física espontânea que não seja resultado de um exercício voluntário. Acho estranho precisarmos dar um nome rebuscado e uma sigla a esse conceito. Antes da urbanização do trabalho e da transição para uma vida baseada em mesas, a NEAT era simplesmente a vida. Inclui atividades rotineiras que exigem movimento, como limpar a casa, fazer compras, cuidar do jardim, andar pela casa, ir do carro para uma loja, subir escada, trabalhar em pé diante de uma mesa – vale até balançar a perna. Não surpreende que os dados disponíveis mostrem que a NEAT pode ser uma ferramenta essencial para o controle do peso.

Um bom exemplo de tentar encaixar mais NEAT no dia são as mesas de trabalho em pé com esteira. Pesquisadores acreditam que, se você é obeso, usar uma mesa com esteira em velocidade baixa por apenas 2h30min por dia pode levar a um emagrecimento de 20 a 30 quilos por ano. Isso ainda não foi comprovado por dados de um ano inteiro, mas pesquisas mostram que usar uma mesa com esteira no trabalho por apenas 2h30min por dia durante 10 dias causa uma perda média de 1 quilo de gordura e um aumento de 900 gramas de massa magra (músculo).

Aqui vale fazer uma reflexão sobre a palavra *termogênese* do termo termogênese de atividades sem exercício, referente à maneira como o exercício "gera calor". Por que ela é relevante? Quando contraímos os músculos, precisamos de mais ATP para ter energia, o que significa que transformamos trifosfato de adenosina em difosfato de adenosina (ADP), liberando um fosfato. Quando esse fosfato é liberado, a energia da ligação química é usada para abastecer atividades celulares (como contrações musculares) ou dissipada na forma de calor. Quanto mais produzimos e usamos ATP, mais calor geramos, e é por isso que pessoas com mais massa muscular tendem a gerar mais calor. Estudos mostram que exercícios físicos podem aumentar a temperatura basal do corpo. Uma pesquisa de Stanford chegou à preocupante conclusão de que nossa temperatura corporal diminuiu uma média de 2% desde os tempos pré-industriais, o que corresponde a um ritmo metabólico mais lento. Me preocupa ver que a temperatura da nossa espécie vem caindo. O calor é um sinal da nossa força vital, do nosso bom funcionamento mitocondrial, do nosso motor, da nossa Energia Boa, do nosso yang, da nossa luz, e está diminuindo porque não nos levantamos da cadeira. Para fazer seu fogo interior arder, basta se movimentar mais (e ganhar musculatura).

Marketing acima da ciência

Assim como não sabemos ao certo o que comer, existe uma confusão generalizada sobre a forma "correta" de movimento e atividade física, e essa confusão pode ser paralisante. Ao mesmo tempo, ela alimenta uma indústria fitness global que movimenta 800 bilhões de dólares por ano e nos leva a estar sempre duvidando de nossas estratégias, criando uma desconfiança desanimadora e nos impedindo de ser mais ativos. Por mais que essa indústria cresça, a saúde da população piora a cada ano. Quase 300 mil estudos científicos sobre exercícios físicos foram publicados nos últimos 10 anos e, ainda assim, nunca estivemos tão gordos e sedentários. Nós abrimos mão do bom senso na busca por "provas". Podcasts sobre saúde física debatem detalhes como a quantidade ideal de minutos e o melhor momento do dia para praticar treinos em zona 2 em comparação com treino intervalado de alta intensidade (HIIT, na sigla em inglês), o limiar do lactato e as vantagens e desvantagens entre exercícios concêntricos e excêntricos. Porém uma minoria das pessoas se encaixa nos critérios *básicos* da prática de atividade física (no Estados Unidos, são apenas 28%). Ou seja, todas essas informações são interessantes, mas não vamos nos perder nos detalhes: não há uma epidemia de *excesso* de atividade física.

A realidade é a seguinte: pesquisas mostram que *todo* tipo de atividade física beneficia a saúde metabólica e reduz o risco de doenças. Em populações grandes, quando o gasto total de energia é o mesmo, pessoas que caminham mais (um exercício de intensidade relativamente baixa) *e* pessoas que fazem atividades mais vigorosas (exercícios de intensidade relativamente alta) reduzem muito o risco de diabetes tipo 2 em um nível equivalente.

O simples ato de caminhar 10 mil passos por dia (em comparação com quantidades menores) está associado às seguintes melhorias:

- Queda de 50% no risco de demência
- Queda de 50% a 70% no risco de morte prematura
- Queda de 44% no risco de diabetes tipo 2
- Queda de 31% (ou mais) no risco de obesidade
- Quedas significativas nas chances de ter câncer, depressão, refluxo gástrico e apneia do sono

Nenhum medicamento ou cirurgia é tão capaz de prevenir doenças crônicas quanto caminhar cerca de 10 mil passos por dia. Apesar disso, os médicos raramente prescrevem atividade física para seus pacientes. Se um medicamento fosse capaz de diminuir o risco de Alzheimer em 50%, seria manchete de primeira capa e receitado a todos os pacientes. Mas esse "medicamento" existe – é caminhar! Ainda assim, menos de 16% dos médicos prescrevem movimento para os pacientes e 85% deles relatam não ter recebido qualquer treinamento sobre a prescrição de exercícios físicos.

Mesmo quando os benefícios do movimento são claros, o sistema de saúde não se adapta. Vejamos, por exemplo, o impacto da atividade física sobre os efeitos da covid-19. Um estudo com 194.191 participantes com covid-19 mostrou que pessoas sedentárias antes de contraírem o coronavírus tinham 191% mais chance de serem hospitalizadas e 391% mais chance de morrer do que pessoas mais ativas ("mais ativo" significa uma média de apenas 42,8 minutos de atividade física moderada a intensa por dia). As vantagens do exercício valiam até para pessoas com condições preexistentes. Levando em conta que as mitocôndrias coordenam a imunidade e a sobrevivência das células, a função mitocondrial foi considerada, ainda em 2020, um fator fundamental na probabilidade de contrair covid, morrer de covid e ter covid longa. Pesquisadores recomendaram que fossem tomadas medidas "urgentes" para "fortalecer as mitocôndrias", melhorando, assim, o prognóstico para os infectados, e a principal diretriz foi a prática de atividades físicas (além do consumo de alimentos frescos, exercícios de respiração e práticas gerais de medicina preventiva). Mas nenhuma dessas informações científicas foi incluída nas recomendações de saúde pública nem em qualquer orientação oficial.

Imagine o que aconteceria se pegássemos apenas uma pequena fração de todo o montante gasto com tratamentos de saúde e a usássemos para incentivar a população a se movimentar mais: poderíamos tornar as cidades mais adaptadas para pedestres; colocar esteiras em escritórios; subsidiar intervalos para exercícios a cada hora em escolas, hospitais e ambientes de trabalho; ou até criar um programa de transferência de renda para estimular populações em risco a se movimentarem mais.

Mantenha a simplicidade

Anteriormente falamos sobre três regras simples que fazem muita diferença no que diz respeito à alimentação: não coma nada com açúcar adicionado, com óleos vegetais e de sementes processados e industrializados, e com grãos altamente processados.

Para a atividade física, também sugiro três regras simples:

1. Caminhe pelo menos 7 mil passos ao longo do dia, não em uma só sessão. Vá aumentando até chegar a 10 mil.
2. Faça sua frequência cardíaca chegar a 60% da capacidade máxima por pelo menos 150 minutos por semana. (São 30 minutos cinco dias por semana.)
3. Levante coisas pesadas várias vezes por semana de forma a ativar todos os principais grupos musculares.

Existem outras estratégias importantes e detalhadas para alimentação e movimentação? Claro. Mas a questão é que, ao seguir essas regras simples, você se sentirá muito melhor e ficará energizado e estimulado a progredir, ir mais fundo. Quando você sentir os benefícios de cortar açúcares, grãos refinados e óleos industrializados, garanto que começará a buscar dietas naturais e explorar livros e podcasts em busca de estratégias nutricionais mais personalizadas. E, se você se comprometer a caminhar pelo menos 7 mil passos por dia e praticar 150 minutos por semana de exercícios aeróbicos, inevitavelmente começará a explorar diferentes variedades de exercícios e encontrará a rotina ideal. Comece pelo básico, certificando-se de cumprir as metas através das atividades de sua preferência. Ao fazer isso, com o tempo você subirá seu nível com naturalidade.

Volto a enfatizar a importância de praticar 150 minutos de atividades com frequência cardíaca elevada por semana. O treino aeróbico na zona 2 é aquele em que a frequência cardíaca fica entre 60% e 70% da sua frequência máxima (para calculá-la, basta fazer a seguinte conta: 220 − sua idade). Pense em uma caminhada rápida ou uma corrida leve que você consegue manter por uma hora sem muita dificuldade. Exercícios consistentes na zona 2 oferecem vantagens metabólicas poderosas, pois estimulam a saúde mitocondrial sem forçar demais o corpo. As vantagens da zona 2 são prova de que não precisamos exaurir o corpo para praticar exercícios eficazes para a saúde metabólica. Em geral, a zona 2 parece estranhamente fácil, mas a ciência comprova seus benefícios: exercícios moderados constantes aumentam o número de mitocôndrias, melhoram a captação da glicose, aumentam a eficácia do coração e reduzem o risco de quase todas as doenças crônicas.

Como saber que você está na zona 2? Muitos dispositivos vestíveis, entre os quais o Apple Watch 2, mostram em que zona você está com base na sua idade e no seu peso. Ou você pode fazer o seguinte teste: quando estamos na parte extrema da zona 2 (quase na 3), precisamos desacelerar para recuperar o fôlego se quisermos falar em voz alta.

Embora você possa se manter na zona 2 por 150 minutos toda semana (e repito: a parte mais importante desse hábito é fazer *qualquer exercício* de forma consistente), há evidências de que aumentar a frequência cardíaca por breves períodos, seguindo os preceitos do HIIT, pode acarretar grandes vantagens metabólicas. A American College of Sports Medicine define o HIIT como qualquer treino que alterne séries curtas – que vão de cinco segundos a oito minutos de atividade intensa – em que a frequência cardíaca alcance de 80% a 95% da capacidade máxima, com períodos iguais ou maiores de descanso ou de atividade física em que a frequência cardíaca caia para 40% a 50% da máxima.

Por fim, recomendo fortemente a todos que desejam melhorar a saúde metabólica ou perder peso que incorporem treinos de força à sua rotina. É possível fazer os músculos trabalharem com movimentos funcionais (por exemplo, levantando ou empurrando objetos pesados em casa ou no trabalho); com exercícios com pesos (como halteres ou aparelhos); ou com a calistenia, na qual usamos o peso do próprio corpo (como flexões e abdominais). Como os músculos têm um papel importante na eliminação da glicose no sangue, a massa muscular tem correlação com a sensibilidade à insulina. Um estudo dos NIH relatou que "o treino de força tem um efeito positivo na síndrome metabólica, uma vez que reduz a massa gorda, incluindo a gordura abdominal. Também melhora a sensibilidade à insulina e a tolerância à glicose, e reduz a pressão arterial". Pense que a camada grossa de músculos cobrindo seu esqueleto serve como um escudo metabólico e uma porta de entrada para uma vida mais longa e feliz. Na minha experiência, a prática de treinos de força é transformadora para pessoas que se sentem "empacadas" em seu progresso rumo à otimização metabólica ou ao emagrecimento. O treino de força focado é especialmente importante para mulheres que estão começando a chegar à meia-idade e que podem se beneficiar de uma ajuda metabólica, pois o metabolismo sofre um grande baque com a queda natural do estrogênio causada pela menopausa. A Dra. Gabrielle Lyon, geriatra especialista em musculatura, afirma: "Não estamos gordos; estamos sem músculos." A ideia é que, se você focar a atenção em ganhar mais músculos, e não em apenas *emagrecer*, será mais fácil melhorar sua composição corporal e sua saúde metabólica. Além disso, considerando que a massa muscular diminui naturalmente (e rapidamente) a cada década após completarmos 30 anos e que a falta de massa muscular é um fator de risco para morte prematura, precisamos começar a fazer treinos de força quanto antes e seguir fazendo pelo resto da vida. Nunca é tarde demais para começar.

BIOMARCADORES E MOVIMENTOS PARA GERAR ENERGIA BOA

Quando você está na luta para se tornar parte dos 6,8% de pessoas metabolicamente saudáveis, a movimentação é fundamental. Pesquisas mostram que os exercícios físicos melhoram todos os cinco biomarcadores básicos do metabolismo:

- **Glicose acima de 100 mg/dL:** Programas de 12 semanas com corridas de alta intensidade (40 minutos por semana) ou de corridas de baixa intensidade (150 minutos por semana) fizeram a glicose de participantes sair do nível pré-diabético (100 mg/dL ou mais) para o de não diabético (até 100 mg/dL).
- **Colesterol HDL abaixo de 40 mg/dL:** Uma revisão da literatura feita em 2019 mostrou que atividades físicas aumentavam o colesterol HDL, acrescentando que "o volume de exercícios teve mais influência do que a intensidade". Por outro lado, "aumentar níveis de HDL com medicamentos não apresentou vantagens clínicas convincentes".
- **Triglicerídeos acima de 150 mg/dL:** Vários estudos concluíram que a atividade física diminui os níveis de triglicerídeos no sangue. Em um

estudo de 2019, um programa de exercícios aeróbicos moderados de oito semanas reduziu em grande medida os triglicerídeos dos participantes. Além disso, mesmo uma única sessão de exercícios aeróbicos se mostrou capaz de diminuir os triglicerídeos até o dia seguinte. Esse efeito positivo pode ser resultado do aumento de atividade da lipase hepática – enzima que facilita a absorção dos triglicerídeos na corrente sanguínea – no fígado.

- **Pressão arterial de 130/85 mmHG ou maior:** Pesquisas mostram que os efeitos do exercício físico entre populações com pressão alta foram semelhantes aos efeitos de medicamentos comumente usados.
- **Circunferência abdominal acima de 88 cm para mulheres e 100 cm para homens:** Os exercícios físicos regulares ajudam a diminuir a obesidade ao aumentar o gasto de energia e promover a perda de peso. Pesquisas mostram uma relação inversa entre a quantidade de movimento semanal e a circunferência da cintura: mais movimento, menos barriga. Além disso, um nível reduzido de atividade física (menos de 5.100 passos por dia) está associado a um risco 2,5 vezes maior de obesidade abdominal em comparação com mais atividade física (acima de 8.985 passos por dia).

TEMPERATURA

Sabemos que tensão excessiva sobre o corpo o tempo todo faz mal, porém *aumentos* controlados de estressores específicos podem levar a adaptações que reduzem nossos níveis crônicos de estresse oxidativo e inflamação.

Um mecanismo válido para estressar células a ponto de provocar uma adaptação positiva é expô-las a temperaturas extremas. Um exemplo: banhos de imersão em água gelada, atividade que vem conquistando cada vez mais adeptos entre os *biohackers*. Durante muito tempo o ser humano não foi capaz de controlar a sensação de calor ou frio. O "ambiente fechado" é um conceito recente, e o ar-condicionado e o aquecimento central são ainda mais novos. Nossos ancestrais aqueciam suas casas do jeito que dava e não tinham qualquer sistema de refrigeração. Ao longo de boa parte da história a maioria dos seres humanos esteve exposta a variações extremas de temperatura entre estações do ano e até no mesmo dia. No deserto do Saara, por exemplo, as temperaturas podem alcançar 50 ºC durante o dia e cair para menos de 10 ºC à noite. Nas montanhas Rochosas, as temperaturas vão de 25 ºC durante o dia para 0 ºC à noite.

Nossa vida moderna de "termoneutralidade" gera mitocôndrias entediadas. Mitocôndrias são estruturas que geram calor, como fornalhas, mas, se não as estimulamos a produzir calor e ATP, elas ficam à toa. Nossas mitocôndrias estão tão entediadas e debilitadas que nossa espécie parece estar esfriando. A temperatura corporal diminuiu em cerca de 0,5 ºC nos últimos 200 anos, talvez devido a um metabolismo mais lento em geral. Nos últimos anos surgiram pesquisas convincentes que mostram como grandes variações de temperatura na rotina geram vantagens metabólicas ao estimular a atividade vascular, aumentando a capacidade das células de gerar calor e estimulando suas defesas antioxidantes.

Calor e frio

Nosso corpo conta com vários mecanismos para regular a temperatura interna quando exposto ao frio. Um deles são os tremores, quando os músculos se contraem rápido, quebrando moléculas de ATP para produzir calor. Outro é a termogênese sem tremores, quando o corpo produz e usa mais gordura marrom, um tipo especial de gordura metabolicamente saudável, para nos aquecer.

A gordura marrom é diferente da gordura branca que a maioria das pessoas conhece. Enquanto a gordura branca armazena energia, a marrom queima energia para produzir calor. É uma "gordura termogênica". Ela é marrom por ser rica em mitocôndrias e expressar níveis elevados de uma proteína chamada proteína desacopladora (UCP1). A UCP1 só existe na gordura marrom e permite que ela produza calor em vez de ATP. Essa proteína é um canal que permite que os prótons de ATP mudem de rota e saiam da membrana mitocondrial interna, se dissipando como calor. Os níveis de gordura marrom aumentam no inverno, pois o corpo se adapta para permanecer mais quente. O curioso é que a hemoglobina glicada (um marcador de níveis médios de glicose no sangue) tende a ser *menor* no inverno, quando a temperatura é mais fria e os níveis de gordura marrom aumentam, embora ainda não haja estudos estabelecendo uma relação causal entre a UCP1 e a gordura marrom.

Estudos mostram que a gordura marrom rapidamente capta e utiliza a glicose, e que pessoas com mais gordura marrom tendem a ter IMC e níveis de glicose mais baixos. Um estudo de 2021 mostrou que a prevalência de diabetes tipo 2 em pessoas com obesidade e gordura marrom era menos da metade da de pessoas com obesidade e sem gordura marrom, cerca de 8% em comparação com 20%, respectivamente.

A exposição ao frio pode ativar a gordura marrom, o que ajuda a administrar os níveis de glicose. Uma pesquisa mostra que passar um mês dormindo num quarto com temperatura de 18 ºC pode aumentar a sensibilidade à insulina e dobrar o volume e a atividade da gordura marrom em homens saudáveis. Até períodos curtos de exposição ao frio podem melhorar a sensibilidade à insulina e a eliminação de glicose, sobretudo em pessoas com gordura marrom. Num estudo, o uso de coletes de resfriamento por cinco a oito horas aumentou o gasto energético em repouso em 15% nos participantes com gordura marrom. A eliminação da glicose pelo corpo inteiro também aumentou em 13% nos participantes com gordura marrom, mas não houve mudança significativa nos participantes sem ela. A aclimatação ao frio também pode melhorar a saúde metabólica, mesmo em pessoas com pouca gordura marrom. Um programa de aclimatação ao frio de dez dias causou um aumento de 43% na sensibilidade à insulina em homens com diabetes tipo 2 e aumentou a atividade da proteína transportadora de glicose GLUT4.

Pesquisadores também notaram que níveis mais elevados de gordura marrom estão associados a uma menor variabilidade glicêmica, ajudando a manter níveis estáveis de glicose no corpo inteiro mesmo quando a pessoa não é exposta ao frio. Num estudo de 2016 publicado no periódico *Cell Metabolism*, participantes receberam uma bebida com 75 gramas de glicose num cômodo com a agradável temperatura de 23 ºC. Os pesquisadores observaram que os participantes ativaram a gordura marrom e aumentaram o gasto calórico em repouso, embora não estivessem expostos ao frio, como se a captação e o processamento da glicose pela gordura marrom gerasse calor. O trabalho sugeriu que a deficiência de gordura marrom deveria ser um indicador clínico de desregulação da glicose. Em suma, é importante ter muita gordura marrom, e a melhor forma de fazer isso é expondo o corpo ao frio e estimulando-o a se adaptar.

Falando sobre o calor, estudos sobre exposição proposital a temperaturas altas mostram que essa estratégia tem impactos positivos na saúde metabólica. Pesquisadores concluíram que o uso regular de sauna produz "uma reação geral de adaptação ao estresse" que é "possivelmente semelhante às [...] reações provocadas pela atividade física". A exposição ao calor também pode aumentar a produção de uma proteína chamada proteína de choque térmico de 70 kD (HSP70, na sigla em inglês). A HSP70 participa de uma série de processos celulares, entre os quais o de resposta ao estresse e à inflamação. Pesquisas sugerem que a HSP70 pode melhorar a sensibilidade à insulina e reduzir a inflamação.

Pesquisas também já mostraram que a exposição ao calor aumenta a produção de óxido nítrico, molécula que ajuda a relaxar os vasos e melhora o fluxo sanguíneo, melhorando a captação da glicose em músculos esqueléticos e, com isso, a sensibilidade à insulina. Esses mecanismos fizeram com que pesquisas observassem que a exposição ao calor está associada a redução da pressão arterial, melhora nos marcadores de função cardíaca, diminuição dos níveis de colesterol LDL e total, e redução dos níveis de glicose em jejum.

Um estudo observacional com homens finlandeses observou fortes reduções em problemas metabólicos de pessoas que usam sauna com regularidade – "de 63% em mortes cardíacas súbitas, 40% em mortalidade por todas as causas, 66% em demência e 65% em doença de Alzheimer em homens que usavam a sauna entre quatro e sete vezes por semana em comparação com os que a usavam apenas uma vez por semana".

A exposição ao frio e ao calor pode levar a melhoras significativas no humor. Pesquisas mostram que banhos de imersão em água gelada podem elevar os níveis de dopamina em 250%. Já foi observado que a exposição ao frio ativa o sistema nervoso simpático e libera neurotransmissores como a norepinefrina, que pode melhorar a atenção e o humor. Já foi observado também que o hábito da sauna reduz os níveis de cortisol, principal hormônio do estresse.

O calor também parece aumentar nossas defesas antioxidantes, reduzindo o estresse oxidativo, que leva à produção de Energia Ruim.

Você não precisa ter uma sauna ou uma banheira de imersão em água gelada para obter os benefícios do calor e do frio. A seguir listo alguns métodos gratuitos ou baratos de conseguir o efeito.

1. No fim do banho, ligue a água fria por dois minutos. Foi assim que meu coautor, Calley, começou a se expor regularmente ao frio. Ele sai do banho se sentindo ótimo e hoje em dia fica ansioso por esse momento.
2. Mergulhe em água gelada. Eu moro perto de rios e lagos, e nos meses de inverno eles ficam gélidos. Aproveito a época para entrar neles com meus amigos. Agora, sempre que estou num lugar que tem água gelada natural, dou um mergulho. Pode ser em praias também.
3. Entre para um grupo que faça sauna ou banhos de imersão em água gelada.
4. Faça uma aula de hot yoga, prática realizada em ambientes com temperatura acima de 38 ºC.
5. Saia de casa quando estiver calor e faça alguma atividade (mas lembre-se de se manter hidratado, ingerir alimentos e eletrólitos suficientes e não se queimar ao sol.)
6. Encontre uma academia que ofereça sauna ou banheira de água quente.

Quanto tempo de exposição? O tempo varia para cada pessoa, porém, numa revisão de pesquisas, o Dr. Andrew Huberman recomenda 57 minutos de sauna e 12 minutos de exposição ao frio por semana "como metas confiáveis para obter grandes benefícios para o metabolismo, a insulina e as vias do hormônio de crescimento".

SUBSTÂNCIAS SINTÉTICAS E TOXINAS AMBIENTAIS

Estamos cercados de substâncias sintéticas e toxinas ambientais, que são fortes indutores da produção de Energia Ruim, embora sejam, em grande parte, ignoradas. Desde a Segunda Guerra Mundial passamos a ser expostos a mais de 80 mil substâncias sintéticas que entraram em nosso ambiente e aproximadamente 1.500 novas substâncias químicas são criadas e liberadas a cada ano, muitas das quais nunca passaram por testes para garantir seu uso seguro em adultos, crianças ou fetos. Hoje em dia encontramos substâncias químicas e toxinas artificiais em níveis perigosos no ar, na comida, na água, dentro de casa e no solo, e elas atacam nossas células, prejudicando o microbioma, a expressão gênica, os receptores hormonais, o formato do nosso genoma (*epigenética*), as vias de sinalização intracelular, a sinalização de neurotransmissores, o desenvolvimento do feto, a atividade de enzimas, o controle hormonal do nosso comportamento alimentar, o funcionamento da tireoide, o metabolismo basal, o funcionamento do fígado, etc. Essas substâncias químicas estimulam todas as três marcas registradas da Energia Ruim: estresse oxidativo, inflamação e disfunção mitocondrial – e hoje essa conexão é tão nítida que muitas dessas substâncias estão sendo classificadas como *obesogênicas*, ou seja, debilitam o metabolismo e contribuem para a obesidade e a resistência à insulina. O Dr. Robert Lustig, professor emérito de neuroendocrinologia na Universidade da Califórnia em São Francisco (UCSF), acredita que pelo menos 15% da epidemia de obesidade estão diretamente associados a toxinas ambientais.

São exemplos de substâncias obesogênicas: desinfetantes e produtos de limpeza domésticos, fragrâncias e perfumes, aromatizantes para ambientes, maquiagem, loções, xampus, desodorantes, sabonetes, tintas de parede, tinta de notas fiscais, plásticos, piso de vinil, conservantes e corantes alimentares, muitos medicamentos, roupas, móveis, brinquedos de criança, produtos eletrônicos, retardadores de chamas, solventes industriais, exaustores de automóveis e os pesticidas que cobrem nossa comida. Compreendemos cada vez mais como as substâncias químicas promovem a obesidade. Por exemplo, ao ingerir alimentos ultraprocessados, como cereais matinais, estamos nos expondo a uma dose *quádrupla* de potencial de Energia Ruim: uma pelo alimento ultraprocessado em si, uma pelos aditivos e conservantes, uma pelos pesticidas e uma pela embalagem plástica. Se você tomar tudo com leite convencional e um copo de água não filtrada, o problema só piora.

Muitas dessas substâncias sintéticas promovem os interesses da indústria, mas não a saúde celular. As substâncias químicas aumentam a validade dos produtos, permitem o uso das embalagens mais baratas e aromatizam o produto sem óleos essenciais naturais – mas ao mesmo tempo oferecem grandes perigos para o ser humano. Nos Estados Unidos a designação de Geralmente Reconhecido Como Seguro (GRAS, na sigla em inglês) oferecida pela Food and Drug Administration (FDA, órgão americano que regula medicamentos e outros itens) busca permitir o uso comercial de substâncias consideradas seguras para o uso em alimentos e outros produtos, mas no fundo leva a uma omissão com consequências graves. Cada empresa pode fazer suas próprias pesquisas científicas e determinar, *por conta própria*, se a substância química que avaliou é GRAS. Isso, sim, é conflito de interesses! Muitas substâncias que já receberam esse status hoje são obviamente associadas a problemas de saúde sérios como câncer, neuropatias, transtornos metabólicos e infertilidade. Entre elas estão: adoçantes artificiais, propilparabeno (conservante antimicrobiano usado em loções, xampus e alimentos), butil hidroxianisol (BHA, conservante alimentar) e óleo vegetal bromado (aditivo alimentar). Além disso, o GRAS segue o conceito de que substâncias químicas existem isoladas e ignora o efeito adverso *da sinergia* de centenas dessas substâncias no corpo humano ao mesmo tempo, todos os dias, que é como funciona a realidade. Nos Estados Unidos, o GRAS não protege ninguém, e é possível que em outros lugares do planeta existam situações semelhantes. Nosso foco deve ser consumir os produtos mais naturais possíveis em todos os aspectos da vida.

A Endocrine Society se posicionou com firmeza sobre o aumento de precauções em relação a substâncias químicas, declarando que há "fortes evidências mecânicas, experimentais, animais e epidemiológicas" sobre o impacto de toxinas ambientais que alteram hormônios capazes de provocar "obesidade, diabetes, problemas de reprodução, problemas de tireoide, cânceres e doenças neuroendócrinas e do neurodesenvolvimento". Acrescenta que "dez anos atrás não havia o mesmo corpo de pesquisa que existe hoje sobre (...) as consequências nocivas de substâncias que prejudicam o sistema endócrino" e que as evidências atuais "não deixam margem a dúvida".

A lista a seguir descreve nove classes de substâncias químicas ambientais que sabidamente prejudicam a saúde humana através de mecanismos metabólicos:

1. **Bisfenol A (BPA):** Comumente encontrado em produtos plásticos, como garrafas, recipientes para comida, latas de alumínio e notas fiscais de papel térmico, o BPA é um conhecido desregulador hormonal que se acumula no tecido gorduroso. (Estudos observaram que o papel térmico – como a nota fiscal que você recebe no mercado

– pode conter entre 250 e 1.000 vezes mais BPA do que uma lata de alimento.) Ele aumenta o risco de obesidade, resistência à insulina, diabetes tipo 2, infertilidade e inflamação crônica. Estudos sugerem que o BPA reduz a capacidade antioxidante, aumenta o estresse oxidativo e prejudica dinâmicas mitocondriais.

2. **Ftalatos:** Comumente encontrados em cosméticos, fragrâncias, esmaltes de unha, loções, desodorantes, sprays de cabelo, géis, xampus, brinquedos, plásticos e couro artificial, os ftalatos são desreguladores hormonais "muito associados" a resistência à insulina, pressão alta, menopausa precoce, abortos espontâneos, problemas de desenvolvimento genital e qualidade do sêmen, puberdade precoce, asma, atrasos de desenvolvimento e distúrbios sociais. Os ftalatos são tóxicos para as mitocôndrias e aumentam o estresse oxidativo de acordo com o nível de exposição.

3. **Parabenos:** Comumente encontrados em conservantes de hidratantes, xampus, maquiagem, desodorantes, cremes de barbear, alimentos, bebidas e medicamentos, os parabenos são absorvidos pela pele e por ingestão oral e já foram encontrados em vários fluidos corporais e tecidos humanos como sangue, leite materno, sêmen, tecido placentário e células das mamas. Os parabenos são prejudiciais pela forma como se ligam a receptores hormonais, como os dos hormônios sexuais (estrogênio, progesterona e testosterona) e do estresse, alterando a atividade desses hormônios e o metabolismo hormonal. Os hormônios comandam todos os aspectos da nossa biologia, como o desenvolvimento neurológico, a função imunológica, o funcionamento da tireoide, o metabolismo, o desenvolvimento fetal e a reprodução. Os parabenos se ligam diretamente a receptores hormonais e causam mudanças funcionais no delicado equilíbrio entre os hormônios que regulam nossa vida e nossos sentimentos. Eles já foram associados a danos no DNA dos espermatozoides, à morte dos espermatozoides e à infertilidade. Infelizmente, a tecnologia atual de tratamento de esgoto não elimina os parabenos.

4. **Triclosan:** Comumente usado como agente antimicrobiano em produtos de cuidados pessoais, como pastas de dente e higienizadores de mãos, o triclosan é absorvido pelo corpo através da pele e do

tecido bucal. Já foi associado a problemas hormonais, no sistema imunológico e na tireoide, além de resistência a antibióticos, principalmente em estudos com animais. O triclosan foi encontrado em fluidos do corpo humano, com pesquisas revisadas por pares indicando que "é inegável que seres humanos estão expostos a níveis extremos e potencialmente perigosos da substância". O triclosan causa "desregulação universal de mitocôndrias", levando a mudanças no formato da mitocôndria (dando a ela um formato disfuncional de "rosquinha"), inibindo a cadeia de transporte de elétrons, causando divisão ou "fissura" mitocondrial, impedindo as mitocôndrias de se moverem pela célula de forma eficiente e reduzindo níveis saudáveis de cálcio nas mitocôndrias (necessários para seu funcionamento). Em geral, os diversos impactos do triclosan nas mitocôndrias prejudicam a produção de ATP e aumentam o estresse oxidativo.

5. **Dioxinas:** Trata-se de um grupo de compostos "altamente tóxicos" que são subprodutos de processos industriais (exemplos: branqueamento de polpa de celulose e produção de pesticidas) e da queima de lixo, carvão, petróleo e madeira. Esses "poluentes orgânicos persistentes" (POPs) não se degradam com facilidade, persistem no ambiente e se acumulam na gordura animal. De acordo com a OMS, mais de 90% da exposição humana às dioxinas se dão por meio de alimentos gordurosos de origem animal, como peixes, laticínios e carnes. Através de pesquisas com animais e humanos, sabe-se que as dioxinas causam problemas de desenvolvimento e reprodução, deformidades esqueléticas, deficiências nos rins, baixa contagem de espermatozoides, aumento no número de abortos espontâneos, transtornos do sistema imunológico, câncer de pulmão, linfoma, câncer de estômago e sarcomas. As dioxinas podem afetar a saúde humana ao gerar "sinalização de estresse mitocondrial", que ativa a via NF-κB e pode estimular a inflamação crônica e prejudicar a atividade do microbioma.

6. **Bifenilos policlorados (PCBs):** Por sorte, os PCBs foram proibidos. No entanto, essas substâncias químicas nocivas demoram a se degradar e ainda são "contaminantes ambientais onipresentes", encontrados no ar, na água, no solo e nos peixes pelo mundo todo, e em interações com produtos ou equipamentos que contêm PCBs da época em que

não eram proibidos. Considerados semelhantes às dioxinas, os PCBs foram amplamente usados na fabricação de fluidos hidráulicos e lubrificantes, retardadores de chamas, plastificantes, tintas, adesivos e outros produtos industrializados. Assim como muitas substâncias sintéticas, eles "são bioacumulantes e se biomagnificam à medida que sobem pela cadeia alimentar", o que significa que, se você comer um peixe de fundo do mar que costuma se alimentar de sedimentos carregados de PCBs ou outros peixes contendo PCBs, o nível da substância no peixe pode ser até um milhão de vezes mais elevado do que na água em que ele vivia. Em estudos de cultura celular, os PCBs são tóxicos para os neurônios, prejudicando a cadeia de transporte de elétrons mitocondrial e a quebra inicial de glicose na célula (um processo chamado glicólise) e, por fim, inibindo a produção de ATP.

7. **Substâncias perfluoroalquil e polifluoroalquil (PFAS):** Comumente encontradas em utensílios antiaderentes de cozinha, embalagens alimentares feitas de papel e cartolina antigordura (como sacos de pipoca de micro-ondas, embalagens de fast-food e embalagens de comida para viagem), espumas de combate a incêndio e impermeabilizantes para tapetes e tecidos, elas costumam ser chamadas de "substâncias eternas" por não se decomporem nem serem facilmente excretadas do corpo humano. Uma das principais fontes de PFAS no ambiente é a água. Pesquisas mostram que as PFAS possivelmente aumentam o risco de câncer de fígado, mama, pâncreas e testículo em animais, e câncer de testículo, rim, tireoide, próstata, bexiga, mama e ovário em seres humanos (embora alguns dados sejam conflitantes). Quando as PFAS se acumulam em tecidos do corpo, danificam as mitocôndrias, estimulando o recrutamento de células imunológicas e o desenvolvimento de inflamação crônica. Elas também promovem estresse oxidativo ao criar mais radicais livres e inibir a atividade de antioxidantes.

8. **Pesticidas organofosforados:** Um total de 2,5 milhões de toneladas de pesticidas é usado no mundo todo ano, mesmo sabendo-se que essas substâncias estão fortemente associadas a estresse oxidativo, câncer, problemas respiratórios, efeitos neurotóxicos, problemas metabólicos e problemas de desenvolvimento infantil. Esses pesticidas

cobrem nossos alimentos e entram no sistema de distribuição de água. Nos Estados Unidos, o Departamento de Agricultura estima que a água consumida por mais de 50 milhões de americanos está contaminada com pesticidas e produtos agrícolas químicos. Os pesticidas não só fazem mal a quem os ingere como prejudicam agricultores e crianças. Estima-se que a intoxicação aguda por agrotóxicos afete 44% dos agricultores a cada ano, com um total de 385 milhões de casos por ano no mundo todo e aproximadamente 20 mil mortes. Os pesticidas são ainda mais prejudiciais às crianças, pois as afetam durante períodos essenciais de seu desenvolvimento. Elas podem ser expostas através do ar, alimentos, água, animais de estimação e contato ao brincar em carpetes, objetos estofados, gramados, grama em parques, e ao consumir alimentos convencionais e processados. De todos os relatos de intoxicação por agrotóxicos recebidos por centros de controle, 45% envolvem crianças. Estudos sugerem que a exposição a pesticidas organofosforados pode afetar o funcionamento mitocondrial ao induzir o estresse oxidativo e prejudicar a respiração mitocondrial. Não use pesticidas nos gramados de casa e evite alimentos cultivados de forma convencional. Assim como acontece com muitas substâncias, o fígado é o principal metabolizador dos pesticidas antes de eles serem excretados. Proteger o fígado, o trato gastrointestinal e os rins é essencial para a eliminação eficiente de muitas substâncias sintéticas tóxicas. Os hábitos que estimulam a Energia Boa ajudam nisso.

9. **Metais pesados:** Comumente encontrados no solo, na água e em alimentos contaminados, os metais pesados – como mercúrio, cádmio, arsênio e chumbo – são substâncias naturais que podem ser tóxicas quando altamente concentradas em processos industriais e de fabricação de produtos. O excesso de metais pesados pode causar vários problemas de saúde, como danos neurológicos, atrasos de desenvolvimento, câncer e outros problemas de saúde. Pesquisas mostram que esses metais podem aumentar o estresse oxidativo e causar disfunção mitocondrial.

Grande parte das substâncias químicas mais perigosas do mundo moderno tem relação com a produção de plástico e a preservação de alimentos. Precisamos limitar o uso de plásticos na sociedade: nós já produzimos 9 *bilhões de toneladas* de plástico desde que ele foi patenteado, menos de 200 anos atrás, e a vasta maioria desse material hoje é lixo que enche nossos mares, rios e córregos, jogando substâncias químicas tóxicas cheias de Energia Ruim em nosso solo, água, comida e até no ar. O aumento de alimentos ultraprocessados e embalados – e do número de "conservantes" tóxicos que usamos para estender sua validade – é um fenômeno que tem menos de 100 anos. Esses problemas recentes poderiam rapidamente diminuir com esforço e determinação coletivos, e é necessário que isso aconteça.

A água contaminada também é outro tema importante, e acho que não é exagero dizer que é perigoso beber água não filtrada. Em muitos lugares é comum que substâncias como arsênio estejam *mil vezes* acima dos limites sugeridos. Pesquisas estimam que a água da torneira é contaminada com PFAS. O fato de nossa água estar envenenada com substâncias que impedem o corpo de gerar energia é desanimador. Precisamos saber que muitas instituições que deveriam cuidar da nossa saúde não funcionam para nos proteger e buscar soluções melhores por conta própria.

Sobre a água, o especialista em saúde Dhru Purohit popularizou o seguinte truísmo: "Ou você tem um filtro, ou *você* se torna o filtro." Isso se aplica a todos os aspectos do nosso ambiente: ou consumimos alimentos livres de agrotóxicos, filtramos nosso ar, filtramos nossa água, compramos brinquedos e móveis menos tóxicos, paramos de tocar em notas fiscais e papéis térmicos, minimizamos o uso de plásticos e eliminamos produtos domésticos e de cuidados pessoais convencionais com aromas sintéticos e obesogênicos, *ou* nossos órgãos se tornarão filtros para os milhares de substâncias sintéticas contidas nesses produtos. Sem essa vigilância, debilitamos nosso corpo e forçamos nossas células a lidar com a árdua tarefa de reagir a essas substâncias tóxicas perigosas em vez de estimulá-las a produzir Energia Boa para prosperarmos. Minimizar o peso tóxico do ambiente com filtros e trocas simples é fácil, barato e muito benéfico para a saúde metabólica.

PRINCÍPIOS PARA RECUPERARMOS AQUILO QUE A MODERNIDADE TIROU DE NÓS

Princípios para atividades físicas:

- *Pelo menos 150 minutos de exercícios de intensidade moderada por semana.* Calcule sua frequência cardíaca máxima subtraindo sua idade de 220, então determine quanto é 64% do valor. O resultado é o valor mínimo para exercícios de intensidade moderada. Exemplo: Se você tem 45 anos, subtraia: 220 − 45 = 175. Em seguida, multiplique: 175 × 0,64 = 112. Ou seja, quando seu coração está batendo acima de 112 bpm, significa que você está fazendo um exercício de intensidade moderada.
- *Dê 10 mil passos por dia.* Para contá-los, pode usar qualquer vestível ou mesmo o celular.
- *Movimente-se um pouco durante pelo menos oito horas todos os dias.* Você também pode usar qualquer vestível.
- *Crie a meta de praticar treinos de força três vezes por semana.* Exercite braços, pernas e core usando o peso do corpo ou halteres.

Princípios para a temperatura:

- *Acumule pelo menos uma hora por semana de exposição ao calor.* Isso pode ser feito em sauna, sauna infravermelha ou numa aula com exercícios em alta temperatura, como hot yoga.
- *Acumule pelo menos 12 minutos por semana de exposição ao frio.* Isso pode ser feito por crioterapia, banhos de imersão em água gelada, numa banheira ou num corpo d'água (um lago, rio ou piscina no inverno).

Princípios para toxinas:

- *Filtre o ar e a água de sua casa.* Para a água, as melhores opções são o filtro de carvão ativado, o filtro de barro e o filtro de osmose reversa, e, para o ar, um filtro HEPA.
- *Alimente-se com comida não processada orgânica ou cultivada em fazendas regenerativas.*

- *Evite plásticos sempre que possível.* Prefira vidro ou outros materiais. Avalie a quantidade de produtos de plástico em sua casa, armários e cozinha, e tente eliminá-los.
- *Troque produtos de cuidados domésticos e pessoais por alternativas limpas, com ingredientes transparentes que você conhece.* Um primeiro passo interessante é remover do seu lar quaisquer produtos aromatizados e substituí-los por alternativas sem cheiro ou eliminá-los por completo. Exemplos: aromatizadores de ambientes e de automóveis, detergentes, amaciantes, lenços para secadora, xampus, condicionadores, sabonetes líquidos, sabonetes sólidos, desodorantes, cremes de barbear, perfumes, loções. Os aromas de todos esses produtos são tóxicos. O sabão de Castela orgânico sem perfume pode substituir sabonetes sólidos, líquidos e detergentes; vinagre e água podem substituir sprays de limpeza multiuso; e o óleo de jojoba ou coco orgânicos pode substituir loções.
- *Procure se informar sobre os níveis de toxicidade de vários produtos*, por exemplo, lendo os rótulos e procurando na internet o que causa cada ingrediente.
- *Pratique hábitos saudáveis para fabricar Energia Boa* e ajudar as vias de desintoxicação naturais do corpo que envolvem o fígado, o trato gastrointestinal, os rins, a pele e o sistema circulatório.

9

A ausência de medo

O nível máximo da Energia Boa

Ao longo da evolução os seres humanos desenvolveram sentimentos intensos de medo, ansiedade, tristeza e grande capacidade de avaliação crítica, e por um bom motivo: esses sentimentos nos mantêm em segurança, por nos estimular a reagir quando nos deparamos com ameaças reais à sobrevivência. Sem a capacidade de reagir aos perigos que nos cercam, rapidamente entraríamos em extinção. Ao longo da história humana, boa parte das ameaças a que fomos expostos estava em nossas imediações, como desastres naturais, animais ferozes ou peçonhentos, ou um exército invasor. Porém em apenas um século desenvolvemos a capacidade tecnológica de nos expor aos perigos encarados por *qualquer* pessoa, em *qualquer* lugar do mundo, 24 horas por dia, tudo transmitido ao vivo para uma telinha em nossas mãos. Da noite para o dia, os traumas e os medos de 8 bilhões de pessoas se tornaram *nossos*, e precisamos aprender a processá-los.

Essa talvez seja a grande anormalidade que encaramos como seres humanos hoje em dia – mais do que a comida ultraprocessada, o excesso de tempo que passamos sentados, a exposição constante a luzes artificiais e a vida termoneutra, em que nunca sentimos calor ou frio. A mente e o corpo humano não foram feitos para absorver mensagens aterrorizantes o tempo todo, mas agora é impossível fugir delas (em outdoors, jornais, redes sociais, TV). E não conseguimos ignorá-las, pois somos biologicamente programados para prestar atenção em ameaças. A conectividade tecnológica nos fez entrar numa era de terrorismo digital que não conseguimos ignorar. Como certa vez flagraram um diretor da CNN falando sobre notícias: "Sangrou, bombou." Quando as histórias são mórbidas, viralizam. É fato que todos os seres humanos passarão por desafios e traumas ao longo da vida, mas vivemos numa sociedade que cria estigmas culturais contra os cuidados com a saúde mental, por isso temos poucos recursos para lidar com essas questões. O resultado é que:

- Quase 40% das mulheres americanas relatam ter recebido diagnóstico de depressão ao longo da vida e um terço dos americanos relata ter sofrido transtorno de ansiedade.
- Três quartos dos americanos jovens se sentem em perigo diariamente.
- Uma pesquisa publicada em fevereiro de 2023 pelos CDC revelou que, em 2021, 57% das adolescentes no ensino médio relataram "sensações persistentes de tristeza ou desamparo no último ano", um aumento significativo em relação aos 36% de 2011.
- Um total de 76% dos americanos relatou ter sofrido impactos na saúde devido ao estresse no último mês. As principais causas desse estresse foram preocupações com a saúde.
- Muitas outras pesquisas mostram um grande aumento na prevalência da depressão, sobretudo entre adolescentes por volta do ano de 2011 (por acaso, ano em que o Instagram surgiu em cena).

Seria fácil ignorar essas estatísticas, mas reflita sobre elas por um momento: numa época em que o padrão e a expectativa de vida parecem mais altos do que nunca, *centenas de milhões* de pessoas – incluindo crianças – sofrem de tristeza, medo e estresse profundos. O sofrimento sempre existiu no mundo, porém agora ele é mais *visível* do que nunca, e onipresente, nas telas que levamos para nossas camas e mesas de jantar.

Como consequência, o ser humano moderno busca salvação e consolo em qualquer lugar onde consiga encontrar uma dose de "prazer" e distração impulsionados pela dopamina: coisas como açúcar processado, bebidas alcoólicas, refrigerantes, vapes, cigarros, maconha, pornografia, aplicativos de relacionamento, aplicativos de mensagens instantâneas, sexo casual, apostas virtuais, video games, Instagram, TikTok, Snapchat e inúmeras novidades que surgem diariamente. Como disse Johann Hari, autor de *Foco roubado*: "Criamos uma cultura em que grande parte da população não suporta viver sua rotina e precisa se medicar ao longo do dia." O impacto da realidade psicológica atual – e os mecanismos tóxicos que usamos para lidar com ela – prejudica a capacidade de nossas células de produzir Energia Boa, criando um círculo vicioso que nos impede de alcançar o potencial máximo da experiência humana.

Uma célula que vive num corpo que sente medo crônico é uma célula que não consegue prosperar por completo. Quando nossas células sentem perigo por tempo prolongado, transferem recursos para as vias de defesa e vigilância, e não para as funções normais que proporcionam uma saúde sustentável. Assim, por mais que você tenha uma dieta perfeita, se exercite, se exponha ao sol e durma a quantidade de horas necessária, se suas células estiverem rodeadas de estresse criado pelo impacto da psicologia na bioquímica (através de hormônios, neurotransmissores, citocinas inflamatórias e sinais neurológicos), nenhuma das suas decisões saudáveis surtirá efeito.

Nossa tarefa mais importante é prestar atenção nos gatilhos de medo persistente que existem em nossa rotina e trabalhar para saná-los ou limitar nossa exposição a eles. Isso é possível por meio de recursos psicológicos como imposição de limites, introspecção, meditação, exercícios de respiração, psicoterapia, medicina natural, exposição à natureza e muitas outras atividades listadas no fim deste capítulo.

Não confunda a imposição de limites a respeito das informações recebidas com fechar os olhos para a realidade. Com a imposição de limites você vai compreender e proteger sua biologia para não implodir. Isso lhe permitirá aproveitar o máximo da sua energia para causar um impacto positivo no mundo.

Pessoas diferentes percebem ameaças diferentes. Pode ser o estresse crônico no trabalho causado por um relacionamento difícil com o chefe. Pode ser um trauma de infância persistente devido à relação complicada com um dos pais. Pode ser a sensação de insegurança no seu lar ou bairro. Pode ser a matéria no jornal sobre um homicídio que aconteceu do outro lado do mundo. Pode ser a sensação de perigo por causa de um vírus que assola o planeta.

Pode ser a notícia de uma guerra que está acontecendo a 10 mil quilômetros. Podem ser os direitos ou liberdades ameaçados por posicionamentos políticos. Pode ser a preocupante sensação de não ser bom, bonito ou inteligente o suficiente. Reflita sobre seus medos para poder proteger suas células de danos psicológicos constantes e criar um ambiente tranquilo para elas.

A MÁQUINA DE FABRICAR MEDO QUE NOS MANTÉM DOENTES E DEPENDENTES

Na faculdade de medicina aprendi que *tudo* – qualquer que seja o preço, os efeitos colaterais ou o peso para a sociedade – é justificável para evitar mortes, mesmo que a pessoa dure apenas mais alguns dias, morrendo de dor ou em estado vegetativo. A mensagem que os pacientes recebem de hospitais e da indústria farmacêutica não é "Vamos manter você saudável e ajudá-lo a ter a melhor vida possível", e sim "Vamos manter você vivo".

Faça seu check-up anual. Faça seus exames. Tome seus remédios. Faça tal cirurgia. Do contrário, *talvez você morra*. O medo da morte é usado como uma arma para convencer pacientes a *tudo*: a tomar mais medicamentos, a fazer mais procedimentos, a se submeter a mais operações e a se consultar com mais especialistas. Fica subentendido que, se você disser não, atrasar o tratamento ou seguir um caminho mais natural, poderá morrer mais cedo. Essa dinâmica é especialmente poderosa nos países ocidentais, onde – ao contrário de muitas culturas indígenas e orientais – temos uma repulsa cultural a falar sobre a morte ou ter curiosidade sobre o assunto, fazendo com que muitas pessoas sintam um medo existencial. Grande parte dos textos clássicos que sobreviveram ao teste do tempo – como os de Rumi, Khalil Gibran, Hafiz, Marco Aurélio, Yogananda, Sêneca, Lao-Tsé, Thích Nhất Hạnh, etc. – nos estimula a refletir sobre a morte, defendendo que ela é algo natural e não deve ser temida. Por algum motivo, essas mensagens não chegam ao ecossistema principal do sistema de saúde, onde a morte é inaceitável.

A morte foi meu maior medo desde a infância e continuou sendo quando cheguei à vida adulta, algo que precisei encarar para eliminar as camadas que me separavam da Energia Boa. Passei mais tempo de vida me preocupando com as maneiras como eu e meus parentes poderíamos morrer do que com qualquer outra questão. Foi a morte que impediu minha cabeça de desligar por inúmeras noites. Foi a morte que me levou para a medicina. Mas uma série de situações com minha mãe, iniciada no começo de 2020, mudou para sempre minha perspectiva sobre preocupações – especialmente sobre a morte. Ao saber que minha mãe tinha colesterol alto e diabetes, eu a levei para Sedona – cidade no interior do Arizona –, onde fiz "intensivão da Dra. Casey" com atividades que comprovadamente melhoram a saúde metabólica: jejum prolongado, banhos de imersão em água gelada, atividades físicas, caminhadas ao nascer do sol. Isso aconteceu um ano antes de recebermos o diagnóstico de câncer de pâncreas.

Durante um jejum de três dias e com um alto nível de cetonas na corrente sanguínea, eu estava eufórica, ao lado da minha mãe, admirando a seu lado as imponentes montanhas Red Rock. Tínhamos feito uma trilha até um pico ainda no escuro, para participarmos de uma roda de tambores divulgada por uma galeria de arte local. Ali dançamos juntas ainda à luz da lua, livres.

Olhando para aqueles rochedos colossais, a todo momento eu me pegava pensando que era feita do mesmo material deles. Os átomos que formam meu corpo estão no planeta desde sua criação, cerca de 4,6 bilhões de anos atrás, e minhas mitocôndrias produzem ATP para organizar esses átomos, transformando-os em tecidos, órgãos e, no fim das contas, em *mim*.

Em Sedona, eu e minha mãe conversamos sobre como as concepções de "eu" e do caráter terminal da morte são uma ilusão. Na verdade, grandes partes do nosso corpo morrem regularmente – nós perdemos mais de meio *quilo* de células por dia. Mais de 88% da poeira em nossas casas são formados por nossas células. Na faculdade de medicina eu analisava amostras de partes do corpo humano no microscópio e ficava surpresa ao me deparar com todo o espectro de vida e morte acontecendo dentro daquilo que *parecia* um corpo vivo "adulto". Porém, em nível microscópico, as células estavam nascendo, se dividindo, envelhecendo e morrendo em ritmos completamente diferentes. Em nível celular, morremos e renascemos trilhões e trilhões de vezes em uma única "vida". A matéria descartada pelo nosso corpo volta para a terra e se transforma em coisas novas. Os combustíveis fósseis, responsáveis por 80% da energia do planeta no momento, não passam de restos de animais e plantas do passado. Estamos literalmente abastecendo nossos carros e lares com os átomos de nossos ancestrais.

O fato de não enxergarmos essas inúmeras reações acontecendo a cada segundo no nosso corpo e as constantes criações e recriações que compõem nosso mundo é apenas uma limitação de nosso sistema visual.

Conversando com minha mãe, especulei se as partes descartadas de mim se transformariam em brócolis deliciosos que alimentam uma criança. Ou se alguns carbonos eliminados pelo meu corpo seriam solidificados e transformados num diamante perfeito. Ou se meus átomos seriam levados pelo vento e ajudariam a formar cadeias montanhosas que ainda não existem. Tudo isso provavelmente é verdadeiro, assim como inúmeras outras coisas que não consigo sequer conceber.

O impacto que temos nos outros – nas pessoas que amamos, nas pessoas que maltratamos, nas pessoas a quem ensinamos, nas pessoas que leem o que escrevemos – literalmente muda a biologia e a vida delas para sempre. Enquanto eu e minha mãe dançávamos e nos abraçávamos ao luar, pensei em como aquela experiência amorosa literalmente mudava minhas vias neurais físicas e minha biologia à medida que meu corpo liberava neurotransmissores e hormônios, reforçando sinapses e transferindo microbiomas entre nós. Minha experiência com ela – e com todas as pessoas com quem escolho interagir – se codifica fisicamente dentro de mim.

No dia 7 de janeiro de 2021, enquanto preparava o jantar, recebi uma chamada de vídeo da minha mãe. Com lágrimas no rosto, ela me contou que estava morrendo, que me deixaria, que não conheceria meus futuros filhos. Explicou que naquele dia tinha descoberto que sua leve dor de estômago na verdade era um câncer de pâncreas estágio IV, metastático, e que havia tumores grandes espalhados por toda a sua barriga.

Ao longo dos 13 dias seguintes – os últimos dias de consciência da minha mãe –, ela recebeu centenas de mensagens sobre o impacto que teve na vida dos outros. Nunca me esquecerei da gratidão e das fortes emoções em seu rosto enquanto lia cada uma delas, sentada na sua varanda com vista para o oceano Pacífico. Todas as mensagens vinham de seres humanos que haviam sido bioquimicamente transformados pela influência da minha mãe. Assim como tinha acontecido durante nossa conversa em Sedona, eu sentia que ela era essencialmente imortal, devido à maneira como tinha afetado a existência de todos em sua vida e por espalhar sua energia pelo universo, ao qual cada um de nós está conectado e para o qual contribui por meio de nossa existência. Ela não demonstrou medo ao segurar minha mão e dizer que sentia sua força vital se esvaindo rápido.

Dias após sua morte, nós a enterramos em um cemitério ecológico na costa. Foi impactante colocar seu belo corpo dentro de um pequeno buraco cavado na terra diante daquele oceano infinito. A mulher – dentro da qual eu e meu irmão vivemos, nossa origem, que construiu meu corpo e minha consciência, que viajou o mundo e que impactou milhares de pessoas – se desintegrou na terra para alimentar as árvores, flores e fungos acima dela, num ciclo eterno. A preocupação sobre os anos em que seu corpo físico existiu neste planeta pareceu irrelevante. Todos os anos que vivi ansiosa, pensando na minha mortalidade e na mortalidade da minha família, tinham sido um desperdício de energia. A morte é incontrolável, e tudo bem que assim seja. Passei a me sentir dessa forma porque, enquanto abraçava minha mãe durante suas últimas respirações, *ela* estava bem. Em seus momentos finais de consciência, ela sussurrou para mim que estamos aqui para proteger a energia do universo. Que tudo – a vida, a morte – era perfeito.

Ao colocar o corpo da minha mãe na cova e enterrá-la, tive a profunda sensação de que eu e ela – e tudo e todos – estávamos intrinsecamente interligadas e nem a morte é capaz de mudar isso. Embora o homem crie a percepção avassaladora de separação, escassez e medo com o intuito de exercer poder, criar dependência e enriquecer à custa das pessoas e da natureza – assim como a divisão da medicina em 42 especialidades nos impede de enxergar a realidade sobre o corpo –, podemos nos impor e incorporar uma verdade diferente, de total conectividade e ausência de limites. Ali senti as palavras de Rumi tomarem conta de mim: "Não sofra – o que se perde retorna de outra maneira" e "Não pense nesta vida e na próxima como duas coisas distintas, pois a realidade é que uma dá a partida para a outra". E, ao solidificar essa crença, senti mais uma camada de Energia Boa se abrir para mim: a ausência de medo.

A partir de então comecei a dissipar minhas preocupações existenciais e o medo crônico que me dominavam desde pequena. Com isso, senti minha saúde mudar, fiquei estimulada a seguir a jornada de autoempoderamento da minha natureza real como um processo dinâmico e eterno, um conceito que nunca aprendi na faculdade de medicina. Minha mente estava relaxando e minhas células estavam ficando livres para trabalhar com eficiência máxima.

COMO A MENTE CONTROLA O METABOLISMO

Mas por que superar o medo crônico é tão importante para a Energia Boa? Porque, de muitas formas, a mente controla o metabolismo. A Energia Boa e o cérebro formam um círculo vicioso: a ausência de hábitos saudáveis enfraquece as defesas do cérebro contra o estresse crônico, e o estresse crônico e o medo podem causar diretamente mais disfunção metabólica, que piora o humor e a resiliência. Considere que entre 75% e 90% das doenças humanas estão relacionados com a ativação da biologia associada ao estresse, e muitas evidências apontam para a existência de uma via comum entre estressores psicológicos e disfunção metabólica. A célula "escuta" todos os pensamentos por meio de sinais bioquímicos e a mensagem que recebe do estresse crônico é clara: interromper a produção de Energia Boa. Na verdade, o estresse agudo e o estresse crônico são gatilhos para todas as marcas registradas da Energia Ruim:

1. **Inflamação crônica:** Experimentos com camundongos mostram que bastam seis horas de estresse agudo para aumentar a concentração de citocinas inflamatórias, gerando uma "mobilização rápida" do sistema imunológico. As citocinas são substâncias imunológicas específicas envolvidas nos primeiros ataques a infecções e feridas, e também na expressão gênica de vias associadas à migração de células imunológicas (a maneira como células imunológicas chegam ao lugar onde precisam combater). Pensamentos estressantes provocam neuroinflamação (inflamação no cérebro), que causa disfunção metabólica no cérebro e predispõe a doenças metabólicas, como depressão e neurodegeneração. Também afetam o corpo inteiro ao ativar a "ala do estresse" do sistema nervoso – o sistema nervoso simpático, que ativa nossa reação de luta ou fuga. A superativação do sistema nervoso simpático gera resistência à insulina, hiperglicemia e mobilização de células inflamatórias e citocinas por todo o corpo, levando ao acúmulo de Energia Ruim. Quando o período de estresse psicológico é mais longo, como acontece com crianças que sofrem abuso infantil, o nível das citocinas inflamatórias CRP, TNF-α e IL-6 é mais elevado. Um pesquisador afirma que a inflamação crônica

causada pelo estresse representa o "terreno comum" de uma grande variedade de doenças metabólicas, como câncer, gordura no fígado, doenças cardiovasculares e diabetes tipo 2. Lembre-se de que a inflamação é causa direta da Energia Ruim ao bloquear a expressão de canais de glicose, bloquear a sinalização da insulina dentro da célula e promover a liberação de ácidos graxos livres de células de gordura, que podem ser absorvidos pelo fígado e pelos músculos e causar resistência à insulina.

2. **Estresse oxidativo:** Em 2004 um estudo analisou o sangue de 15 estudantes de medicina antes e após provas importantes para medir seus biomarcadores de estresse oxidativo. Os achados mostraram que os estudantes tinham níveis mais baixos de antioxidantes antes das provas e níveis mais elevados de danos ao DNA e aos lipídios devido à oxidação. Esses resultados sugerem que suas células foram expostas a estresse oxidativo durante o período estressante e que o estresse relacionado ao trabalho também contribui para o estresse oxidativo. Por exemplo, um estudo japonês mostrou uma correlação entre o 8-hidróxi-2-deoxiguanosina (8-OH-dG), um marcador de estresse oxidativo, e a percepção de carga de trabalho, o estresse psicológico e a sensação de impossibilidade de redução do estresse entre trabalhadoras do sexo feminino. Da mesma forma, um estudo na Espanha encontrou relação entre níveis elevados de estresse associado ao trabalho e o malondialdeído, outro biomarcador do estresse oxidativo. Em camundongos, o estresse crônico induz a oxidação de lipídios e inibe a atividade antioxidante. Essas mudanças estão relacionadas ao aumento do colesterol LDL e dos triglicerídeos, à diminuição do colesterol HDL e ao surgimento de placas nas artérias dos roedores. Curiosamente, estudos com animais mostraram que a ingestão de antioxidantes pode proteger contra a disfunção mitocondrial causada por estresse, "indicando a existência de fatores que podem tanto estimular quanto inibir os efeitos do estresse sobre as mitocôndrias". Da mesma forma, camundongos criados por engenharia genética para aumentar a expressão de enzimas antioxidantes mitocondriais se mostram mais capazes de lidar com estressores.

3. **Disfunção mitocondrial:** Embora quase todas as pesquisas sobre

estresse psicossocial e função mitocondrial tenham sido conduzidas com animais, os resultados indicam claramente que "o estresse crônico induzido por uma forma de estressor psicossocial reduz nossa capacidade de produção de energia mitocondrial e altera a morfologia da mitocôndria". Isso foi observado na forma de uma redução do funcionamento das proteínas mitocondriais, na queda do consumo de oxigênio (necessário para a produção de ATP nas mitocôndrias) e na redução do conteúdo mitocondrial.

4. **Níveis elevados de glicose:** O aumento no nível dos hormônios do estresse resultante de fortes estressores psicológicos pode ter *efeitos diabetogênicos*, o que significa que aumenta a glicemia ao mesmo tempo que faz as células de gordura quebrarem gorduras e as lançarem na corrente sanguínea, causando resistência à insulina. Ocorre da seguinte forma: no momento do estresse, o corpo decide mobilizar uma fonte "rápida" e poderosa de energia, levando os hormônios a iniciar a quebra rápida da glicose armazenada no fígado (glicogenólise) e aumentar a produção de glicose no fígado (gliconeogênese). Um dos produtos da quebra acelerada dos triglicerídeos (gordura armazenada) das células promovida pelos hormônios do estresse é o glicerol, que pode ser transportado para o fígado para produzir glicose por meio da gliconeogênese. Pesquisadores acreditam que reações de estresse agudo repetidas podem "provocar constantes glicemia e hiperlipidemia temporárias, e resistência à insulina, as quais, a longo prazo, podem se desenvolver e se transformar em diabetes tipo 2". Membros da Levels frequentemente relatam surpresa ao ver como um único dia estressante de trabalho exerce forte impacto em sua glicose e como o aumento da glicose pode indicar estresse.

5. **Piora nos biomarcadores metabólicos:** O estresse crônico está associado a obesidade, menos colesterol HDL, mais gordura visceral, circunferência abdominal maior e níveis elevados de pressão arterial, colesterol LDL, frequência cardíaca, insulina e triglicerídeos. Além disso, já foi comprovado que o nível do cortisol é um preditor de elevações no HOMA-IR, importante marcador de resistência à insulina.

Traumas acabam com a Energia Boa

Não são apenas os estressores leves da rotina que pioram problemas de saúde. Eventos traumáticos também têm um impacto a longo prazo na saúde metabólica. Um grande corpo de pesquisas mostra que as chamadas experiências adversas na infância (EAI) podem produzir efeitos de longo prazo na regulação dos hormônios de estresse no corpo. Entre essas experiências podem constar negligência ou abuso físico ou emocional, perturbações no lar, insultos ou broncas, bullying, crimes, morte de um ente querido, doenças graves, acidentes quase fatais e desastres naturais. Pesquisas sugerem que até 80% das pessoas passam por um ou mais desses eventos e eles aumentam nosso risco de desenvolver transtornos como obesidade, diabetes, doenças cardiovasculares e síndrome metabólica. Num estudo, crianças vítimas de maus-tratos (por exemplo, que foram rejeitadas pelos pais, tiveram educação muito rígida, sofreram abuso sexual ou físico ou passaram por várias mudanças de cuidadores) apresentaram 80% mais chance de ter níveis altos de marcadores de inflamação, e o isolamento social aumentava esse risco em 134%. A exposição a adversidades no começo da vida foi consistentemente associada com a desregulação das vias de estresse no corpo, que persiste na vida adulta, podendo ser um indicador de doenças crônicas associadas ao estresse – por exemplo, doenças metabólicas. Além disso, o abuso infantil pode estar relacionado a uma mudança no sistema de recompensa no cérebro, gerando predisposição a ingerir alimentos em excesso e vício em comida na vida adulta.

No meu consultório, é comum eu perguntar a pacientes se eles estão "estressados" ou se têm traumas passados e ouvir um simples "Não" como resposta. Porém, ao investigar os detalhes ao longo das duas horas de consulta, eles relatam experiências adversas importantes na infância que não tinham sido totalmente processadas. Muitas vezes também relatam se sentir presos no trabalho, sobrecarregados pelas responsabilidades de cuidar dos filhos sem apoio adequado, tristeza por ter relacionamentos difíceis com pais, cônjuges, parentes distantes ou filhos, ansiedade financeira ou social, solidão, histórico de violência doméstica e muitos outros traumas ou situações negativas que eles não necessariamente classificam como "estresse" ou "trauma", mas que ainda assim são muito reais e presentes.

Como treinar o cérebro para se curar

Independentemente do que tenha ocorrido em nossa vida ou ao nosso redor, precisamos encontrar uma forma de *nos sentirmos seguros* para sermos tão saudáveis quanto possível. Sabemos que a sensação de segurança é meio que uma ilusão: eu, você e todos que conhecemos vamos morrer um dia. Mas *se sentir seguro* é algo que podemos cultivar na nossa mente e no nosso corpo pela prática consciente. Esse é um trabalho contínuo, e não existe um único caminho certo para todos. O primeiro passo é perceber o impacto provocado pelos gatilhos crônicos de ameaças e traumas em nossa saúde. Em seguida precisamos melhorar nosso "equipamento" (a estrutura física e o funcionamento do corpo) e nossa programação (a psicologia e as percepções). Para melhorar o equipamento, basta incorporarmos hábitos de produção de Energia Boa: estratégias de boa alimentação e estilo de vida saudável, criando uma realidade biológica que proporcione mais saúde mental. Para melhorar a programação, precisamos descobrir recursos para tratar e curar os estressores, traumas e padrões de pensamento que nos limitam e prejudicam a saúde metabólica e a capacidade de prosperar.

Comer de forma saudável, dormir bem e praticar atividades físicas podem parecer ações bobas quando passamos por uma angústia existencial ou depressão, mas uma coisa eu lhe prometo: se você acelerar sua frequência cardíaca por pelo menos 150 minutos por semana e seguir os princípios alimentares do Capítulo 5, vai notar melhorias e seu cérebro ficará mais preparado para lidar com os estresses da vida. Se você dormir o tempo ideal, seu mundo automaticamente parecerá mais fascinante. Concentre-se em melhorar os *insumos* que seu corpo recebe – seus hábitos – e os resultados virão. Quando estamos tomados pelo estresse ou pelo medo, às vezes é muito difícil nos motivarmos a fazer mudanças. Nesse sentido, um bom primeiro passo é encontrar *qualquer coisa* que pareça inspiradora e saudável neste livro e experimentá-la, porque pequenas vitórias levam a mais vitórias.

Hoje somos animais enjaulados, cercados por ameaças que invadem nossos lares e rotinas por meio de tecnologia, substâncias químicas e vários outros fatores. Tendo em vista que o cérebro usa desproporcionais 20% da energia do corpo – embora tenha o peso equivalente a apenas 2% do total –, a disfunção celular afeta gravemente o cérebro. Mas, se você mantiver o foco nos hábitos de produção de Energia Boa, aos poucos ela tomará conta da sua vida.

O esforço

Curar traumas, desenvolver amor-próprio incondicional, sentir-se sem limites e aceitar a própria mortalidade são tarefas difíceis. A seguir listo nada menos que 15 estratégias úteis nesse sentido, todas comprovadas pela ciência.

1. Faça um trabalho com um terapeuta, conselheiro ou outro profissional de saúde mental

Nós temos médicos para tratar da saúde física, mecânicos para consertar carros, personal trainers para fazer atividades físicas, contadores para fazer declarações de imposto de renda, advogados para cuidar de contratos e assessores financeiros para entender os investimentos, mas ainda achamos estigmatizante procurar ajuda profissional para o aspecto mais importante de nossa vida: a mente. Peço encarecidamente que você ignore qualquer preconceito ou estigma cultural relativo a "saúde mental" e passe a encarar terapias, aconselhamentos e trabalhos com coach como ótimos investimentos para melhorar sua qualidade de vida. Caso você não goste do conceito de "saúde mental", pense nisso como um "treinamento cerebral" ou um "otimizador mental". Passar uma hora por semana fazendo um trabalho introspectivo e desvendando seus próprios sentimentos com a ajuda de um profissional pode fazer a diferença entre se manter preso a padrões de pensamento inadequados e repetitivos e alcançar a liberdade psicológica. Às vezes não é fácil encontrar um bom profissional nessa área, por isso não desanime se o primeiro não der certo.

Hoje você pode encontrar profissionais pela internet e inclusive fazer sessões on-line, se for mais cômodo. Mas uma boa alternativa é perguntar a amigos e pessoas próximas que pareçam resilientes e felizes se eles têm indicação de profissional.

2. Acompanhe sua variabilidade da frequência cardíaca e se esforce para melhorá-la

Use dispositivos vestíveis como Apple Watch, Fitbit, Oura, HeartMath e outros para monitorar sua VFC e identificar gatilhos que a diminuam. Certos dispositivos indicam a VFC em tempo real, permitindo que você note quais experiências causam queda (indicando mais estresse) e quais intervenções melhoram o problema – como respirar fundo.

3. Faça exercícios de respiração

Exercícios de respiração são uma forma poderosa de estimular o nervo vago e ativar o sistema nervoso parassimpático, parte do sistema nervoso responsável pelo relaxamento e pela digestão. A ativação do sistema nervoso parassimpático pode ajudar você a se acalmar rápido. Você também pode experimentar técnicas simples – como a *respiração de caixa* ou *respiração quadrada*, técnica de relaxamento em que respiramos fundo devagar, num padrão de inalar, segurar, exalar e segurar de novo, contando até quatro segundos em cada fase. Há muitos vídeos explicando o processo no YouTube, assim como aplicativos.

4. Pratique a meditação de atenção plena

Já foi comprovado que praticar a meditação de atenção plena por oito semanas seguidas, com sessões diárias de até 20 minutos, reduz significativamente vários biomarcadores metabólicos ruins, incluindo ácido úrico, triglicerídeos, ApoB e glicose, ao mesmo tempo que melhora o humor e reduz a ansiedade e a depressão. Essas mudanças provavelmente são resultado do impacto da meditação na redução dos hormônios do estresse e nos efeitos metabólicos positivos que surgem daí. A expressão gênica de NF-$\varkappa$B e a PCR-us são menores em pessoas que praticam essa meditação em comparação com a população geral. Pessoas que costumam meditar inibem a expressão de genes inflamatórios e alteram vias epigenéticas com uma única sessão longa de meditação. Por meio de atividades mentais, melhoramos a expressão gênica, a glicose e a ativação do sistema imunológico.

Num primeiro momento, a meditação de atenção plena pode parecer muito intimidante e complexa, mas não precisa ser assim. Meditar pode ser tão simples quanto sentar-se em silêncio e notar quando os pensamentos surgem na sua mente. À medida que eles surgem, você os reconhece, *os nota* em sua mente, os deixa passar e volta para o começo. Ao fazer isso, trabalhamos o músculo da volta para o "momento presente". É possível que surjam 100 pensamentos numa sessão de 10 minutos. Talvez você ache que está fracassando, mas o exercício visa a notá-los. A alternativa a esse trabalho de meditação é *não* perceber os pensamentos quando eles surgem em sua mente e se perder em um "raciocínio" sem nem se dar conta. Ao simplesmente notar o pensamento, você *abandona* o "raciocínio" e volta para o momento presente. Fazer isso é solidificar a compreensão de que sua identidade é diferente dos inúmeros pensamentos estressantes que percorrem seu cérebro. A maioria de nós passa a vida inteira pulando de pensamento em pensamento, jamais parando de "raciocinar", pensando que isso é a "realidade", que isso é "você". Não é: você pode se afastar desses pensamentos e voltar para o momento presente, e fazer isso é como acordar de um sonho e entrar em um espaço espiritual harmonioso.

Nós *não* nos resumimos às vozes na nossa mente – o medo, a ansiedade, a raiva, a tristeza. Muitos se frustram com a meditação porque "não são bons nisso" e "se distraem", mas o propósito da meditação *é se distrair*. A meditação nos mostra que, por mais que nos esforcemos para nos concentrar, a mente sempre produzirá pensamentos, e cabe a nós escolher deixá-los passar ou mudá-los. Podemos incorporar esse insight à nossa rotina, afastando-nos do peso dessa voz interior descontrolada e, ao mesmo tempo, nos conectando de maneira mais clara com nossa natureza espiritual ilimitada. Isso nos permite estar mais presentes para vivenciar por completo momentos como brincar com nossos filhos, fazer caminhadas ou conversar com um ente querido.

Outra forma de praticar a atenção plena a qualquer momento é fechar os olhos e prestar atenção em todas as sensações do seu corpo: seu coração batendo, seu traseiro na cadeira, quaisquer pontos do corpo onde você sinta frio ou calor, seus dedos do pé sobre o chão, o ar que entra por suas narinas e chega a seus pulmões. Esse escaneamento corporal nos obriga a permanecer no momento presente e nos afasta da ansiedade e do estresse.

Meus aplicativos de meditação prediletos são o Calm e o Waking Up (em inglês), e há inúmeras meditações guiadas no YouTube. Mesmo uma meditação de 10 minutos pode transformar um dia.

Dispositivos como o Muse podem ajudar você a treinar sua prática de meditação e a saber quando está chegando a um nível mental mais relaxado através de biofeedback.

5. Experimente práticas de atenção plena baseadas em movimentos, como ioga, tai chi ou qigong

Pesquisas mostram que intervenções mente-corpo que lidam com o bem-estar físico e o mental ao mesmo tempo, como a ioga e o qigong, podem aliviar depressão, ansiedade e estresse. Também aumentam a atividade do sistema nervoso parassimpático, diminuem o cortisol, reduzem a inflamação e mudam dobraduras e expressão gênica (epigenética). Tudo isso afeta positivamente distúrbios metabólicos.

6. Passe tempo na natureza

Hoje alguns médicos receitam "comprimidos de natureza" – recomendam que seus pacientes passem mais tempo ao ar livre –, porque já foi comprovado que esse contato inibe muito os hormônios do estresse, aumenta a atividade do sistema nervoso parassimpático e melhora o humor. Mesmo um simples passeio num parque gera impactos mensuráveis na saúde e nos marcadores de estresse.

Nesse contato próximo com a natureza, temos a oportunidade de meditar sobre a profunda harmonia, a interconectividade e os ciclos que perpassam o mundo natural. Enxergamos muitas polaridades e ciclos que nos cercam para criar vida, saúde e beleza. Polaridades como dormir e acordar, dia e noite, quente e frio, sistema nervoso parassimpático e sistema nervoso simpático, maré alta e baixa, ácido e alcalino. Ciclos como primavera, verão, outono, inverno; lua nova, lua crescente, lua cheia, lua minguante; e menstruação, fase folicular, ovulação, fase lútea. Na natureza, esses ritmos nos cercam, e eles são os melhores mestres para nos tornarmos destemidos, porque nos mostram que o mundo é *basicamente harmonioso*, mesmo quando as coisas se alternam entre estados variados.

O problema é que, no mundo atual, passamos tanto tempo em lugares fechados e tão longe da natureza que começamos a ignorar, recusar ou suprimir polaridades e ciclos na ilusão de que eles são prejudiciais e de que podemos vencê-los. Com a agricultura industrial, pedimos ao solo que nos dê uma colheita infinita. Com o uso difundido de hormônios orais para tudo – seja para tratar a acne, curar a síndrome do ovário policístico ou fazer contracepção –, banalizamos o ritmo incrível e cheio de vida do corpo feminino, assim como ignoramos a poderosa utilidade do ciclo como ferramenta de biofeedback da saúde geral da mulher. Com a exposição à luz artificial em todos os momentos do dia, criamos a ilusão de que não precisamos da noite. Com o termostato, vivemos uma existência termoneutra, em que nunca sentimos frio ou calor demais. Os resultados não têm sido positivos. Esquecemos que obtemos o melhor de nossos sistemas naturais não por meio de dominação, opressão e exploração excessiva, mas através do respeito, do cuidado e do apoio.

Em nossas vidas industriais atarefadas e cheias de distrações, nós nos afastamos da natureza e com isso desenvolvemos medo e necessidade de controlar seus ritmos e realidades naturais. Nós nos estressamos com a sensação de escassez que surge quando percebemos que não estamos na fase ou no lugar que preferimos. Os períodos "yin" dos ciclos e polaridades parecem improdutivos, perda de tempo, então nos apressamos para encerrá-los e nos achamos geniais por criar um mundo de "yang" constante. Que tolice. A atenção e o fascínio pela natureza são os melhores mestres para nos ensinar a nos sentirmos confortáveis com a morte e com a ansiedade ligada a essa sensação de escassez. Quando você observa e tem contato direto com a natureza, aprendendo com ela, percebe que não tem nada a temer. Não se permita viver longe da sua fonte vital: o solo, o sol, a água, as árvores, as estrelas e a lua. Saia ao ar livre com frequência para se sentir em paz com mais frequência.

7. Leia livros e textos inspiradores e questionadores sobre mindsets, traumas e a condição humana

Eu mantenho as obras desses autores espalhadas pela minha casa, como um lembrete constante da "visão do todo". Audiolivros e podcasts também são ótimos para isso.

Recomendo os seguintes livros sobre mindset, saúde mental e transformação da relação com estresse e traumas: *Mindset: a nova psicologia do sucesso* (Carol Dweck), *Um retorno ao amor* (Marianne Williamson), *Alma indomável* (Michael A. Singer), *Como curar sua vida* (Nicole LePera), *Energia cerebral* (Dr. Christopher M. Palmer), *The Hacking of the American Mind* (Entendendo a mente americana, Robert H. Lustig), *A limpeza da mente* (Dr. David Perlmutter), *Como mudar sua mente* (Michael Pollan), *Despertar* (Sam Harris), *Os quatro compromissos* (Don Miguel Ruiz), *You Are More*

Than You Think You Are (Você é mais do que pensa, Kimberly Snider), *Como colocar limites* (Melissa Urban), *Mais amor em sua vida* (Harville Hendrix), *Quatro mil semanas* (Oliver Burkeman) e *Maneiras de amar* (Dr. Amir Levine e Rachel S. F. Heller). Muitos desses livros têm versão em audiobook, e sinto que mesmo apenas 10 minutos lendo ou ouvindo livros, podcasts ou textos que falam sobre mindset e força mental enquanto me apronto para começar o dia me fazem entrar num estado mental positivo.

Os autores e poetas que falam sobre a condição humana, mortalidade, eternidade e conexão com a natureza que recomendo são Mary Oliver, Pema Chödrön, Paramahansa Yogananda, Michael Pollan, Clarissa Pinkola Estés, Sêneca, Marco Aurélio, Robin Wall Kimmerer, Rumi, Lao-tsé, Khalil Gibran, Hafiz, Walt Whitman, W. S. Merwin, Thích Nhất Hạnh, Diane Ackerman, Alan Watts, Lewis Thomas, Ram Das, Rainer Maria Rilke, Deepak Chopra e Wang Wei.

8. Experimente aromaterapia

Pesquisas clínicas comprovam que aromas naturais podem ser gatilhos poderosos para o relaxamento. O óleo de lavanda é bem estudado e especialmente capaz de inibir o estresse e estimular o sono reparador, como explicado no artigo "Lavander and the Nervous System" (Lavanda e o sistema nervoso), revisado por pares. Esfregue algumas gotas de óleo essencial de lavanda nas mãos, feche-as em concha ao redor do nariz e inspire fundo algumas vezes.

9. Escreva

Quando estiver se sentindo desanimado ou estressado e não conseguir "sair do lugar", configure um alarme e escreva sobre seus problemas por cinco minutos. Escrever também é uma forma incrível de canalizar a criatividade e se conectar com "a visão do todo". Muitos estudos mostram que escrever diminui o sofrimento e melhora o prognóstico clínico de pacientes com ansiedade e doenças inflamatórias. Já foi comprovado que manter por 12 semanas um diário de "positividade" – que, entre outras coisas, pode focar em emoções positivas, como a gratidão, ou em reflexões sobre como alguém nos ajudou – reduz o sofrimento mental de pacientes com problemas médicos e ansiedade, e ao mesmo tempo estimula a resiliência e a integração social.

Os livros que recomendo para o início de uma prática de escrita regular são *O caminho do artista*, de Julia Cameron, *A guerra da arte*, de Steven Pressfield, *Grande magia*, de Elizabeth Gilbert, e *O ato criativo*, de Rick Rubin.

10. Foco no fascínio e na gratidão

Concentre-se no fascínio, na fartura e na gratidão todos os dias. Meus melhores dias começam com uma folha de papel em branco em que listo todas as coisas pelas quais sou grata. Isso me ajuda a desenvolver uma profunda sensação de fartura, me acalma e me ajuda a viver em um estado de segurança, não de medo.

Faça caminhadas com o foco intencional de encontrar fascínio nas coisas ao seu redor: uma nuvem que atravessa rápido o céu, uma árvore frutífera no quintal de um vizinho, a grama que nasce numa rachadura no concreto, a lua brilhando no céu, um pássaro pousado na sua janela. Permita-se ter a humildade de enxergar que há coisas que são muito maiores que você e estão totalmente fora do seu controle, como montanhas, o pôr do sol, rios, mares e florestas.

Até pouco tempo na história, os seres humanos tinham menos distrações que acionavam sua dopamina e os impulsionavam a querer mais. Nós tínhamos espaço para admirar a grandiosidade da natureza. Os ciclos da vida – com animais, colheitas, sol, lua, nascimentos e mortes – eram vivenciados como forças cósmicas poderosas. Nós perdemos essa conexão com nosso corpo e com a natureza, e precisamos fazer um esforço consciente para estimular o cérebro a voltar a enxergar e apreciar a grandeza de tudo isso. Os milagres acontecem a todo momento, em todo lugar, mas são encobertos pelo "complexo industrial da distração", num jogo de soma zero por nossa atenção. Voltar a ter fascínio é um ato de rebeldia e independência.

Em *O ato criativo*, Rick Rubin escreve: "Foque em algo e se obceque. Desfoque e observe. Nós podemos escolher o que fazer." Eu gastava muita energia mental me preocupando com a violência armada, porque vejo o assunto em todas as telas ao meu redor e há momentos em que deixo isso controlar meu espaço mental e meu comportamento, me impedindo de "ver" a beleza inspiradora que me cerca. Jamais devemos ignorar os problemas sociais ou poupar esforços para solucioná-los, mas, quando abrimos espaço para que o fascínio domine nossa atenção, alcançamos uma saúde mental e física que nos capacita a agir de forma mais potente e ilimitada, gerando *mais* energia e comprometimento. Com isso, causamos um impacto positivo no mundo e derrotamos as tendências negativas da sociedade.

11. Pratique o amor-próprio ativo

Conscientize-se das autocríticas negativas e encontre formas de ser seu maior apoiador e o grande amor da sua vida. Às vezes o maior perigo que corremos – e que nossas células "percebem" – é nossa própria voz nos criticando por supostos defeitos. Muitas vezes estamos apenas imitando as vozes críticas que brigaram conosco no passado ou que vêm de uma cultura que internalizamos. Concentre-se em mudar essa narrativa. Você tem o poder de falar consigo mesmo com bondade e carinho, transmitindo a si mensagens como: "Eu te amo. Você é resiliente e passou por tantas coisas na vida. Tenho orgulho de você por fazer o esforço de ler um livro sobre saúde." Fale consigo (e com suas células) da mesma maneira como falaria com um recém-nascido em seus braços, uma vida que não precisa fazer nada para receber amor e cuidados incondicionais. Se você tiver dificuldade para chegar a esse ponto, psicoterapia e meditações de amor e carinho podem ajudar.

12. Seja menos ocupado

Adote o "JOMO", a sigla em inglês que significa "a alegria de ficar de fora". Aprenda a se sentir confortável com períodos de tempo sem planejamento, sozinho, sem distrações constantes. Encontre prazer em dizer "não" quando você não estiver completamente empolgado com uma atividade ou um evento. Uma boa forma de avaliar se é melhor faltar a uma ocasião é se sua aceitação não é um "SIM de corpo inteiro", termo criado pela coach de liderança Diana Chapman, autora de *15 Commitments of Counscious Leadership* (15 compromissos da liderança consciente). Quando a sensação de perder algo for desconfortável, lembre-se da fartura de oportunidades na vida e de que "ficar de fora" é apenas uma ilusão baseada numa escassez que não existe. Todo "não" que você diz a algo que não o anima tanto é um "sim" para um momento que pode ser dedicado a uma atividade mais importante.

13. Cultive uma comunidade

A solidão, sentimento vivido por um terço dos adultos com regularidade, pode contribuir diretamente para a piora da saúde metabólica, de acordo com um artigo publicado em 2023 no periódico *Frontiers in Psychology*. Levando em conta que as conexões sociais são fundamentais para a sobrevivência, no sentido evolutivo, acredita-se que a solidão "evoluiu como um sinal de alerta, semelhante à fome ou à sede, para nos fazer buscar contato social e promover a sobrevivência". O elo entre solidão e problemas na saúde metabólica não é completamente compreendido, mas talvez seja provocado pelo desequilíbrio entre o sistema nervoso simpático e o sistema nervoso parassimpático e pelo aumento dos sinais de estresse, que podem prejudicar o funcionamento das mitocôndrias. Conexões sociais positivas podem combater o problema, possivelmente devido à liberação da oxitocina, hormônio e neurotransmissor que protege contra o estresse e inibe a liberação de seus hormônios.

14. Faça um detox digital

Pesquisas sugerem que o uso excessivo de smartphones está associado a "mudanças psiquiátricas, cognitivas, emocionais, médicas e mentais" negativas. Já foi comprovado que a limitação do uso de smartphones a apenas uma hora por dia reduz sintomas de depressão e ansiedade e aumenta a satisfação com a vida. Procure realizar atividades que *obriguem* você a se afastar de celular, aparelhos eletrônicos, redes sociais e sites de notícias. Exemplos: stand up paddle, surfe, natação, rafting, trilhas ou escalada. Deixe o celular em casa quando for ao mercado, a um show ou fizer uma longa caminhada. Peça a um amigo que mude as senhas das suas redes sociais e só as devolva após um tempo. Ou siga a sugestão do livro *Foco roubado*, escrito por Johann Hari: compre um cofre com bloqueio de tempo que manterá seus equipamentos eletrônicos trancados por um prazo predeterminado.

15. Informe-se sobre o tratamento com psilocibina

No Brasil, o comércio de substâncias psicodélicas é estritamente proibido. No entanto, em outros países existem tratamentos experimentais com psilocibina. Evidências científicas sugerem que o tratamento com esse psicodélico pode promover experiências significativas, como foi o meu caso.

Eu tinha o pé atrás com tudo que tivesse a palavra *psicodélico* no meio. Até o começo da vida adulta sempre fui extremamente crítica a qualquer tipo de droga, até que me interessei pela medicina natural e por medicamentos psicodélicos após estudar seu abrangente uso tradicional, lendo pesquisas pioneiras conduzidas pela Universidade da Califórnia em São Franscisco (UCSF) e pela Universidade Johns Hopkins, e *Despertar*, livro de Sam Harris, e *Como mudar sua mente*, de Michael Pollan.

Hoje em dia, na sociedade atual, o cérebro passa por um sofrimento profundo, e acredito que qualquer coisa que possa aumentar a neuroplasticidade de forma segura e nos trazer mais gratidão, fascínio, conexão e uma sensação de segurança cósmica deve ser levada a sério. Recentemente o periódico *The Economist* ranqueou 20 drogas de acordo com seu nível de perigo para indivíduos e para a sociedade. No topo da lista estavam drogas legalizadas: álcool, opioides, anfetaminas e tabaco. No final – as três drogas mais seguras da avaliação –, estavam MDMA, LSD e cogumelos mágicos (psilocibina). Atualmente quase 25% dos americanos tomam antidepressivos, como inibidores seletivos de recaptação de serotonina, ou ansiolíticos, como benzodiazepinas, que nos entorpecem e não tratam a origem do problema (mas geram lucros recorrentes para o sistema de saúde). A psilocibina e outros medicamentos psicodélicos foram estigmatizados. Hoje os neurocientistas são quase unânimes ao afirmar que as pesquisas sobre psicodélicos são as mais promissoras de suas carreiras. Muitos desses compostos naturais, como a psilocibina encontrada em "cogumelos mágicos", nascem da terra e induzem experiências profundas, que expandem nossa consciência.

Um estudo da Johns Hopkins publicado em 2016 mostrou que "67% dos voluntários avaliaram a experiência com psilocibina como a mais significativa de suas vidas ou uma das cinco experiências mais significativas de suas vidas (...) no mesmo patamar, por exemplo, do nascimento de um filho ou da morte de um pai". Desconheço um achado científico mais importante para a sociedade.

Recentemente um estudo da UCSF mostrou que um grupo com transtorno de estresse pós-traumático (TEPT) grave que "fez tratamento com MDMA demonstrou uma redução muito maior na gravidade dos seus sintomas em comparação com os participantes que fizeram psicoterapia". Gül Dölen, neurocientista da Johns Hopkins, disse: "Não há nada semelhante a isso nos resultados de ensaios clínicos sobre doenças neuropsiquiátricas." Scott Ostrom, participante do estudo da UCSF que sofria de um TEPT debilitante após uma incursão no Iraque, declarou que a experiência "estimulou a capacidade de autocura da minha consciência (...) Você entende por que é bom sentir amor incondicional por si mesmo".

Apenas uma semana antes de eu receber a notícia do diagnóstico de câncer terminal da minha mãe, sentei-me no chão do deserto enquanto o sol se punha no horizonte. Eu tinha decidido experimentar a psilocibina após passar por um momento que só posso descrever como uma voz interior que sussurrava: *Está na hora de se preparar*. Na época eu não sabia conscientemente para que estava me preparando, mas ali, banhada pelo luar, me senti fazendo parte da própria Lua, de todas as estrelas, de todos os átomos nos grãos de areia em que estava sentada e da minha mãe, numa corrente inexplicável e indestrutível de conexão universal na qual o conceito humano de "morte" não fazia sentido. Nesse momento tive certeza de que essa separação não existe. Senti-me parte de uma série infinita de bonecas russas cósmicas formada por milhões de mães e bebês que me precederam desde o começo da vida. Senti que tinha sido montada por blocos de construção do universo através da minha mãe, o portal criativo que imprimiu minha forma em constante mutação a partir da poeira das estrelas em seu ventre, e que essa forma se tornou um para-raios para canalizar meu espírito ou dar vida à minha consciência, desencadeando a dualidade entre o espírito/consciência e o corpo, que define a experiência humana e pode ser psicologicamente dolorosa se não refletirmos a seu respeito.

A meu ver, a psilocibina pode ser uma porta de entrada para uma realidade diferente, livre das crenças limitantes do ego, dos sentimentos e da história pessoal. Por ter alcançado essa sensação de paz e infinitude – mesmo que apenas por um instante –, hoje sei que é possível acessá-la por hábitos diários. Sei que a mente é mais poderosa do que acreditamos e é capaz de evocar visões grandiosas, positivas e criativas se *simplesmente permitirmos* que isso aconteça, e esses pensamentos potenciais mudam o que é possível em nosso dia a dia.

CONFIE NO PROCESSO

Logo após a morte da minha mãe, fiz uma viagem a Nova York. Em dado momento, tarde da noite, fui caminhando até o prédio em que ela morou por 10 anos quando jovem. Sabia que foi nesse apartamento de primeiro andar que ela lia textos budistas, fundou sua empresa, varava a madrugada tocando piano e se arrumava para sair e dançar. Sentada na escada diante do prédio, com as lágrimas escorrendo pelo rosto, eu a imaginei saindo pela porta da frente quando solteira: com 1,80 metro de altura, maravilhosa, já me carregando dentro de si, como um óvulo que existia em seu corpo desde que ela era um feto no corpo da minha avó. Olhei para a rua, para o local exato onde, em 1981, em seu primeiro encontro, ela beijou meu pai, o homem que se tornaria a outra peça do quebra-cabeça que libertaria o potencial de vida dentro dela e traria minha forma e consciência ao mundo.

Notei um livro velho caído no chão. Seu título era *The Odd Woman* (A mulher estranha, termo antigo para uma mulher solteira que não é mais jovem, meu caso na época), de Gail Godwin (nome parecido com o da minha mãe, Gayle). Senti-me impelida a pegá-lo. Abri o livro. A página dizia:

> Um dia o universo inteiro aceitará que não existe nenhuma luta real, exceto aquela que o ego que nós mesmos criamos nos diz que é uma luta.
>
> As desarmonias, os conflitos, as conversas, os casos de amor e fracassos e mortes são eventos superficiais. Nada disso importa, no fim das contas.
>
> Só o que importa é como aproveitamos o momento, como encaramos o momento. Devemos simplesmente nos entregar a ele, vivê-lo, mesmo que ele seja horrível.

Talvez minha mãe estivesse falando comigo. Mesmo no caso mais extremo – de morte iminente –, devemos ter fascínio e apreço pela vida, devemos distinguir a ilusão criada pelo ego da realidade da conexão total. Foi exatamente o que ela fez: encarou o diagnóstico de câncer terminal exalando alegria, gratidão e curiosidade – viveu bem seus 13 dias de vida, os últimos grãos de areia rapidamente escorrendo pela ampulheta.

Não temos controle sobre muita coisa. Às vezes é difícil ter uma segurança inabalável diante da mortalidade inevitável, do estresse crônico em nosso ambiente, de experiências traumáticas que vivemos na infância – quando ainda não temos consciência cultural sobre resiliência e resistência. Claro que devemos nos precaver e buscar a segurança para nós mesmos e para nossa família, mas viver com estresse ou medo crônico não é ideal nem racional.

A estrada para o bem-estar não é pavimentada com mais remédios e procedimentos para curar uma lista cada vez maior de doenças isoladas. Para melhorar nossa saúde, precisamos compreender que estamos intrinsecamente conectados com tudo no universo, incluindo o solo, as plantas, os animais, as pessoas, o ar, a água e a luz do sol. Para prosperar, precisamos voltar a ter fascínio por nossa relação de interdependência com tudo no mundo natural. Também precisamos reconhecer que todas as partes do corpo estão interconectadas, que o corpo não é apenas um conjunto fragmentado de partes isoladas, como as 42 especialidades da medicina querem nos fazer acreditar. Quanto mais avançada se torna nossa compreensão das ciências da vida, mais me convenço de que, para alcançar seu potencial máximo, os seres humanos precisarão renovar seu comprometimento com muitos elementos básicos naturais dos quais fomos afastados pela vida moderna. Para isso, não precisamos rejeitar a modernidade nem recriar o passado – podemos usar ferramentas, tecnologias e diagnósticos de última geração para compreender melhor nossa relação com o mundo que nos cerca e para alinhar nossas escolhas e investimentos diários às necessidades metabólicas codificadas em nossas células. Hoje contamos com o conhecimento e as ferramentas para ter as vidas mais longas, felizes e saudáveis da história humana. Para isso precisamos ajudar nossas células a produzir Energia Boa.

PARTE 3

O PLANO DA ENERGIA BOA

Energia Boa em quatro semanas

Se hábitos simples (como ingerir alimentos integrais, dormir o suficiente, se exercitar com regularidade e lidar com o estresse) são tão transformadores, por que pouquíssimas pessoas os seguem consistentemente? Se esses hábitos fáceis de executar nos tornam tão felizes e saudáveis, por que todo mundo não os adota?

Acho que essa é uma questão que paira em nosso subconsciente coletivo e abastece a crença traiçoeira criada pelo sistema de saúde de que "pacientes são preguiçosos", "mudanças de estilo de vida não dão certo" e "as pessoas querem uma solução fácil" – ou que soluções mais complexas e "inovadoras" são a resposta. Essas críticas aos pacientes convenientemente ignoram o fato de que muito dinheiro é investido em forma de subsídios e incentivos para nos estimular a ingerir alimentos ultraprocessados, ser sedentários, dormir menos e viver com medo crônico.

A verdade é que a prática de hábitos *simples* para gerar Energia Boa é um ato de rebeldia. A Parte 3 deste livro descreve os 25 hábitos mais importantes e apresenta um plano de quatro semanas para ajudar você a integrá-los à sua vida. Ao adotar esses hábitos simples, você melhorará sua saúde e minimizará o risco de desenvolver várias doenças associadas à produção ineficiente de energia celular, como depressão, obesidade, colesterol alto, hipertensão, infertilidade, etc.

O objetivo do plano não é fazer você se comprometer a adotar todos os hábitos de uma vez, e sim estimular uma mudança de mentalidade e fazer você seguir um caminho de curiosidade que seja sustentável. Na busca pela Energia Boa, talvez você tenha a sensação de que precisa reformular sua vida inteira para se proteger de todos os elementos tóxicos da cultura moderna e dedicar muito tempo a hábitos saudáveis. No fim das contas, o importante é evitar fazer escolhas que sobrecarreguem o corpo e dificultem os processos de produção de Energia Boa (por exemplo, a ingestão de açúcar refinado, grãos refinados e óleos de sementes e a exposição a toxinas ambientais) e fazer escolhas que desenvolvam a resiliência e vão ao encontro das necessidades do corpo para promover seu funcionamento ideal (por exemplo, sono reparador, ingestão de ômega 3, prática regular de atividades físicas).

Quando a resiliência e as decisões benéficas consistentemente ocorrem com mais frequência do que a exposição a estressores do corpo, você passa a se sentir bem. Todo dia meu objetivo é seguir o máximo possível de hábitos geradores de Energia Boa para ajustar meu motor, construir capacidade e resiliência biológicas e inclinar a balança a favor da saúde e do bom funcionamento celular. Ao mesmo tempo, tento me proteger do excesso de *carga alostática*, termo para o fardo do acúmulo de estressores crônicos e eventos da vida. A cada dia o humor, as circunstâncias e a motivação são diferentes, e isso faz com que a mistura de hábitos da Energia Boa mude um pouco. Não tem problema, somos humanos, não robôs. A base para o sucesso é saber quais hábitos promovem a saúde metabólica e tentar organizar seus dias para incluir o maior número possível deles, de forma consistente. Alguns hábitos se tornarão instintivos e naturais, enquanto a implementação de outros pode se transformar numa batalha diária.

Na primeira semana do plano você preencherá questionários para fazer uma avaliação básica dos hábitos de Energia Boa, de modo a descobrir em que áreas está bem e onde pode melhorar. Você vai descobrir qual é a sua motivação, começar um diário alimentar, estabelecer uma estrutura de avaliação e um sistema de responsabilização. No começo da segunda semana o foco será a alimentação, incluindo a adoção dos três primeiros hábitos de produção de Energia Boa, que você seguirá nas próximas três semanas: remover o "trio do mal" dos alimentos que geram Energia Ruim (grãos refinados, açúcares refinados e óleos de sementes industrializados). Ao mesmo tempo você será apresentado a todos os outros hábitos alimentares, de modo a se preparar para a terceira e a quarta semanas. Nelas você escolherá três hábitos de produção de Energia Boa para seguir, além dos três hábitos básicos da segunda semana.

Repito: o objetivo dessas quatro semanas não é ser perfeito nem se comprometer a adotar todos os hábitos de uma vez, e sim se familiarizar com os hábitos que geram Energia Boa e ganhar confiança para, aos poucos, ir acrescentando mais deles à sua rotina. O ideal é que, durante esse mês, você suba na curva da "hierarquia das competências" dos atos de produção de Energia Boa (veja o quadro a seguir).

HIERARQUIA DAS COMPETÊNCIAS

A hierarquia das competências é um modelo de aprendizado popularizado na década de 1960 que descreve o processo de se tornar instintivamente competente em um hábito ou habilidade. É um modelo útil para compreender aonde você quer chegar na sua jornada rumo à saúde metabólica. Divide-se em quatro níveis:

1. Nível um: Incompetência inconsciente (o pior)
2. Nível dois: Incompetência consciente
3. Nível três: Competência consciente
4. Nível quatro: Competência inconsciente (o melhor)

Incompetência inconsciente significa que você não adotou o comportamento nem entende por que ele é importante. Incompetência consciente significa que você sabe o que precisa fazer para ser saudável, mas ainda não segue regularmente o comportamento. Competência consciente significa que você segue o hábito com regularidade e consistência, mas precisa fazer um esforço consciente para isso e ainda sente alguma fricção e dificuldade. Competência inconsciente significa que você segue o hábito com regularidade e mal precisa pensar nele. É algo instintivo e apenas parte da rotina.

O ideal é alcançar o nível quatro para todos os hábitos que gerem Energia Boa; nele sua prática é apenas a maneira como vivemos, e não um esforço consciente. Infelizmente, porém, a maioria de nós vive no nível um ou dois para a maioria desses hábitos saudáveis, porque nossa cultura (escola, trabalho, vida familiar), nossos incentivos alimentares e nossos cuidados de saúde são projetados para nos impedir de manter uma boa saúde e nos incentivar a normalizar comportamentos, ambientes e hábitos destrutivos. No nível um temos hábitos nocivos mas achamos que eles são aceitáveis e normais, porque simplesmente não entendemos: não temos *consciência* da nossa incompetência. Exemplos: dormir com a TV ligada, sem saber que a luz azul inibe a secreção de melatonina, ou ingerir alimentos com corantes artificiais sem saber que muitos são neurotóxicos e promovem estresse oxidativo. Como já foi discutido ao longo deste livro, vários setores econômicos se esforçam para nos manter incompetentes em nossos hábitos de saúde, e também inconscientes deles, normalizando escolhas e hábitos nocivos, tornando-os mais baratos e chamando de elitistas as pessoas que tentam ser saudáveis, entre várias outras táticas que nos mantêm doentes.

Após ler este livro você pelo menos estará no nível dois para todos os hábitos que geram Energia Boa: o da incompetência *consciente*. Você sabe o que precisa fazer para produzir Energia Boa e ter uma saúde radiante, mas talvez não siga esses hábitos todos os dias. No fim da quarta semana da rotina, o ideal é que você esteja se aproximando do nível três (competência consciente) para os três hábitos que escolher e para os três hábitos principais para produzir Energia Boa (eliminar açúcar, grãos refinados e óleos de sementes industrializados). Com o tempo, a conscientização e a prática consistente, você alcançará o nível quatro, em que a vida saudável simplesmente faz parte da rotina.

Recomendo que leia a lista completa dos 25 hábitos para a Energia Boa (veja as páginas 304-307 e 316-322) e avalie sua competência em cada um deles. Talvez você já esteja no nível quatro de certos hábitos e no dois de outros. Eu estou no nível dois na alimentação consciente e na termoterapia. (Sei que minhas células agradeceriam se eu tivesse esses hábitos, mas o fato é que não os sigo com regularidade.) Alterno entre os níveis dois e três para a consistência e a qualidade do sono. (Em geral, sigo os hábitos, mas eles são um grande desafio e preciso planejá-los todos os dias.) E recentemente passei do nível três para o quatro nos 10 mil passos por dia e no treino de força. (Eu os faço sem grande dificuldade e me programo para implementá-los ao longo do dia. Por exemplo, faço reuniões enquanto caminho, tenho uma mesa para trabalhar em pé enquanto ando na esteira e pago antecipadamente a mensalidade das aulas de treino de força). Meus hábitos mais fortes no nível quatro são: ingerir uma boa quantidade de fibras, evitar grãos, açúcar e óleos de sementes refinados; e ter contato regular com a natureza. Hoje em dia esses são hábitos inconscientes da minha vida – tenho dificuldade em *não* segui-los. No começo da semana selecione três hábitos em que você se encontra no nível dois (incompetente consciente) e se esforce para alcançar o nível três (competente consciente) durante as duas semanas seguintes.

PRIMEIRA SEMANA – FAZER UMA AVALIAÇÃO BÁSICA E CRIAR MÉTODOS DE RESPONSABILIZAÇÃO

O primeiro passo na jornada para a Energia Boa é determinar seu *motivo*. Se você não for capaz de articular aspirações específicas para a pessoa que almeja ser em sua única e preciosa vida, terá bem mais dificuldade para tomar decisões saudáveis consistentes. Por outro lado, quando você sabe que está seguindo em direção a uma identidade muito clara, a motivação virá com muito mais facilidade.

Ser magro não é uma identidade nem um valor, e garanto que esse não é um objetivo bom o suficiente para levar você a ter uma vida verdadeiramente saudável. Viver mais também não é uma identidade nem um valor. Já usei esses princípios como motivação no passado e posso dizer que eles não são tão sustentáveis quanto os valores associados a propósitos mais profundos.

Os valores refletem seu ponto de vista pessoal e único sobre o que é importante na vida e por que você deseja estar vivo. Suas escolhas e seus comportamentos são sua forma de mostrar ao mundo – e, mais importante, a si mesmo – que valores são esses. Os comportamentos e as escolhas determinam se seu corpo será funcional e cheio de energia. O descompasso entre escolhas e valores leva a uma vida mais difícil.

No meu caso, escolho tomar decisões para a Energia Boa porque almejo construir a identidade de alguém que:

- Valoriza a preciosidade da vida, do seu corpo e da sua consciência.
- Deseja ter energia e capacidade biológica para ser uma força positiva para a família, os amigos próximos e o mundo.
- Vive e pensa por si e não deseja que seu corpo seja controlado por forças econômicas que lucram ao manter a população mundial doente e dependente.
- Toma decisões que respeitam a biodiversidade e a integridade do solo, da terra, do ar e dos animais.

Quais são os seus motivos? Que identidade ganha vida quando suas células produzem Energia Boa? Que valores você deseja seguir?

Tire 15 minutos agora e elabore uma lista de *motivos* que levam você a querer que suas células funcionem melhor e tenham energia.

Em seguida avalie o que você precisa mudar para dar às suas células a maior chance possível de produzir energia celular de forma apropriada. Que fatores da sua vida especificamente prejudicam ou ajudam suas células? Cada pessoa tem sua realidade. Talvez eu precise me concentrar no sono e em me exercitar com mais frequência ao longo do dia, enquanto você pode precisar se livrar de toxinas ambientais em casa e cortar alimentos ultraprocessados. O conjunto de perguntas a seguir ajudará você a identificar onde se encontra no espectro da Energia Boa e a focar as áreas da vida que podem ser melhoradas com hábitos saudáveis.

Avaliação: Você está entre os 6,8%?

Estes são os exames básicos que devem constar em seu check-up anual:

1. ____ Glicose em jejum abaixo de 100 mg/dL
2. ____ Triglicerídeos abaixo de 150 mg/dL
3. ____ HDL acima de 40 mg/dL (homens)
4. ____ Circunferência abdominal menor ou igual a 102 cm para homens e menor ou igual a 88 cm para mulheres
5. ____ Pressão arterial abaixo de 120/80 mmHg

Total: ____ /5

Caso não gabarite essa parte, você faz parte dos 93,2% das pessoas que precisam se esforçar para otimizar a produção de energia das suas células.

OPCIONAL: Também recomendo solicitar os seguintes exames e comparar seus resultados com as diretrizes do Capítulo 4:

- Insulina em jejum e HOMA-IR
- Proteína C reativa ultrassensível (PCR)
- Hemoglobina glicada
- Ácido úrico
- Enzimas hepáticas: aspartato aminotransferase (AST), alanina aminotransferase (ALT) e gama-glutamil transpeptidase (GAMA-GT)
- Vitamina D

Caso seu médico se negue a solicitar esses exames, você pode fazê-los direto no laboratório, sem pedido médico. Caso seu médico diga que você não precisa desses exames, argumente com as seguintes palavras:

Quero fazer os exames a seguir para compreender melhor minha saúde metabólica geral. Comprometo-me a entender como estão meus biomarcadores metabólicos e a acompanhá-los ao longo do tempo, para mantê-los dentro de valores saudáveis. Sei que muitos valores podem indicar disfunções sutis muito antes de alcançarem os valores limite para diagnósticos clínicos e prefiro não ter que descobrir esses problemas tarde demais. Gostaria de contar com seu apoio para compreender melhor minha própria saúde e quero que trabalhemos juntos para melhorar meus resultados.

O teste para descobrir seu estado atual na produção de Energia Boa

O teste a seguir pode ajudar você a entender que pontos deve focar para gerar Energia Boa. O objetivo é entender onde você pode melhorar a saúde mitocondrial e celular.

ALIMENTAÇÃO

1. ____ Atualmente uso um diário alimentar ou aplicativo para monitorar o que como e bebo de forma consistente.
2. ____ Diante de uma lista de alimentos, consigo identificar com precisão a diferença entre alimentos não processados ou minimamente processados e alimentos ultraprocessados.
3. ____ Leio com muito cuidado os rótulos de todos os produtos industrializados que compro.
4. ____ Tenho certeza de que faço ingestão de menos de 10 gramas de açúcar *refinado adicionado* por dia. (Isso não inclui o açúcar em frutas ou outros açúcares que ocorrem naturalmente em alimentos integrais.)
5. ____ Tenho certeza de que não consumi xarope de milho rico em frutose no último mês.
6. ____ Faço refeições em restaurantes ou lanchonetes de fast-food, ou peço comida por delivery, menos de três vezes por semana.
7. ____ Tenho certeza de que consumo pelo menos 30 gramas de fibras por dia.
8. ____ Tenho certeza de que consumo pelo menos 30 alimentos vegetais diferentes por semana (somando-se frutas, legumes, temperos, ervas, oleaginosas, sementes e leguminosas).
9. ____ A maioria das minhas refeições é preparada em casa.
10. ____ Como pelo menos um alimento probiótico não adoçado por dia (por exemplo, iogurte sem açúcar, kimchi, chucrute, natto, tempeh ou missô).
11. ____ Como pelo menos uma porção de vegetais crucíferos por dia (por exemplo, brócolis, couve-de-bruxelas, couve-flor, acelga-chinesa, couve, rúcula, repolho, rabanete, nabo ou couve-rábano).
12. ____ Como pelo menos três xícaras de hortaliças de folhas escuras por dia (por exemplo, espinafre, folhas variadas ou couve).
13. ____ Quando como fora, pergunto que óleos são usados e evito alimentos com óleos de sementes refinados.
14. ____ Não como alimentos feitos com farinha branca (por exemplo, tortillas, pão de forma, pão de hambúrguer ou de cachorro-quente, doces de padaria, biscoitos recheados, cookies e a maioria dos biscoitos de água e sal).

15. _____ Não bebo nenhum tipo de refrigerante (adoçado ou diet).
16. _____ Não sou viciado em doces nem vivo tendo desejo por alimentos açucarados.
17. _____ Não tenho dificuldade para recusar alimentos feitos com grãos ultraprocessados, como pão, biscoitos doces ou salgados, bolos e doces. Não tenho desejo de comer nada disso.
18. _____ Não tenho dificuldade para recusar sobremesas com açúcares adicionados, como bolos, biscoitos doces e sorvete.
19. _____ Não tenho dificuldade para recusar bebidas com açúcares adicionados (por exemplo, refrigerantes, chás adoçados, sucos de fruta, bebidas à base de café e achocolatados). Raramente bebo essas coisas.
20. _____ Bebo café ou chá sem adoçantes naturais ou artificiais.
21. _____ Não uso adoçantes artificiais, como aspartame ou sucralose.
22. _____ Consigo passar mais de quatro horas sem comer durante o dia e me sentir bem, sem fome ou ânsias.
23. _____ Evito alimentos convencionais/não orgânicos e costumo comprar alimentos orgânicos ou nas feiras de rua.

PARA ONÍVOROS

24. _____ Evito peixes criados em cativeiro e como principalmente peixes selvagens.
25. _____ Evito carnes convencionais e como principalmente carnes orgânicas, de animais alimentados no pasto.
26. _____ Evito ovos convencionais e como principalmente ovos orgânicos, de galinhas caipiras.
27. _____ Compro leite e queijo orgânicos, de vacas alimentadas no pasto.

Total: _____/23 ou _____/27 para onívoros

Se você fez menos de 18 pontos (ou de 21, se também respondeu às perguntas para onívoros), ainda tem muito a melhorar na sua dieta para começar a produzir Energia Boa. Esse é um aspecto em que você deve se concentrar ao escolher que áreas priorizar.

RITMO CIRCADIANO

SONO

1. ____ Costumo usar um dispositivo vestível para monitorar o sono.
2. ____ Durmo sempre entre sete e oito horas por noite.
3. ____ Costumo me deitar no mesmo horário e durmo numa janela de menos de uma hora todas as noites.
4. ____ Costumo acordar no mesmo horário e me levanto numa janela de menos de uma hora todas as manhãs.
5. ____ Consigo pegar no sono com facilidade quase todas as noites.
6. ____ Consigo não acordar ao longo da noite e quando acordo pego no sono rapidamente.
7. ____ Não sofro de insônia.
8. ____ Permaneço descansado e cheio de energia ao longo do dia e raramente me sinto sonolento ou com vontade de tirar uma soneca à tarde.
9. ____ Não ronco.
10. ____ Não tenho diagnóstico de apneia do sono.
11. ____ Não tomei medicamentos controlados para dormir no último ano.
12. ____ Não tomei medicamentos anti-histamínicos para dormir no último ano.
13. ____ Meu celular e outros dispositivos nunca interrompem meu sono com sons, luzes ou vibrações.

Total: ____/13

Se você fez menos de 10 pontos, ainda tem muito a melhorar nos seus hábitos de sono para gerar Energia Boa. Esse é um aspecto em que você deve se concentrar ao escolher que áreas priorizar.

HORÁRIOS E HÁBITOS ALIMENTARES

1. ____ Consigo fazer jejum por 14 horas sem dificuldade.
2. ____ Costumo comer nos mesmos horários (por exemplo, janto entre 17h e 19h na maioria das vezes).
3. ____ Reflito sobre o que como e não costumo fazer lanches nem petiscar ao acaso ao longo do dia.

4. ____ Antes de comer, faço uma pausa para me conscientizar do que estou prestes a ingerir.
5. ____ Expresso gratidão pelo meu alimento antes de comer.
6. ____ Como devagar e de forma metódica, tentando mastigar tudo completamente antes de engolir.
7. ____ Faço questão de comer sentado.
8. ____ Não uso o celular enquanto como.
9. ____ Não vejo TV nem uso o computador enquanto me alimento.
10. ____ Faço quase todas as refeições com outras pessoas, como amigos, parentes ou colegas de trabalho.
11. ____ Evito comer antes de dormir e tento parar de me alimentar três horas antes de ir para a cama.

Total: ____/11

Se você fez menos de 8 pontos, ainda tem muito a melhorar nos seus hábitos alimentares para gerar Energia Boa.

ILUMINAÇÃO

1. ____ Passo pelo menos 15 minutos ao ar livre menos de uma hora após acordar todos os dias.
2. ____ Saio ao ar livre pelo menos três vezes durante o dia por mais de cinco minutos.
3. ____ Assisto ao pôr do sol ao ar livre pelo menos três vezes por semana.
4. ____ Somo pelo menos três horas por dia ao ar livre (contando caminhadas, jardinagem, refeições, brincadeiras com as crianças no quintal, etc.)
5. ____ Uso lâmpadas vermelhas à noite ou óculos que bloqueiam a luz azul após anoitecer.
6. ____ Tenho *dimmers* nos interruptores de casa e diminuo as luzes de noite.
7. ____ Não exponho meus olhos a telas à noite sem usar óculos que bloqueiem a luz azul.
8. ____ Após anoitecer, uso o celular, o tablet ou o computador no "modo noturno" ou "modo escuro".

9. ____ Na hora de dormir meu quarto fica completamente escuro e uso cortinas com blecaute.
10. ____ Meu quarto não tem TV, computador, relógios de LED ou outras telas iluminadas.

Total: ____/10

Se você fez menos de 8 pontos, ainda tem muito a melhorar nos seus hábitos relacionados à iluminação para gerar Energia Boa.

ESTRESSORES DO CORPO

MOVIMENTAÇÃO

1. ____ Todos os dias uso um dispositivo vestível para saber quantos passos dei.
2. ____ Tenho certeza de que dou pelo menos 7 mil passos por dia com base nos dados do meu dispositivo vestível.
3. ____ Costumo usar um dispositivo vestível para monitorar minha frequência cardíaca em repouso.
4. ____ Com base nos dados do meu dispositivo vestível, sei que minha frequência cardíaca em repouso teve média de menos de 60 bpm no mês passado.
5. ____ Faço pelo menos 150 minutos de atividades aeróbicas moderadas por semana (o equivalente a uma caminhada rápida ou mais acelerada).
6. ____ Levanto pesos pelo menos duas vezes por semana por não menos de 30 minutos.
7. ____ Não passo mais de uma hora por vez sentado e quando me levanto procuro me movimentar por pelo menos dois minutos.
8. ____ Procuro praticar esportes pelo menos uma vez por semana (por exemplo, badminton, tênis de mesa, vôlei, futebol, frescobol, basquete, frisbee ou queimada).

Total: ____/8

Se você fez menos de 6 pontos, ainda tem muito que melhorar nos seus hábitos relacionados à movimentação para gerar Energia Boa.

TEMPERATURA

1. ____ Eu me exponho a temperaturas quentes intencionalmente pelo menos uma vez por semana (por exemplo, sauna, hot yoga).
2. ____ Eu me exponho a temperaturas frias intencionalmente pelo menos três vezes por semana por mais de um minuto (por exemplo, banho de imersão em água gelada ou crioterapia).
3. ____ Procuro formas de sentir muito frio ou muito calor para promover a saúde.

Total: ____/3

Se você fez menos de 2 pontos, ainda tem muito que melhorar nos seus hábitos relacionados à temperatura para gerar Energia Boa.

MENTE-CORPO

ESTRESSE, RELACIONAMENTOS E SAÚDE EMOCIONAL

1. ____ Uso um dispositivo vestível que mostra minha variabilidade da frequência cardíaca (VFC).
2. ____ Com base nos dados do meu dispositivo, sei de alguns fatores que afetam minha variabilidade da frequência cardíaca, como bebidas alcoólicas e estresse no trabalho.
3. ____ Pratico hábitos de atenção plena, como respirar fundo intencionalmente, escrever um diário, meditar ou orar, todos os dias.
4. ____ Já trabalhei com um profissional (por exemplo, um terapeuta ou coach) ou fiz tratamento para lidar com comportamentos e padrões de pensamento prejudiciais, e melhorei muito essas questões.
5. ____ Já trabalhei com um profissional (por exemplo, um terapeuta ou coach) ou fiz tratamento para lidar com traumas da infância ou da vida adulta que podiam estar impactando minha vida de alguma forma, e melhorei muito a maneira como encaro essas experiências.
6. ____ Sinto-me capaz de usar o corpo para acalmar a mente (por exemplo, fazendo caminhadas, exercícios de respiração ou a técnica de liberação emocional, método de estimular pontos de acupuntura com as pontas dos dedos para lidar com as emoções).

7. ___ Sinto-me capaz de usar a mente para acalmar o corpo (por exemplo, por meio de mantras, escaneamento corporal ou visualizações).
8. ___ Confio em pelo menos uma pessoa na minha vida para falar aberta e sinceramente sobre a maioria dos assuntos.
9. ___ Sinto-me à vontade para expressar meus pensamentos aberta e sinceramente para as pessoas importantes na minha vida.
10. ___ Tenho um conjunto claro de estratégias que posso usar quando fico estressado ou agitado, para me acalmar.
11. ___ Tenho uma sensação de propósito que é maior do que eu.
12. ___ Conecto-me à Terra regularmente, sentando-me ou pisando direto no chão.
13. ___ Sinto um fascínio constante pela minha vida e o mundo ao meu redor.
14. ___ Estou ciente dos meus monólogos interiores e tenho uma comunicação intencionalmente amorosa comigo mesmo, percebendo quando não faço isso.
15. ___ Todos os dias mantenho o foco intencional na gratidão.
16. ___ Quando penso no futuro fico esperançoso e empolgado.
17. ___ Sinto que me expresso de forma autêntica na maior parte do tempo e não preciso reprimir minha personalidade nem quem realmente sou.
18. ___ Tenho válvulas de escape que me permitem dar vida a minhas visões criativas (por exemplo, arte, música, escrita, artesanato, culinária, decoração ou o planejamento de atividades ou viagens) e acesso-as com regularidade.
19. ___ Sinto que tudo é possível e acredito que posso cultivar a vida que quero.
20. ___ Eu me sinto ilimitado.
21. ___ Sinto conexão com tudo no universo.

Total: ___/21

Se você fez menos de 16 pontos, ainda tem muito que melhorar nos seus hábitos relacionados a estresse, relacionamentos e saúde emocional para gerar Energia Boa.

TOXINAS

INGESTÃO DE TOXINAS

1. ____ Uso um filtro de osmose reversa, de barro ou de carvão ativado e raramente bebo água não filtrada.
2. ____ Estou sempre a par da qualidade da água do corpo hídrico que abastece a região onde moro e sei quando há contaminantes específicos acima dos níveis recomendados.
3. ____ Bebo pelo menos 30 mililitros de água para cada quilo de peso corporal por dia.
4. ____ Quando saio de casa, levo comigo água filtrada em uma garrafa que não seja de plástico (por exemplo, de vidro ou metal).
5. ____ Evito beber água de garrafas de plástico descartáveis.
6. ____ Evito alimentos com aromatizantes naturais ou artificiais.
7. ____ Evito alimentos com corantes artificiais.
8. ____ Raramente armazeno meus alimentos em recipientes de plástico e não compro comida em recipientes de plástico. Prefiro usar recipientes de metal ou vidro.
9. ____ Não consumo mais de uma bebida alcoólica por dia. (Observação: uma dose padrão de bebida alcoólica é de 14 gramas de álcool, que é menos do que você imagina. É o equivalente a 150 mililitros de vinho, 350 mililitros de cerveja ou uma dose de 45 mililitros de bebidas destiladas.)
10. ____ Não consumo mais do que sete bebidas alcoólicas por semana.
11. ____ Não fumo cigarro nem qualquer outro produto com tabaco.
12. ____ Não masco tabaco nem formas semelhantes de nicotina mastigável.
13. ____ Não fumo charuto.
14. ____ Não uso vape.
15. ____ Evito medicamentos sem tarja, como acetaminofeno (paracetamol), ibuprofeno, difenidramina e/ou medicamentos supressores de ácidos. Somando, utilizo-os menos de cinco vezes por ano.
16. ____ Não tomo antibióticos orais há dois anos.
17. ____ Não tomo contraceptivos hormonais orais.
18. ____ Não consumo peixes e frutos do mar com altos índices de

mercúrio (como atum, lagosta, cherne, garoupa ou cavala) mais de uma vez por semana.

Total: ____/18

Se você fez menos de 14 pontos, ainda tem muito que melhorar nos seus hábitos relacionados ao consumo de toxinas para gerar Energia Boa.

TOXINAS AMBIENTAIS

1. ____ A água do meu chuveiro é filtrada com um purificador ou um filtro acoplado ao chuveiro.
2. ____ Filtro o ar da minha casa com um filtro HEPA.
3. ____ Não uso velas aromatizadas em casa.
4. ____ Não uso aromatizantes de ambientes, difusores de aromas, aromatizadores elétricos ou sprays aromatizadores no carro ou em qualquer parte da casa.
5. ____ Leio os rótulos de todos os produtos de limpeza doméstica ou cuidados pessoais para garantir que compro apenas produtos limpos, atóxicos e sem aromas artificiais.
6. ____ Uso apenas xampus e condicionadores sem cheiro (que não incluem qualquer ingrediente para dar fragrância) ou aromatizados com óleos essenciais.
7. ____ Meu sabão para lavar roupa não tem cheiro nem corantes.
8. ____ Meu detergente não tem cheiro nem corantes.
9. ____ Não uso lenços perfumados para secadora nem amaciante.
10. ____ Meus produtos de limpeza (como sprays multiuso ou concentrados) não têm cheiro ou corantes.
11. ____ Não uso perfume nem colônias.
12. ____ Meu desodorante não tem cheiro (ou é aromatizado com óleos essenciais).
13. ____ Meu desodorante não tem alumínio.
14. ____ Meu hidratante não tem cheiro (ou é aromatizado com óleos essenciais), corantes ou tintas.
15. ____ Meu sabonete corporal não tem cheiro (ou é aromatizado com óleos essenciais).

16. ____ Minha pasta de dente não tem fluoreto ou corantes.
17. ____ Verifico os níveis de toxicidade dos produtos de limpeza doméstica e cuidados pessoais.
18. ____ A maioria das minhas roupas, roupas íntimas, roupas de cama e outros tecidos é feita de materiais naturais e orgânicos, como algodão ou bambu, e não de poliéster ou tecidos tratados com tintas sintéticas e substâncias químicas.

Total: ____/18

Se você fez menos de 15 pontos, ainda tem muito que melhorar nos seus hábitos relacionados à exposição a toxinas ambientais para gerar Energia Boa.

Agora que avaliamos várias categorias que podem nos ajudar a gerar Energia Boa, vamos nos preparar para pôr a mão na massa.

Comece um diário alimentar e registre tudo que come desde o primeiro dia

Conforme vimos no Capítulo 4, já foi comprovado que diários alimentares são muito úteis na empreitada para perder peso e seguir uma dieta saudável. Não importa se você prefere usar um aplicativo de smartphone, um bloco de notas digital ou um diário de papel – o importante é registrar o que entrou no seu corpo, para que você tenha certeza de que ele é feito e se tem tudo de que precisa para produzir Energia Boa.

Você precisa anotar absolutamente tudo que comer, mesmo que seja uma migalha de pão, uma única batata frita ou um quadradinho da barra de chocolate. Para alcançar uma saúde melhor, você precisa ser franco sobre seu relacionamento com a comida e sobre os pontos que precisam ser aprimorados.

Anote o horário de cada refeição, pelo menos uma noção da quantidade ingerida e as marcas de quaisquer itens industrializados. Recomendo que adote um dos três métodos a seguir:

- Use um diário de papel só para isso, anotando manualmente suas refeições e levando-o para onde for.

- Mantenha um registro digital no seu smartphone ou em um documento do Google.
- Use um aplicativo como MacroFactor, MyFitnessPal ou Levels.

Aplicativos como o MacroFactor são fáceis de usar porque têm um scanner de código de barras que registra ingredientes, tamanho de porções e informações nutricionais. A maioria dos produtos (e até muitas verduras frescas) tem códigos de barras, e você pode simplesmente escaneá-los e registrá-los. Caso cozinhe refeições mais complexas com alimentos integrais, talvez seja mais fácil fazer o registro em um bloco de notas virtual ou documento do Google, simplesmente usando o microfone para ditar o que está no seu prato. Ele vai ouvir e registrar.

O QUE FAZER:

- Começar um diário alimentar e registrar tudo que você ingerir desde o primeiro dia, continuando ao longo do mês.
- Todo sábado (ou qualquer outro dia fixo da semana) dedicar 30 minutos a analisar o diário e avaliar o que está entrando em seu corpo. Identificar se há pontos mais difíceis e avaliar quais são suas barreiras.

Use dispositivos vestíveis para monitorar seu corpo

Monitoramento de atividades físicas, de frequência cardíaca e de sono

Recomendo que você adquira um dispositivo vestível para monitorar seu sono, o número de passos, a frequência cardíaca e a VFC. Com o dispositivo você verá a diferença entre sua percepção do que faz todo dia e o que de fato acontece. No Capítulo 4 mostrei que as pessoas acreditam fazer seis vezes mais atividades físicas por semana do que realmente fazem, em média. No Capítulo 8 expliquei que o simples ato de dar 10 mil passos por dia reduz em 50% o risco de demência, em 44% o risco de diabetes tipo 2 e também diminui em muito o risco de câncer e depressão.

Esses dispositivos nos permitem *ter certeza* se estamos alcançando nossos objetivos mais importantes, como sono e atividade física. Sem essa certeza, você pode *achar* que tem um estilo de vida que estimula a produção de Energia Boa, quando na verdade não é o que acontece.

O QUE FAZER:

- Obter um dispositivo vestível de qualidade para monitorar os dados que seu corpo oferece. Algumas marcas: Fitbit Inspire 2, Apple Watch, Oura Ring e Garmin Tracker.

Já experimentei muitos aparelhos e o Fitbit Inspire 2 é o meu favorito por ser simples e acessível, ter uma bateria muito durável (geralmente, mais de uma semana sem recarregar) e uma tela que permite o acompanhamento em tempo real de seu número de passos e sua frequência cardíaca. Seu aplicativo mostra tendências a longo prazo e em tempo real de passos, frequência cardíaca, quantidade de atividade física moderada e intensa, dados do sono, horas de atividade, VFC, entre várias outras métricas. O Apple Watch tem muitos recursos parecidos, porém é bem mais caro e precisa ser carregado todos os dias. Nunca usei os aparelhos da Garmin ou da Oura, mas eles têm funções semelhantes às do FitBit. O Whoop é excelente para monitorar treinos, recuperação, sono e VFC, mas não tem contador de passos.

Opcional: Monitor contínuo de glicose (MCG)

Conforme mencionado em capítulos anteriores, o acompanhamento da glicose pode ser muito útil para estimular a produção de Energia Boa. Aqui você tem duas opções: uma é usar o glicosímetro padrão, no qual você precisa furar o dedo toda manhã, em seguida 45 minutos após comer e, por fim, duas horas após a refeição, e registrar os valores em seu diário alimentar. Mas existe um método mais simples e menos doloroso que oferecerá muito mais informações: usar um MCG, que oferece mais nuances de causa e efeito entre o que você ingere e a reação da sua glicose. Você pode comprar um glicosímetro em qualquer farmácia ou pela internet.

O QUE FAZER:

- Comprar um glicosímetro (de preferência de uma marca que analise o nível de glicose e de cetonas no sangue) ou um MCG.

Elabore um sistema de responsabilização

A responsabilização e o apoio da sua comunidade podem fazer grande diferença nos esforços para melhorar a saúde – fato confirmado por várias pesquisas científicas. O efeito é drástico: uma meta-análise de todos os estudos que analisaram a aderência a intervenções com foco em emagrecimento mostrou que dois dos três fatores mais importantes associados ao sucesso foram a adesão supervisionada e o apoio social. O simples envolvimento de outras pessoas torna você mais propenso a manter hábitos saudáveis.

Uma forma de estimular a responsabilização é se juntar a um amigo ou colega que também esteja numa jornada para melhorar a saúde ou que esteja disposto a testemunhar e apoiar sua jornada e se comprometer a checar seu progresso com regularidade.

Um mês após eu encontrar uma dupla para me ajudar:

- Minha média de passos semanal subiu de 49.601 para 80.966.
- Minha média de minutos de sono por noite subiu de 6h42 para 7h35.
- Minha frequência cardíaca em repouso caiu de 63 bpm para 52 bpm.

Uma segunda forma interessante de estimular a responsabilização é pagar adiantado pelos serviços, para que exista um preço real por suas faltas. Quando preciso viajar a trabalho para outra cidade, costumo marcar várias aulas em academias locais. Como preciso pagar antecipado pelas aulas, tenho quase certeza de que comparecerei a elas. Também pago adiantado por sessões de terapia e coaching em intervalos de alguns meses, para me sentir na obrigação de comparecer. E, quando viajo, prefiro ficar em Airbnbs do que em hotéis, para ter uma geladeira. Sempre faço compras no primeiro dia (o que acaba saindo mais barato do que só comer em restaurantes).

O terceiro segredo é planejar o máximo de atividades possível em torno de hábitos que estimulem a produção de Energia Boa, como eventos sociais, de trabalho e de família, e refeições. Quando viajo para uma cidade em que sei que encontrarei muitos conhecidos, planejo caminhadas matinais com eles ou organizo uma trilha. Durante férias de família, me ofereço para preparar parte das refeições e faço um banquete rico em Energia

Boa para todos. Quando fico na casa de amigos, levo alimentos saudáveis ou peço para o mercado entregar compras, como uma contribuição generosa, mas também para garantir que terei os alimentos necessários para me manter saudável. Quando recebo visitas, planejo praticamente todos os eventos com foco em estimular a produção de Energia Boa, como dar uma volta pela vizinhança ou fazer uma trilha, ir a um parque ou jardim botânico, levar os amigos para um mergulho na água fria do mar ou de um rio ou lago próximo, praticar exercícios de respiração, ir a um show em pé, fazer uma aula de exercícios físicos transmitida on-line, praticar *mountain biking*, fazer *stand up paddle* ou meditar. Se você for convidado para uma festa, comprometa-se a levar petiscos e bebidas saudáveis, para comer alimentos não processados que estimulem a produção de Energia Boa.

O QUE FAZER:

- Selecionar uma pessoa em quem você confie e que esteja disposta a lhe oferecer apoio com mensagens, e-mails ou conversas diárias. Peça para essa pessoa fazer esse papel por pelo menos quatro semanas.
- Organizar uma reunião de responsabilização uma vez por semana para revisar seus diários alimentares e os registros de seus hábitos.
- Pagar com antecedência por atividades.
- Organizar atividades sociais e de trabalho com foco na produção de Energia Boa.

SEGUNDA SEMANA – FOCO NA COMIDA

Embora todos os hábitos ligados ao metabolismo sejam importantes, acertar a alimentação é a base da pirâmide. Na segunda semana você adotará os três primeiros hábitos de produção de Energia Boa e avaliará os rótulos de seus alimentos, com foco em eliminar os ingredientes que formam o trio do mal: açúcar adicionado, grãos refinados e óleos de sementes. Quem segue o programa de quatro semanas precisa cortar esses três ingredientes na segunda, terceira e quarta semanas. Você também aprenderá sobre os próximos quatro hábitos que escolherá *implementar* na terceira e quarta semanas.

Hábitos para estimular a produção de Energia Boa

Nutrição

1	Eliminar açúcares refinados adicionados	• Elimine todos os alimentos, bebidas e condimentos com açúcares líquidos ou refinados. • Açúcares refinados podem ter estes nomes: açúcar branco, açúcar bruto, açúcar de beterraba, açúcar de cana evaporado, açúcar de coco, açúcar de confeiteiro, açúcar demerara, açúcar invertido, açúcar mascavo, açúcar de tâmara, cana-de-açúcar, caramelo, dextrose, frutose, galactose, glicose, lactose, malte de cevada, maltodextrina, maltose, mel, melaço, sacarose, xarope de agave, xarope de arroz, xarope de bordo, xarope de milho, xarope de milho rico em frutose. • Leia todos os rótulos em busca de "açúcar adicionado" e não compre nenhum produto que o contenha. • Jogue no lixo tudo que tiver açúcar adicionado em sua casa. • Faça o registro disso no seu diário alimentar.
2	Eliminar grãos refinados	• Elimine todos os alimentos com farinha ou grãos refinados ultraprocessados. • Entre eles estão arroz (branco e integral), biscoitos de água e sal, biscoitos doces, biscoitos salgados, bolos, cereais, croissants, doces de padaria, massas, massas de pizza, muffins, panquecas, pães comuns (branco, de farinha de trigo enriquecida, fermentado ou integral), pães de hambúrguer e de cachorro-quente, tortillas, waffles. • Ingredientes nos alimentos industrializados podem incluir: farinha de arroz, farinha de aveia, farinha de cevada, farinha de centeio, farinha de espelta, farinha de sêmola, farinha de trigo enriquecida, farinha de trigo integral, farinha de trigo sarraceno, farinha grano duro, farinha multiuso, farinha para bolo, farinha para doces, farinha de pão, farinha com fermento. • Leia todos os rótulos com atenção. • Registre o processo no seu diário alimentar.
3	Eliminar óleos de sementes industrializados	• Elimine todos os alimentos, bebidas e condimentos com óleos de sementes refinados e industrializados. • Exemplos: óleo de amendoim, óleo de algodão, óleo de cártamo, óleo de girassol, óleo de milho, óleo de sementes de uva, óleo de soja, qualquer óleo/gordura "hidrogenado". • Óleos de sementes refinados são encontrados em uma grande variedade de alimentos, entre os quais alternativas à manteiga, batatas chips, batatas fritas, biscoitos à base de milho, biscoitos de água e sal, biscoitos doces, bolinhos, bolos, brownies, barrinhas de cereais, chips de tortillas, chips de vegetais, croissants, doces, frango empanado, frango frito, húmus, maionese, macarrão instantâneo, manteiga de amendoim, muffins, nuggets de frango, palitos de peixe, pizza congelada, pipoca industrializada, salgadinhos, sopas enlatadas, waffles. • Registre o processo no seu diário alimentar.

O QUE FAZER:

- Adotar os três primeiros hábitos para estimular a produção de Energia Boa se livrando de *todos* os alimentos na sua casa que tenham açúcar refinado, grãos refinados ou óleos de sementes industrializados. Eliminar esses alimentos pelas próximas três semanas.
- Aprender sobre os próximos hábitos alimentares para estimular a produção de Energia Boa (são três, e você só precisa adotá-los na terceira e na quarta semanas). Comprar os alimentos, livros de culinária ou ferramentas de que precisará na terceira e quarta semanas.

Os hábitos 4 a 8, a seguir, estão ligados à alimentação e se encontram entre os que você pode adotar na terceira e na quarta semanas:

| 4 | Ingerir mais de 50 gramas de fibras por dia | • Acompanhe a ingestão diária de fibras e estabeleça o objetivo de comer pelo menos 50 gramas por dia de fontes alimentares. Se no início você sentir que a ingestão de 50 gramas está causando inchaço ou cólicas, talvez seja melhor começar aos poucos, com 30 gramas por dia, comendo alimentos como abacate, framboesa e sementes de chia, para só depois passar para feijão e leguminosas (que dão gases em algumas pessoas, porém têm mais fibras).
• Um aplicativo que escaneie códigos de barras, como o MacroFactor, pode facilitar o processo, já que ele automaticamente registra a quantidade de fibras dos produtos.
• Os melhores alimentos para maximizar o consumo de fibras são feijão, leguminosas, oleaginosas, sementes e algumas frutas.
• Alimentos específicos com alto teor de fibras:
  • Abacate (13 gramas por unidade da fruta)
  • Brócolis (5 gramas por 1 xícara cozida)
  • Couve-de-bruxelas (6 gramas por 1 xícara cozida)
  • Feijão-branco (cerca de 10 gramas por meia xícara)
  • Feijão-preto (cerca de 7,5 gramas por meia xícara)
  • Framboesa e amora (cerca de 8 gramas por 1 xícara)
  • Lentilha (cerca de 15 gramas a cada 1 xícara cozida)
  • Linhaça (8 gramas de fibras a cada 30 gramas de linhaça)
  • Sementes de chia (8 gramas por 2 colheres de sopa)
  • Sementes de manjericão (15 gramas por 2 colheres de sopa)
• Registre sua ingestão de fibras no seu diário alimentar. |

5	Comer três ou mais porções de alimentos probióticos por dia	• Certifique-se de comer três ou mais porções de alimentos probióticos sem açúcar adicionado. Exemplos: chucrute, iogurte, kimchi, *kvass*, kefir, missô, natto, tempeh, vinagre de maçã. • Certifique-se de que o iogurte e o kefir sejam sem açúcar e contenham "culturas ativas vivas" no rótulo. • Embora o kombucha seja um alimento rico em probióticos, leia o rótulo com atenção. A maioria das marcas comerciais agora usa quantidades excessivas de açúcar ou suco de frutas para adoçá-los, tornando o kombucha convencional mais parecido com um refrigerante do que com uma bebida saudável. O *kvass*, bebida fermentada que usa vegetais (como cenouras ou beterrabas) como fonte de carboidratos para a fermentação, é uma excelente alternativa. • Registre o processo no seu diário alimentar.

6	Consumir pelo menos 2 gramas de ômega 3 por dia	• Certifique-se de ingerir um mínimo de 2 gramas de ômega 3 por dia.
		• As melhores fontes de ômega 3 são:
		  • Anchova (1,1 grama por porção de 55 gramas)
		  • Cavala (1,1 grama por porção de 85 gramas)
		  • Linhaça (2,3 gramas por colher de sopa)
		  • Nozes (2,6 gramas por porção de 30 gramas)
		  • Ovos orgânicos de galinhas caipiras (0,33 gramas por 1 ovo)
		  • Óleo de algas marinhas (até 1,3 grama por porção)
		  • Salmão selvagem (de 1,5 a 2 gramas por porção de 85 gramas)
		  • Sardinha (1,3 gramas por porção de 55 gramas)
		  • Sementes de chia (5,9 gramas por 2,5 colheres de sopa)
		  • Sementes de manjericão (2,8 gramas por 2 colheres de sopa)
		  • Truta-arco-íris (0,8 grama por porção de 85 gramas)
		• Dica de lanche rápido e nutritivo: Sempre tenho latas de salmão selvagem na despensa e acrescento o peixe a saladas ou biscoitos de linhaça.
		• Gosto de ter sementes e oleaginosas à mão e salpicá-las em qualquer refeição para aumentar meu consumo de ômega 3 de um jeito fácil e delicioso.
		• Se for usar suplementos de ômega 3, escolha marcas de qualidade.
		• Registre as quantidades no seu diário alimentar.

7	Aumentar a ingestão de antioxidantes, micronutrientes e polifenóis com o consumo de vegetais diversos	• Consuma 30 tipos de vegetais orgânicos por semana. Podem ser frutas, legumes, verduras, oleaginosas, sementes, leguminosas, ervas e temperos orgânicos e provenientes de fazendas regenerativas. • Dos 30 tipos diferentes, coma pelo menos duas porções de vegetais crucíferos por dia. Exemplos: acelga-chinesa, agrião, brócolis, couve, couve-de-bruxelas, couve-galega, couve-rábano, couve-flor, folhas de mostarda, folhas de nabo, nabo, rabanete, rábano, repolho, rúcula. • Pique os vegetais crucíferos e deixe-os descansar por 30 a 45 minutos para ativar um importante componente da Energia Boa, o sulforafano, e torná-los mais resistentes ao calor. • Registre as quantidades no seu diário alimentar.

8	Comer pelo menos 30 gramas de proteína por refeição	• Coma 30 gramas de proteína por refeição, somando 90 gramas de proteína por dia.
		• Boas fontes:
		  • Carnes: bovina, de caça, de frango, de peru, suína
		  • Derivados de soja: edamame, tempeh, tofu
		  • Laticínios: leite, queijo, iogurte grego
		  • Leguminosas: ervilha, feijão, lentilha
		  • Oleaginosas e sementes: amêndoas, castanha-de-caju, linhaça, pistache, sementes de abóbora, sementes de chia, sementes de girassol
		  • Ovos
		  • Peixes e frutos do mar
		• Se usar proteínas em pó, escolha marcas orgânicas e/ou provenientes de animais alimentados no pasto ou de fazendas regenerativas (se tiverem origem animal), com o mínimo de ingredientes possível, sem açúcares adicionados, corantes, "aromatizantes naturais" ou artificiais, gomas ou ingredientes de que você nunca ouviu falar).
		• Registre as quantidades no seu diário alimentar.
		• Observação: Se você tiver problemas renais, converse com seu médico antes de mudar sua quantidade de proteína.

Como você pode seguir esses princípios alimentares de um jeito simples, acessível e fácil, segundo seu estilo de vida, suas limitações de tempo e suas habilidades culinárias?

A seguir listo várias opções industrializadas e fáceis de comprar que seguem os princípios da Energia Boa, além de estratégias para preparar refeições caseiras simples ou mais complexas.

Alimentos industrializados

Ao preparar refeições caseiras a partir de ingredientes integrais, você oferece a si mesmo a maior chance possível de produzir Energia Boa, porque pode controlar a qualidade dos ingredientes crus, garantir que só usará ingredientes orgânicos, minimizar o uso de aditivos e óleos de sementes industrializados e facilitar a adição de complementos saudáveis a suas refeições (por exemplo, uma colherada de um alimento fermentado ou de sementes de chia). No entanto, tendo em vista que hoje é quase impossível preparar uma refeição do zero, a seguir listo ideias para lanches industrializados ou embalados para dias cheios.

Entre minhas sugestões favoritas de alimentos que produzem Energia Boa e são vendidos em supermercados e lojas estão:

- Sopas caseiras congeladas (por cima delas, coloco um pouco de chia, uma lata de sardinha, feijão-preto e chucrute para um almoço rico em Energia Boa!)
- Frutas orgânicas fáceis de transportar, como maçãs, laranjas e peras
- Legumes orgânicos pré-fatiados, como palitos de cenoura
- Frutas secas orgânicas
- Nozes orgânicas cruas (leia o rótulo para garantir que não há óleo adicionado)
- Flocos de coco orgânicos
- Húmus orgânico (leia o rótulo para garantir que não há óleo de sementes adicionado)
- Guacamole orgânica
- Azeitonas orgânicas
- Tremoços (têm altíssimo teor de fibras, zero carboidratos líquidos e muita proteína)
- Biscoitos de linhaça
- Biscoitos de sementes
- Chips de legumes e couve
- Lanches de algas marinhas assadas com sal marinho e óleo de abacate
- Manteiga de amêndoas orgânica
- Iogurte orgânico de vacas alimentadas no pasto
- Iogurte de leite de coco sem açúcar
- Barrinhas de carne (prefira as versões sem açúcar adicionado)
- Palitinhos de carne desidratada de vacas alimentadas no pasto
- Ovos cozidos de frango caipira
- Queijo orgânico em tiras
- Sardinhas selvagens em azeite extravirgem
- Latas de salmão selvagem, albacora e bonito
- Caldo de carne natural
- Macarrão konjac
- Leite de amêndoas orgânico
- Leite orgânico de vacas alimentadas no pasto
- Folhas de nori (ótima alternativa a tortillas)
- Manteiga de oleaginosas orgânica
- Smoothie congelado orgânico

- Molho de pimenta orgânico
- Vinagrete orgânico
- Chucrute orgânico
- Potinhos de comida de bebê orgânica

Como preparar em casa refeições simples ricas em Energia Boa

Preparar refeições saudáveis não precisa ser complicado. Uma cozinha com muita Energia Boa tem grande variedade de verduras e legumes frescos, diferentes fontes de proteína, probióticos, ômega 3 e fibras. Partindo desse princípio, o ato de cozinhar se torna apenas uma questão de misturar e combinar esses *componentes* numa variedade infinita de opções. Você só precisa aprender algumas técnicas simples, como assar legumes e uma proteína a 220 °C numa assadeira, saltear a proteína e os legumes numa frigideira e aprender algumas combinações de temperos e coberturas de sua preferência. Com isso, será capaz de preparar uma enorme variedade de refeições sem receita.

A seguir listo alguns dos principais alimentos que contêm vários componentes da Energia Boa e, ao mesmo tempo, baixo índice glicêmico. (Muitos se encaixam em várias categorias. Por exemplo, a carne de cervo moída tem uma quantidade imensa de micronutrientes, mas foi classificada como proteína no planejamento das minhas refeições. Da mesma maneira, o chucrute é rico em fitonutrientes, mas está na coluna dos alimentos fermentados.)

Como criar refeições ricas em Energia Boa: componentes

MICRONUTRIENTES/ ANTIOXIDANTES

Assar ou saltear legumes (todos podem ser assados a 220 °C até dourarem):
- Abobrinha (corte em quartos, em tiras ou em cubos de 1 cm), alho-poró (corte em rodelas de 0,5 cm), aspargos (remova os 5 cm da parte inferior do caule e corte o restante em pedaços de 2 cm), berinjela (corte em cubos de 2 cm), cebola (corte em quartos ou fatie em meias-luas de 0,5 cm), cebola chalota (corte em quartos ou fatie em meias-luas de 0,5 cm), cenoura (asse inteira ou corte em cubos de 1 cm a 2 cm), cogumelos fatiados, couve-de-bruxelas (corte em quartos e remova as pontas), couve-flor romanesca (corte em cubos/floretes de cerca de 2,5 cm), floretes de bró-

colis, floretes de couve-flor, funcho (corte fino), nabo (corte em cubos de 1 cm a 2,5 cm), pimentão (corte em cubos ou fatias de 2 cm), queijo (corte em cubos ou fatie), quiabo (inteiro ou fatiado em rodelas de 1 cm), rabanete (corte em quartos), raiz de aipo (corte em cubos de 1 cm a 2 cm), repolho-roxo, verde ou chinês (corte fino), vagens inteiras

Vegetais
- Abacate em cubos; aipo picado; brotos de feijão; cenouras picadas; cebola roxa, amarela ou branca (corte em fatias finas ou em quadrados de 0,5 cm); cogumelos cortados em quadrados pequenos; corações de alcachofra enlatados, picados; ervilha-torta: inteira ou cortada em pedaços de 2 cm; floretes de brócolis; floretes de couve-flor; funcho (corte em fatias finas); jacatupé (corte em cubos ou fatias de 1 cm); pepino picado; pimentão vermelho, verde, amarelo ou laranja (corte em fatias de 1 cm ou em quadradinhos de 0,5 cm); rabanete (corte em quartos); repolho-roxo, verde ou chinês (corte em fatias bem finas); tomate (cortado em cubinhos ou ao meio, se for tomate-cereja); vagem (inteira ou cortada em pedaços de 2 cm)

Verduras
- Acelga; alface (romana, manteiga, americana, etc.); couve; couve-galega; espinafre; folhas verdes; rúcula

Frutas
- Cereja; frutas vermelhas (mirtilo, framboesa, morango, amora); kiwi; laranja; limão; limão-siciliano; maçã; mamão; pera; pêssego; sementes de romã

Sementes e oleaginosas
- Amêndoa; avelã; castanha-do-pará; noz-pecã; noz; pistache; sementes de abóbora; sementes de chia; sementes de manjericão

Todos os temperos e ervas

FIBRAS
- Abacate; amêndoa; amora; avelã; castanha-do-pará; ervilha partida;

feijão; framboesa; lentilha; linhaça; noz-pecã; noz; pistache; produtos de konjac; sementes de chia; sementes de manjericão; tahine

PROTEÍNAS

- Camarão; carne bovina (fraldinha, contrafilé, etc.); carne bovina moída; carne de bisão moída; carne de cordeiro moída; carne de porco (carré, lombo, etc.); carne de porco moída; carne moída de peru; cavala; costeleta de peru; iogurte grego não adoçado; lentilha; ovo de galinha caipira; peito de frango; salmão; sardinha; tempeh; tofu; vieira

ÔMEGA 3

- Anchova; cavala; linhaça; ovo de galinha caipira; salmão; sardinha; sementes de chia; sementes de manjericão

ALIMENTOS FERMENTADOS

- Chucrute; iogurte não adoçado; kefir; kimchi; missô; natto; tempeh; vinagre de maçã

Com base nessas listas, é possível ver quantas refeições fáceis você pode montar com alimentos dos cinco tipos.

1. **Parfait de iogurte:** Iogurte grego integral não adoçado com sementes de chia, framboesas e mirtilos
   Micronutrientes/fitonutrientes: Framboesas e mirtilos
   Fibras: Sementes de chia
   Proteína: Iogurte grego; você também pode acrescentar uma colher de colágeno puro de gado criado no pasto
   Ômega 3: Sementes de chia
   Alimento fermentado: Iogurte grego

2. **Ovos mexidos:** Três ovos de galinha caipira, 85 gramas de carne moída de animais criados no pasto, chucrute, espinafre salteado, abacate e molho de pimenta
   Micronutrientes/fitonutrientes: Espinafre, molho de pimenta
   Fibras: Abacate
   Proteína: Ovos e carne

Ômega 3: Ovos
Alimento fermentado: Chucrute

3. **Salmão assado com legumes:** Salmão assado com acompanhamento de couve-de-bruxelas assada, temperados com páprica, sal, pimenta e alho em pó, e chucrute de beterraba
   Micronutrientes/fitonutrientes: Couve-de-bruxelas, alho em pó
   Fibras: Couve-de-bruxelas
   Proteína: Salmão
   Ômega 3: Salmão
   Alimento fermentado: Chucrute

4. **Fritada de tofu:** Tofu com feijão-preto, pimentão vermelho, cebola, cominho e alho em pó, coberto com chucrute, abacate, molho de pimenta e sementes de chia
   Micronutrientes/fitonutrientes: Pimentão vermelho, cebola, alho em pó
   Fibras: Feijão-preto, abacate
   Proteína: Tofu, feijão-preto
   Ômega 3: Sementes de chia
   Alimento fermentado: Chucrute

5. **Frango salteado:** Peito de frango, brócolis, cenouras e pimentão vermelho, salteados com missô e tamari, cobertos com chucrute de beterraba com um fio de tahine e linhaça moída
   Micronutrientes/fitonutrientes: Pimentão vermelho
   Fibras: Tahine, linhaça
   Proteína: Peito de frango
   Ômega 3: Linhaça
   Alimento fermentado: Missô, chucrute

Prepare refeições mais complexas para produzir Energia Boa

Prepare quaisquer refeições das receitas na Parte 4 deste livro ou dos livros de culinária a seguir (a maioria delas produz Energia Boa, mas sempre é bom checar se alguma receita tem grãos refinados):

- *Food Food Food* (Comida, comida, comida), de The Ranch Malibu
- *Whole30 Cookbook* (Livro de receitas Whole30), de Melissa Hartwig Urban
- *Whole Food Cooking Every Day* (Culinária natural para o dia a dia), de Amy Chaplin
- *It's All Good* (Tudo é bom), de Gwyneth Paltrow
- *I Am Grateful* (Eu sou grata), de Terces Engelhart
- *Inspiralize Everything* (Espiralize tudo), de Ali Maffucci

TERCEIRA E QUARTA SEMANAS – SEGUIR TRÊS HÁBITOS PERSONALIZADOS PARA PRODUZIR ENERGIA BOA

Nas primeiras duas semanas você vai cortar grãos refinados, açúcares refinados adicionados e óleos de sementes industrializados (os três primeiros Hábitos da Energia Boa), mas na terceira e na quarta é hora de acrescentar mais três hábitos ao seu dia a dia.

Dos outros 22 hábitos, escolha três que você não segue com regularidade e comprometa-se a segui-los pelas próximas duas semanas. A seguir listo algumas dicas importantes para incorporar hábitos à sua rotina, dadas por James Clear e BJ Fogg, grandes autoridades no tema.

Dicas para hábitos de especialistas

Micro-hábitos

Micro-hábitos é um livro que apresenta um método de mudança comportamental desenvolvido por BJ Fogg, professor da Universidade Stanford. O principal conceito de *Micro-hábitos* é, aos poucos, fazer pequenas mudanças na rotina que sejam fáceis de adotar e exijam esforço mínimo. A ideia é que, ao começar com micro-hábitos, você consiga criar mudanças duradouras na sua vida sem se sentir sobrecarregado ou desanimado.

Comece identificando um comportamento que deseja mudar ou desenvolver. Então divida esse comportamento em ações menores e específicas, que podem ser completadas em segundos. Por exemplo, se você quiser começar a passar fio dental com regularidade, seu micro-hábito pode ser passar o fio dental apenas entre dois dentes após escová-los de manhã. Após completar seu *micro*-hábito, você comemora a conquista com uma emoção positiva – por exemplo, dizendo "Sou incrível!" ou socando o ar. Com o tempo, esses micro-hábitos ganham força e levam a mudanças maiores no seu comportamento e na sua vida.

Ao pensar em adotar grandes hábitos saudáveis – por exemplo, melhorar a consistência do sono –, reflita sobre como dividi-los em pequenas partes que você consiga realizar de forma consistente, de modo a desenvolver confiança e ímpeto. Por exemplo, talvez hoje você tenha o hábito de dormir em horários muito diferentes a cada noite, então provavelmente não conseguirá mudar da água para o vinho e determinar imediatamente uma hora para dormir e segui-la à risca. Assim, em vez disso, pense em pequenas maneiras de dividir o processo para desenvolver confiança e competência. Você pode:

- Começar criando uma meta muito maleável para a hora de dormir, uma janela de tempo que pareça factível na maioria das noites. Após conseguir cumprir esse objetivo todos os dias por uma ou duas semanas, reduza a janela em meia hora nas duas semanas seguintes.
- Passar a usar um dispositivo monitor de sono toda noite para determinar suas métricas atuais.
- Criar um alerta no celular, avisando-o de que é hora de se preparar para dormir no horário.
- Contratar um coach de sono.
- Usar óculos que bloqueiem a luz azul após anoitecer e olhar para a luz do sol (nunca para o sol em si) quanto antes após acordar. Isso aumenta sua chance de se sentir cansado à noite e ter ritmos circadianos funcionais.
- Parar de ingerir cafeína após o meio-dia.

Acúmulo de hábitos

O best-seller *Hábitos atômicos*, de James Clear, oferece estratégias práticas para desenvolver hábitos bons e cortar os ruins. Uma das principais dicas práticas do livro é o conceito de acumular hábitos – associar um novo hábito a outro que já exista. Por exemplo, se você quer começar a fazer flexões todos os dias, pode associar esse hábito ao hábito já existente de escovar os dentes pela manhã. Após escovar os dentes, você faz três flexões, por exemplo. Outro exemplo é pensar em uma coisa pela qual você se sente grato sempre que abrir a porta de casa. Isso facilita a lembrança do novo hábito e ajuda a adotá-lo com mais consistência.

O ciclo de hábitos precisa de uma recompensa

De acordo com James Clear, os gatilhos são importantes porque enviam ao cérebro um sinal para começar o ciclo de hábitos. Esse ciclo consiste em três partes: o gatilho, o comportamento (o hábito em si) e a recompensa. Quando você segue o ciclo de forma consistente, o cérebro aprende a associar o gatilho ao comportamento e à recompensa, o que facilita a manutenção do hábito com o tempo.

Um segredo para desenvolver novos hábitos é criar gatilhos claros e consistentes. Por exemplo, o som do alarme (despertador) pela manhã pode ser um gatilho para você se levantar da cama e começar sua rotina matinal.

Também vale notar que gatilhos podem ser internos (como a sensação de fome) ou externos (como uma notificação no celular) e podem ser positivos (como um lembrete de beber água) ou negativos (como uma situação estressante que aciona uma forma nociva de lidar com a situação). Ao compreender e controlar seus gatilhos, você assume o controle dos seus hábitos e cria mudanças positivas na sua vida.

Não subestime o poder das pequenas recompensas. Quando envio meus dados de sono semanais para a amiga a quem presto contas, ela se empolga quando vê que estou incorporando hábitos importantes e eu me sinto exultante e estimulada a reforçar ainda mais o comportamento.

Outros hábitos para produzir Energia Boa

A seguir listo os hábitos 9 a 25. Eles se juntam aos hábitos 4 a 8, listados anteriormente, mas não estão ligados à alimentação. Selecione pelo menos três desses 22 hábitos e pratique-os na terceira e na quarta semanas.

Movimento

9	Praticar exercícios de intensidade moderada por pelo menos 150 minutos por semana	• Calcule sua frequência cardíaca máxima ao subtrair sua idade de 220, em seguida determine quanto é 64% disso. Esse valor é a base para exercícios de intensidade moderada. Eu, por exemplo, tenho 35 anos. Assim, minha conta é: 220 – 35 = 185 x 0,64 = 118 bpm. Ou seja, preciso que minha frequência cardíaca fique acima de 118 bpm por 150 minutos por semana, no mínimo. • Experimente atividades diferentes com seu dispositivo vestível para entender qual é a sensação de uma atividade "moderada". Uma caminhada acelerada não me faz alcançar 118 bpm, mas uma caminhada rápida subindo uma colina ou uma corrida em área plana fazem. • Use um vestível para descobrir quanto tempo passou em cada zona de frequência cardíaca e registre os resultados todo dia no seu guia de acompanhamento de Energia Boa.
10	Praticar treino de força três vezes por semana	• Comprometa-se a praticar treino de força pelo menos três vezes por semana, com sessões de no mínimo 30 minutos. • Faça exercícios que cansem os braços, as pernas e o core toda semana, com o peso do corpo ou halteres. Há várias opções para começar um programa de treino de força: aulas virtuais, aulas presenciais, personal trainer, academias especializadas em treino de força. • Certifique-se de que as aulas estejam planejadas e marcadas antes do início da terceira semana. Você pode, por exemplo: se inscrever numa academia local, encontrar no YouTube uma série de exercícios que use apenas treinos com o peso do corpo, se inscrever num programa on-line de treino de força ou outras opções. • Registre o treino de força no seu guia de acompanhamento de Energia Boa.
11	Caminhar 10 mil passos por dia	• Durante o mês, comprometa-se a caminhar 10 mil passos por dia, verificados por um dispositivo vestível. • Dica: Um jeito mais fácil de alcançar esse número é fazendo algumas caminhadas curtas ao longo do dia. Se você der duas voltas no quarteirão pela manhã, pode chegar a uns mil passos. Se caminhar em casa ou no apartamento enquanto escova os dentes, pode dar de 300 a 500 passos. Caminhar enquanto atende uma ligação de 30 minutos pode totalizar de 2 a 4 mil passos. Uma ida ao supermercado pode somar mais mil passos. • Registre o total de passos no seu guia de acompanhamento de Energia Boa.

12	Movimentar-se com regularidade ao longo do dia	• Comprometa-se a se levantar e se mover por pelo menos 90 segundos a cada hora por oito horas do dia. Isso é surpreendentemente difícil se você trabalha sentado num escritório, onde muitas vezes nem notamos que passamos horas a fio na cadeira. Um dos melhores recursos de dispositivos vestíveis, como Apple Watch ou Fitbit, é que eles especificamente lhe dizem quantas horas se passaram desde a última vez que você levantou e se movimentou. Com base nessa informação, é possível entender em quais momentos do seu dia você fica mais sedentário. Meus vestíveis indicam que sou mais sedentária entre 14h e 17h. Ao saber disso, passei a ficar mais atenta durante esse intervalo. • Você pode configurar um alerta no celular para se lembrar de se levantar a cada hora ou programar um vestível para alertá-lo. • Registre quanto tempo passou de pé por dia no seu guia de acompanhamento de Energia Boa.

Sono

13	Ter entre sete e oito horas de sono por noite, registradas por um monitor de sono	• Procure dormir de sete a oito horas toda noite, registradas por um vestível. Ele mostrará quanto tempo você passou acordado durante a noite, se revirando na cama, e vai subtrair isso do tempo total de sono, o que é muito importante. Deitar-se às 23h e se levantar às 7h não necessariamente significa que você teve oito horas de sono. • Esse é um hábito que pode exigir muita determinação, como dormir mais cedo do que as outras pessoas na sua casa ou dormir até mais tarde que elas. Talvez seja necessário manter seus animais de estimação fora do quarto ou dormir em um cômodo diferente do de seu companheiro, caso eles costumem acordar você. • Acompanhe o tempo de sono com base nos dados do monitor e registre-o no seu guia de acompanhamento de Energia Boa.
14	Manter um sono consistente, com horários regulares para se deitar e acordar	• Estabeleça um limite de uma hora para ir para a cama e para acordar, de modo a minimizar o *jet lag* social. Exemplo: comece a ir para a cama sempre entre 22h e 23h e a acordar sempre entre 7h30 e 8h30. Use o monitor de sono para se manter dentro dos limites. • Acompanhe os horários com o monitor de sono e registre-os no seu guia de acompanhamento de Energia Boa.

Estresse, relacionamentos e saúde emocional

15	Meditar diariamente	• Ao longo do mês, pratique meditação com um aplicativo ou um grupo todos os dias, no mínimo por 10 minutos diários. • Durante a prática, desenvolvemos a poderosa capacidade de observar nossos pensamentos e perceber que eles não são nossa identidade. Essa percepção é um primeiro passo libertador para sair do "piloto automático" dos padrões de pensamento em que muitos de nós estão presos e que nos causam sofrimento. Além disso, a meditação focada na respiração pode ser muito relaxante. • Na loja de aplicativos do seu celular existem várias opções de aplicativos de meditação. • Registre a prática diária no seu guia de acompanhamento de Energia Boa.
16	Avaliar padrões de reatividade e dificuldade de adaptação (autoanálise e terapia)	• Ao longo do mês, leia pelo menos dois livros da nossa lista de sugestões (página 312-313). Entre em contato com um profissional da saúde mental licenciado e faça pelo menos uma sessão. • Registre o progresso no seu guia de acompanhamento de Energia Boa.

Horário e hábitos de refeições

17	Restringir o horário de alimentação	• Tente se alimentar dentro de um intervalo de 10 horas ao longo do dia e faça jejum de pelo menos 14 horas. Exemplos: das 10h às 20h ou das 8h às 18h. • Dica: Se for difícil *não* comer tarde da noite, tente fazer um lanche grande pouco antes do fim do horário de alimentação, mesmo que seja logo depois do jantar. (Por exemplo, se você jantou às 18h e o fim do horário de alimentação é 20h, coma biscoitos de linhaça, fatias de queijo ou aipo com manteiga de amêndoas às 19h50.) • Registre se conseguiu se manter no período de alimentação no seu guia de acompanhamento de Energia Boa.
18	Praticar a alimentação consciente	• Faça todas as refeições principais (café da manhã, almoço e jantar) sentado à mesa, sem interagir com telas (celular, computador, televisão, tablet, etc.). • Quando a comida estiver diante de você, respire fundo 10 vezes antes de comer enquanto reflete sobre sua gratidão pelo alimento. • A cada mordida, garfada ou colherada, baixe os talheres e mastigue pelo menos 15 vezes. • Registre se você conseguiu praticar a alimentação consciente no seu guia de acompanhamento de Energia Boa.

Iluminação

19	Maximizar a exposição à luz do sol	• Passe pelo menos 15 minutos ao ar livre sem óculos escuros durante a primeira hora após acordar todos os dias. • Se o sol ainda não tiver nascido quando você acordar, saia por 15 minutos durante ou logo após o nascer do sol e/ou ligue lâmpadas fortes ou uma luminária ao acordar. • Exponha-se à luz do sol por pelo menos 15 minutos em quatro momentos diferentes do dia, somando pelo menos uma hora ao ar livre por dia. Você pode, por exemplo, trabalhar ao ar livre, tomar café e/ou almoçar no quintal, fazer uma caminhada, praticar jardinagem ou atender o telefone fora de casa. Em curtos intervalos de 15 minutos é fácil completar uma hora ao ar livre por dia. • Encontre maneiras de transferir suas atividades para fora de casa ou se organize para fazer suas atividades externas na primeira hora do seu dia. • Registre se você conseguiu se expor à luz no seu guia de acompanhamento de Energia Boa.
20	Minimizar o tempo de exposição à luz azul à noite	• Use óculos que bloqueiam a luz azul entre o pôr do sol e a hora de dormir. (Veja recomendações de óculos em caseymeans.com/goodenergy, em inglês.) • Após anoitecer, desligue todas as luzes desnecessárias e diminua a intensidade das necessárias. Se possível, instale *dimmers* no lugar dos interruptores de casa. • Configure todas as telas (computador, celular, tablet) para "modo escuro" ou "modo noturno" após anoitecer. • Registre se conseguiu minimizar o tempo de exposição à luz azul de noite no seu guia de acompanhamento de Energia Boa.

Temperatura

21	Expor-se ao calor por no mínimo uma hora por semana	• Crie o objetivo de se expor ao calor forte por um total de uma hora ao longo da semana. • Pode ser em sauna seca, a vapor ou com infravermelho, ou numa aula de hot yoga. • Na primeira e na segunda semanas, encontre um estabelecimento que tenha sauna ou termoterapia e marque sessões para a terceira e a quarta semanas. • O calor deve ser suficiente para você se sentir desconfortável e suar bastante. • Registre seu tempo diário de exposição ao calor no seu guia de acompanhamento de Energia Boa.

22	Expor-se ao frio por no mínimo 12 minutos por semana	• Crie o objetivo de se expor ao frio extremo por um total de 12 minutos ao longo da semana. • Pode ser com crioterapia ou com banhos de imersão em água gelada – por exemplo, em banheira de água gelada ou num lago, rio ou piscina no inverno. • Caso você escolha imersão em gelo ou crioterapia, encontre um estabelecimento que ofereça esses serviços e marque sessões para a terceira e a quarta semanas. Se for mergulhar num lugar aberto, não vá sozinho. Segurança em primeiro lugar. Uma boa opção é procurar na internet um grupo local de mergulho em águas frias. • Qual é a temperatura? Deve ser um desafio extremo. Planeje-se para alcançar o objetivo de se expor a temperaturas de 1 °C a 7 °C apenas três minutos por sessão. • Registre os minutos de exposição ao frio por dia no seu guia de acompanhamento de Energia Boa.

Ingestão de toxinas

23	Beber uma quantidade suficiente de água filtrada por dia	• Compre um filtro por osmose reversa (para instalar na bancada ou embaixo da pia), de barro ou de carvão ativado e beba pelo menos 30 mililitros de água para cada quilo de peso corporal por dia. • Não beba água da torneira nem de garrafas de plástico. • Dica: Use uma garrafa de vidro ou metal com marcação de volume em milímetros. Eu costumo encher três garrafas de vidro de 600 mililitros para beber um total de 1,8 litro de água por dia, que é o mínimo para meu peso. Encho-as toda noite com água filtrada por osmose reversa e as deixo sobre a bancada, para saber quando acordar a quantidade mínima exata que preciso beber no dia. • Registre a ingestão de água filtrada (em mililitros) no seu guia de acompanhamento de Energia Boa.

Caso você fume (cigarros, charutos, maconha, etc.) ou use vape, pare imediatamente. Esses hábitos prejudicam suas mitocôndrias e diminuem muito sua capacidade de produzir Energia Boa.

Toxinas ambientais

| 24 | Refletir sobre que produtos domésticos e de cuidados pessoais usar | • Analise os produtos usados na sua casa e no seu corpo para minimizar sua exposição diária a toxinas.
• Os produtos a seguir devem ser trocados por versões sem cheiro e não tóxicas, sem corantes ou tintas:
  • Produtos de cuidados pessoais: xampus, condicionadores, sabonetes líquidos, sabonetes corporais, sabão para as mãos, cremes de barbear, desodorantes, hidratantes para o corpo, hidratantes para as mãos, maquiagens, protetores labiais, esmaltes, álcool em gel, perfumes e colônias.
  • Produtos de limpeza doméstica: sabão em pó, amaciantes de roupas, lenços para secadora, removedores de manchas, limpadores de superfícies, desinfetantes, limpadores de pisos, alvejantes, velas perfumadas, aromatizadores de automóveis e de casa.
  • Um detalhe: produtos aromatizados apenas com óleos essenciais são inofensivos, mas são raros e só existem em lojas especializadas. Evite comprar qualquer coisa com os termos "fragrância", "fragrância natural" ou "parfum" na lista de ingredientes.
  • Produtos desse tipo podem ser muito traiçoeiros no que diz respeito ao uso de fragrâncias. Até os que se dizem "não tóxicos", "verdes" ou "naturais" podem ter fragrâncias, que devem ser evitadas.
  • Sempre verifique o rótulo desses produtos antes de comprá-los.
• Dica: Não precisa gastar uma fortuna!
  • Fazer um spray de limpeza multiuso para a casa é muito simples: basta misturar uma parte de vinagre branco e cinco partes de água filtrada, além dos óleos essenciais da sua preferência, num frasco de vidro com borrifador. Essa solução limpa bancadas, boxes, vasos sanitários e muitos tipos de pisos resistentes. Se quiser fazer uma limpeza mais profunda, espalhe bicarbonato de sódio nas superfícies antes de borrifar a solução.
  • Para um sabonete multiuso (para mãos, louça, corpo e limpeza geral), recomendo diluir um sabonete de Castela orgânico em frascos de vidro com *pump* e usá-los na cozinha e no banheiro.
  • Para um hidratante facial e corporal, e removedor de maquiagem, você pode usar óleo de jojoba orgânico ou óleo de coco orgânico.
• Prepare seu lar e seus produtos até o fim da segunda semana, para que na terceira e na quarta semanas você tenha o maior contato possível com produtos limpos e não tóxicos.
• Registre as trocas no seu guia de acompanhamento de Energia Boa. |

25	Ter contato com a natureza durante quatro horas por semana	• Passe quatro horas cumulativas por semana em um espaço verde ou natural. Numa cidade grande, pode ser um parque, jardim botânico ou pista à beira de um rio. No interior, pode ser uma trilha local ou um passeio pelas montanhas ou florestas. O ideal é que você faça uma imersão total na natureza, se afastando de carros e estradas e tendo pleno contato com a vida natural. • Na primeira e na segunda semanas, separe na sua agenda quatro horas para ter contato com a natureza, em preparação para a terceira e a quarta semanas. Ao escolher o local, seja específico e registre no guia de acompanhamento. • Registre seus minutos em contato com a natureza no seu guia de acompanhamento de Energia Boa.

Antes de começar a terceira e a quarta semanas (ou seja, as duas semanas em que seguirá mais hábitos), reflita sobre como você encaixará esses hábitos na sua vida e como passar do nível dois para o três, e depois para o nível quatro, na hierarquia de competência. O que precisa acontecer na sua vida para que você saia da incompetência consciente para a competência consciente e por fim para a competência inconsciente? Busque formas criativas de tornar isso uma realidade e reflita sobre os problemas práticos que podem surgir. Não fique pensando que *não* vai dar certo – pense grande e permita-se imaginar formas de incorporar esses hábitos. Por exemplo, caso seu objetivo seja evitar grãos refinados, talvez você precise tomar as seguintes atitudes para chegar ao nível três, de competência consciente:

- Comece a seguir blogs e contas de redes sociais que publiquem receitas sem grãos refinados.
- Compre um livro de receitas sem grãos refinados que pareçam gostosas.
- Faça uma assinatura de entregas de refeições congeladas sem grãos refinados.
- Jogue fora todos os produtos com grãos refinados na sua casa.
- Faça uma assinatura de entregas de supermercado para não sentir a tentação de comprar o que não deve quando for lá.
- Antes de ir a um restaurante, procure o cardápio na internet e busque refeições sem grãos refinados.
- Peça ao garçom para não oferecer pão antes das refeições.
- Comece a usar farinhas sem grãos refinados.

- Leia os rótulos de todos os produtos no mercado.
- Liste seus ingredientes prediletos com grãos, procure saber quais são seus substitutos livres de grãos e minimamente processados e passe a comprá-los sempre. Exemplos: macarrão de lentilha e pizza com massa de couve-flor.
- Descubra alternativas para pães e sobremesas de que você goste e que não tenham grãos refinados.
- Ao fazer planos para comer com amigos, parentes ou colegas de trabalho, tenha uma lista de restaurantes e cafeterias saudáveis que você possa sugerir.
- Leve uma sobremesa ou um acompanhamento saudável e sem grãos refinados para um jantar ou festa de família.

REFLEXÕES

Após cada semana do plano de quatro semanas, tire meia hora para analisar seu diário alimentar e seu guia de acompanhamento de Energia Boa, e avalie seu desempenho. Se você não estiver cumprindo seus objetivos, escreva um pouco sobre as barreiras que enfrentou. Entre em contato com a pessoa designada para garantir que você cumprirá as metas, converse sobre as dificuldades e tente encontrar formas de melhorar na próxima semana. O que você *precisa* mudar para ter mais sucesso?

No fim da quarta semana, reflita sobre como você melhorou seu nível de competência nos hábitos alimentares e nos outros três que escolheu. Conseguiu passar da incompetência consciente para a competência consciente? Que estratégias usou para seguir seus hábitos? Você precisou dividir o hábito em hábitos menores para desenvolver confiança e progredir? Esse ciclo de ação, acompanhamento, reflexão e renovação do compromisso é um exercício poderoso que você fará até todo hábito se tornar instintivo – ou seja, você alcançar a competência inconsciente.

E o mais importante: analise como você se sentiu ao adotar alguns desses hábitos. Houve alguma mudança na maneira como se sente? Você está orgulhoso de si mesmo por iniciar essa jornada? Foi útil ter mecanismos de responsabilização?

O QUE FAZER:

- Escolha três hábitos adicionais que estimulem a produção de Energia Boa entre os 22 restantes e comprometa-se a segui-los na terceira e na quarta semanas.
- Reflita e escreva sobre formas de incorporar esses hábitos à sua vida na terceira e na quarta semanas.
- Acrescente-os ao seu guia de acompanhamento de Energia Boa na preparação para a terceira e a quarta semanas.
- Ao fim de cada semana, analise o guia de acompanhamento de Energia Boa e o diário alimentar para ver como se saiu.

SAIA DA MATRIX

Durante esse mês, espero que você compreenda que é capaz de acrescentar hábitos novos à sua vida e que eles geram mais bem-estar. Também espero que você tenha aprimorado seu mindset, percebendo que é importante suprir as necessidades biológicas das suas células – necessidades essas que a vida moderna industrializada vem nos impedindo de satisfazer.

Conforme os meses forem passando, acrescente mais hábitos ao plano. Não existe um objetivo final, mas tenho certeza de que o segredo para uma vida feliz é se comprometer com ações diárias que respeitem nossas células.

Para baixar o guia de acompanhamento de Energia Boa, acesse http://www.sextante.com.br/energiasemlimites/diario.pdf.

PARTE 4

RECEITAS PARA ESTIMULAR A PRODUÇÃO DE ENERGIA BOA

CAFÉ DA MANHÃ

Fritada de verão com salada de folhas

Sem oleaginosas, sem glúten
Tempo: 40 minutos

PORÇÕES: 4

A fritada é uma refeição fácil, que pode ser preparada com antecedência para o café da manhã ao longo da semana. Bater o espinafre com os ovos dá à fritada uma cor verde viva e também é uma ótima fonte de micronutrientes que estimulam a produção de Energia Boa, como o magnésio e as vitaminas A, E, C, K, B_1, B_6, B_9 e B_{12}. Cada ovo tem 6 gramas de proteína animal natural e cerca de 330 miligramas de ômega 3. Um ovo de galinha caipira tem o dobro de ômega 3 do de um ovo convencional. Sirva a fritada com a salada de folhas verdes para uma dose extra de tilacoides (que ajudam na sensação de saciedade!) e micronutrientes.

Embora muitas receitas combinem com o arroz de couve-flor congelado, nesta receita é melhor usar o arroz fresco. Eu preparo o arroz de couve-flor colocando floretes num processador grande com uma lâmina em "S" e pulsando algumas vezes até a couve-flor ganhar consistência de arroz. Não exagere ou a couve-flor ficará granulosa e aguada após o cozimento.

6 ovos grandes
2 xícaras cheias de espinafre baby
¼ de colher de chá de sal marinho, acrescente mais conforme necessário
1 colher de sopa de azeite extravirgem
1 alho-poró médio, partes brancas e verde-claras, cortado em fatias finas
1 abobrinha pequena, cortada no comprimento e em cubos de 1 centímetro (cerca de 1 xícara e meia)
1 couve-flor fresca (veja observação inicial)
Pimenta-do-reino moída na hora

2 colheres de sopa de endro fresco picado, e mais para montar o prato

1 xícara de tomate grape

55 gramas de queijo feta, esfarelado (opcional)

Folhas verdes simples

4 a 6 punhados de folhas verdes, como rúcula, espinafre ou salada mesclun

Sumo de ½ limão-siciliano ou mais, a gosto

3 colheres de sopa de azeite extravirgem

Flor de sal e pimenta-do-reino moída na hora

1. Preaqueça o forno a 180 °C. Leve os ovos, o espinafre e o sal ao liquidificador. Feche a tampa e bata por 30 segundos ou até a mistura se tornar homogênea e bem verde.
2. Numa frigideira toda de ferro fundido de 25 centímetros de diâmetro, aqueça o azeite em fogo médio. Acrescente o alho-poró e refogue por 3 a 4 minutos, ou até ele começar a amaciar. Adicione a abobrinha e o arroz de couve-flor e tempere com sal e pimenta-do-reino a gosto. Cozinhe por 4 a 5 minutos ou até a abobrinha estar al dente e dourada. Salpique o endro picado.
3. Acrescente os ovos à frigideira com os legumes. Gire a frigideira para distribuir igualmente os ovos pela mistura da abobrinha. Cubra com os tomates e o queijo feta (caso queira usá-lo) e leve a frigideira ao forno. Asse por 13 a 15 minutos ou até os ovos ficarem firmes no centro.
4. Enquanto a fritada esfria, prepare a salada: em uma tigela grande, misture as folhas verdes com o sumo de limão-siciliano e o azeite. Tempere com sal e pimenta-do-reino a gosto.
5. Sirva uma fatia de fritada morna com a salada. Decore com mais endro.

Armazenamento: Guarde em um recipiente vedado na geladeira por 3 a 4 dias.

Smoothie de morango com chia

Sem glúten, sem laticínios, sem soja
Tempo: 5 minutos

PORÇÃO: 1

Este smoothie é uma usina geradora de nutrientes, em parte graças às castanhas-do-pará, que contêm cerca de 270 microgramas de selênio, uma dose poderosa desse mineral. O selênio é antioxidante e auxilia o metabolismo saudável da glicose. A melhor parte é que você não precisa de leite para alcançar a textura cremosa; a água e as castanhas se emulsificarão num liquidificador potente, formando leite de castanha e economizando seu tempo e seu dinheiro.

½ xícara de morangos congelados
½ xícara de framboesas congeladas
½ xícara de floretes de couve-flor congelados
4 castanhas-do-pará
1 colher de sopa de sementes de chia
1 colher de sopa de maca-peruana em pó
2 colheres de chá de beterraba em pó
¼ de colher de chá de extrato de baunilha
¼ de colher de chá de cardamomo em pó
Sumo de ½ limão-siciliano

Acrescente todos os ingredientes a um liquidificador com 1 xícara de água e bata em velocidade alta por 30 segundos ou até ficar homogêneo. Sirva em seguida.

Duas opções de smoothie de maca-peruana

Sem glúten, sem soja, sem oleaginosas, sem laticínios
Tempo: 5 minutos

PORÇÃO: 1

O possível pico de glicose criado pela banana congelada é equilibrado pela ingestão de gordura e fibras. O abacate eleva o total de fibras desta receita a 11 gramas. A maca-peruana é uma raiz crucífera com fortes propriedades antioxidantes, que ajudam a inibir o estresse oxidativo pelo corpo. Incluí minhas duas variações favoritas deste smoothie poderoso.

Tropical
- ½ banana congelada
- ¼ de xícara de abacate congelado (cerca de ¼ de um abacate fresco)
- ¼ de xícara de pedaços de abacaxi congelado
- ½ xícara de couve
- 1 colher de sopa de tahine
- 1 colher de sopa de maca-peruana em pó
- ¼ de colher de chá de extrato de baunilha

Frutas vermelhas
- ½ banana congelada
- ½ xícara de mirtilos congelados
- ¼ de xícara de abacate congelado (cerca de ¼ de um abacate fresco)
- ½ xícara de couve
- 1 colher de sopa de tahine
- 1 colher de sopa de maca-peruana em pó
- Sumo de ½ limão-siciliano

Coloque todos os ingredientes (da versão Tropical ou da de Frutas Vermelhas) no liquidificador com 1 xícara de água. Bata em velocidade alta por 30 segundos ou até ficar homogêneo. Sirva em seguida.

Leite da Energia Boa

Sem glúten, sem laticínios, sem soja
Tempo: 5 minutos, mais 8 a 10 horas de molho

PORÇÕES: 4 XÍCARAS (240 MILILITROS)

As nozes e as sementes de chia são ricas em ômega 3, que reduz inflamação, acúmulo de placa nas artérias e pressão sanguínea. Cada copo do leite de nozes e sementes contém 3,5 gramas de ômega 3. Preparar seu próprio leite vegetal em casa também é um ótimo jeito de evitar açúcares ocultos e outros aditivos comuns em produtos industrializados. Além do mais, fazê-lo é um projeto simples e divertido, e você pode economizar muito dinheiro a longo prazo.

½ xícara de nozes
1 colher de chá de sal marinho
½ xícara de sementes de chia
1 colher de chá de extrato de baunilha

1. Coloque as nozes numa tigela média. Cubra-as com alguns centímetros de água e acrescente o sal. Tampe e deixe de molho por 8 a 10 horas.
2. Retire a água das nozes e lave-as bem.
3. No liquidificador, coloque as nozes, as sementes de chia e a baunilha com 4 xícaras de água filtrada. Use um pouco menos de água para uma consistência cremosa ou mais para um leite ralo. Bata em velocidade alta por 2 a 3 minutos ou até a mistura ficar homogênea, branca e espumosa.
4. Coloque um coador de leite ou uma peneira coberta com *voil* sobre a boca de um jarro para separar as nozes e as sementes batidas. Aperte ou pressione com mãos limpas para extrair o máximo de leite possível.
5. Agite antes de ingerir, pois, com o tempo, o leite decantará naturalmente.

Armazenamento: Guarde em um recipiente limpo na geladeira por 3 a 4 dias.

Wraps de grão-de-bico e espinafre baby com ovos mexidos cremosos e cogumelos apimentados

Sem glúten, sem soja, sem oleaginosas
Tempo: 45 minutos

PORÇÕES: 3 (2 WRAPS POR PORÇÃO)

Os cogumelos na receita são uma fonte incrível de betaglucano, composto que age como uma fibra prebiótica. As bactérias benéficas no intestino quebram o betaglucano para produzir ácidos graxos de cadeia curta, que podem reduzir a resistência à insulina. Dica: Faça os wraps em grande quantidade e congele-os para ganhar tempo de manhã.

Wraps de grão-de-bico e espinafre
½ xícara de farinha de grão-de-bico
½ xícara de farinha de mandioca
1 xícara de espinafre baby
3 ou 4 folhas de manjericão fresco
¼ de colher de chá de sal marinho
Azeite extravirgem, conforme necessário

Cogumelos apimentados
1 colher de sopa de azeite extravirgem
3 xícaras de cogumelos Portobello fatiados
Sal marinho e pimenta-do-reino moída fresca
Uma pitada de pimenta-calabresa moída

Ovos mexidos cremosos
1 colher de sopa de manteiga de animal alimentado no pasto
6 ovos grandes, batidos
Sal marinho e pimenta-do-reino moída na hora

6 folhas de manjericão, para montar o prato
Molho de pimenta (opcional)

1. **Modo de preparo dos wraps:** No liquidificador, coloque a farinha de grão-de-bico, a farinha de mandioca, o espinafre, o manjericão, o sal e

1 xícara de água. Bata em velocidade alta por 30 segundos ou até ficar homogêneo e bem verde.
2. Aqueça em fogo médio uma frigideira de ferro fundido de tamanho médio. Coloque ¼ de xícara da mistura na frigideira quente. Gire a frigideira em movimentos circulares para espalhar a mistura, como se estivesse fazendo um crepe. Mantenha no fogo por 1 a 2 minutos de cada lado ou até o wrap se soltar do fundo. Caso a massa grude, use algumas gotas de azeite para untar a frigideira. Repita até os 6 wraps ficarem prontos. Reserve.
3. **Modo de preparo dos cogumelos:** Aqueça azeite na mesma frigideira em fogo médio. Acrescente os cogumelos e tempere com sal, pimenta-do-reino e pimenta-calabresa a gosto. Cozinhe por 5 a 6 minutos ou até os cogumelos ficarem macios e dourados. Reserve.
4. **Modo de preparo dos ovos mexidos cremosos:** Acrescente manteiga à mesma frigideira em fogo médio. Após ela derreter, adicione os ovos batidos e tempere com sal e pimenta. Mexa levemente os ovos por 2 a 3 minutos, ou até ficarem firmes.
5. Para montar, coloque dois wraps em um prato, cubra cada um com duas folhas de manjericão e acrescente um pouco dos ovos e dos cogumelos. Se quiser, adicione molho de pimenta.

Armazenamento: Os wraps podem ser preparados em grande quantidade e guardados no congelador por até três meses. Para reaquecer, simplesmente esquente em uma frigideira limpa em fogo médio, por 30 segundos de cada lado ou até ficarem quentes e maleáveis.

Três opções de pudim de sementes de chia ou manjericão

Sem glúten, sem laticínios, sem soja
Tempo: 10 minutos, mais uma noite de molho

PORÇÃO: 1

As sementes de chia e o manjericão são fontes de fibras que ajudam o metabolismo. Quando deixadas de molho, elas incham e ganham consistência de gelatina, criando uma textura de pudim. Isso ocorre devido à mucilagem, uma fibra solúvel que permite que as sementes absorvam entre 10 e 20 vezes seu peso em água. A seguir dou três opções deliciosas de base de pudim e combinações de sabor para a cobertura.

Coco tropical

Base

3 colheres de sopa de sementes de chia ou manjericão, ou uma mistura das duas

⅔ de xícara de Leite da Energia Boa (página 331) ou leite de sua preferência

½ colher de chá de espirulina azul

¼ de colher de chá de raspas de limão-siciliano

¼ de xícara de abacaxi fresco, cortado em fatias finas

1 colher de sopa de coco ralado

Pitada de sal marinho

Cobertura

¼ de xícara de abacaxi fresco picado

Sumo de limão-siciliano fresco

Framboesas e amêndoas

Base

3 colheres de sopa de sementes de chia ou manjericão, ou uma mistura das duas

⅔ de xícara de Leite da Energia Boa (página 331) ou leite de sua preferência

¼ de xícara de framboesas, finamente picadas

⅛ de colher de chá de extrato de baunilha

¼ de colher de chá de beterraba em pó
Pitada de sal marinho

Cobertura
¼ de xícara de amoras
1 colher de sopa de amêndoas picadas
Sumo de limão-siciliano fresco

Chocolate meio amargo e laranja
Base
3 colheres de sopa de sementes de chia ou manjericão, ou uma mistura das duas
⅔ de xícara de Leite da Energia Boa (página 331) ou leite de sua preferência
¼ de xícara de gomos de laranja, finamente picados
1½ colher de chá de cacau em pó
⅛ de colher de chá de extrato de baunilha
¼ de colher de chá de canela em pó
½ colher de chá de maca-peruana
Pitada de sal marinho

Cobertura
¼ de xícara de gomos de laranja
1 colher de sopa de avelãs picadas, levemente torradas
1 colher de chá de sementes de abóbora

Em uma tigela média, misture os ingredientes da base escolhida com um batedor até ficar homogêneo, então cubra. (Como alternativa, coloque os ingredientes num pote grande e agite até misturar, depois o feche com tampa.) Após 2 ou 3 minutos, bata de novo (ou agite de novo). Deixe dormir na geladeira para ficar de molho. Acrescente as coberturas pouco antes de servir.

Panquecas de farinha de amêndoas com especiarias e maçã cozida

Sem glúten, sem laticínios, sem soja
Tempo: 30 minutos

PORÇÕES: 2

A canela, um ingrediente essencial desta receita, regula a glicose e tem propriedades antioxidantes e anti-inflamatórias. As maçãs cozidas são ótimas substitutas de uma calda açucarada – acrescentam certa doçura, além de vitamina C, potássio e vitamina K.

Maçã cozida
1 maçã, descascada e cortada em cubos
1 colher de chá de óleo de coco não refinado
¼ de xícara de canela em pó
1 pitada de sal marinho
1 colher de chá de sumo de limão-siciliano fresco

Panquecas
1 xícara de farinha de amêndoas branqueada
1 colher de chá de fermento
1 pitada de sal marinho
½ colher de chá de canela em pó
1 pitada de noz-moscada ralada
1 pitada de gengibre ralado
1 pitada de pimenta-da-jamaica
½ xícara de leite de coco
2 ovos grandes
½ colher de chá de extrato de baunilha
Óleo de coco não refinado, para evitar que as panquecas grudem na frigideira

1. **Modo de preparo da maçã cozida:** Em uma panela pequena, adicione a maçã em cubos, o óleo de coco, a canela, o sal, o sumo de limão-siciliano e ½ xícara de água, e deixe ferver em fogo médio. Cozinhe por 10 minutos ou até a maçã ficar macia e liberar aroma, e a água reduzir para uma consistência de calda.
2. **Enquanto isso, prepare as panquecas:** Em uma tigela média, misture a farinha de amêndoas, o fermento, o sal, a canela, a noz-moscada, o gengibre e a pimenta-da-jamaica. Em outra tigela, misture o leite de coco, os ovos, a baunilha e ¼ de xícara de água. Junte a mistura do leite de coco aos ingredientes secos, sem parar de mexer.
3. Aqueça uma frigideira de ferro fundido ou chapa em fogo médio. Baixe o fogo e acrescente óleo de coco para a massa não grudar. Leve ¼ de xícara da massa à frigideira ou chapa e cozinhe por cerca de 2 minutos de cada lado ou até ficar dourado e macio. Ajuste o fogo conforme necessário durante o preparo das panquecas.
4. Sirva as panquecas quentes com a maçã cozida.

Fritadas de sardinha com cebolinha e *tzatziki*

Sem glúten, sem soja
Tempo: 25 minutos

PORÇÕES: 3 (6 FRITADAS MÉDIAS)

A sardinha é uma ótima fonte de ácidos graxos ômega 3 com baixo teor de mercúrio, tornando-a uma escolha segura. A cebolinha faz parte da família *allium*, que contém compostos que possivelmente previnem o câncer.

140 gramas de espinafre descongelado (cerca de 1 xícara)
1 lata (120 gramas) de sardinhas, secas e amassadas
4 cebolinhas, partes verdes e brancas finamente picadas
4 ovos grandes, batidos
2 colheres de sopa de farinha de coco
½ colher de sopa de sal marinho
Pimenta-do-reino moída fresca
Azeite extravirgem, para fritar
1 colher de sopa de endro fresco picado, e mais para montar o prato

Tzatziki
1 xícara de iogurte natural integral
2 colheres de sopa de endro fresco picado
1 colher de sopa de sumo de limão-siciliano fresco
1 dente de alho, esmagado
Sal marinho e pimenta-do-reino moída fresca

1. Retire o excesso de água do espinafre. Numa tigela média, misture o espinafre, as sardinhas, as cebolinhas e os ovos. Adicione a farinha de coco, o sal e pimenta a gosto, e misture até ficar homogêneo.
2. Aqueça uma frigideira em fogo médio e acrescente um fio de azeite. Trabalhando em porções, coloque a massa na frigideira, formando fritadas de tamanho médio. Frite por 3 a 4 minutos de cada lado ou até dourar e cozinhar por completo.
3. **Modo de preparo do *tzatziki*:** Em uma tigela pequena, misture o iogurte, o endro, o sumo de limão-siciliano e o alho. Tempere generosamente com sal e pimenta-do-reino.
4. Decore as fritadas com endro e sirva com o *tzatziki*.

ALMOÇO

Salada de funcho e maçã com molho de limão-siciliano e mostarda Dijon e salmão defumado

Sem glúten, sem laticínios
Tempo: 20 minutos

PORÇÕES: 4

O salmão oferece ômega 3, vitamina D, vitamina B_{12}, potássio e selênio ao corpo, ao mesmo tempo que contém pouco mercúrio. Escolha um salmão defumado sem açúcar para evitar açúcares adicionados.

- 1 cebola roxa, cortada em fatias finas
- 2 bulbos de funcho médios, cortados em quartos, sem o centro e, depois, cortados em fatias finas
- 1 maçã verde, cortada em fatias finas
- 4 tiras de aipo, cortadas em fatias finas
- ½ xícara de azeitonas verdes, sem caroço e fatiadas
- ¼ de xícara de endro fresco fatiado
- ½ xícara do molho de limão-siciliano e mostarda Dijon (página 368) ou a gosto
- ½ xícara de folhas de funcho, se disponíveis
- 170 gramas de salmão defumado, fatiado
- 2 colheres de sopa de nozes-pecãs, cortadas em fatias finas

1. Em uma tigela grande, misture as cebolas, o funcho, a maçã, o aipo, as azeitonas e o endro com o molho de limão-siciliano e mostarda Dijon. Deixe marinar por 5 a 10 minutos.
2. Para servir, divida a salada em porções iguais em quatro pratos. Decore com as folhas de funcho, o salmão defumado e as nozes-pecãs torradas.

Salada arco-íris com molho de limão-siciliano e mostarda Dijon e ovos cozidos com gema mole

Sem glúten, sem soja, sem oleaginosas
Tempo: 15 minutos, mais uma hora marinando

PORÇÕES: 4

Vegetais crucíferos como couve, repolho-roxo e chucrute são ricos em isotiocianatos – moléculas que combatem o estresse oxidativo ao aumentar a expressão gênica do Nrf2, gene que promove antioxidantes. O grão-de-bico marinado é uma ótima fonte de proteína vegetal e pode ser preparado com antecedência, facilitando o processo. Os ovos cozidos com gema mole, as sementes de abóbora e o queijo feta (opcional) fazem com que a salada tenha um total de 24 gramas de proteína.

Grão-de-bico marinado em zaatar

1 lata (450 gramas) de grão-de-bico, sem o líquido, lavado e seco
2 colheres de chá de azeite extravirgem
1 cebola chalota, cortada em fatias finas
1 dente de alho, finamente picado
2 colheres de sopa de vinagre de vinho tinto
1 colher de chá de mistura de zaatar
¼ de colher de chá de sal marinho

Ovos cozidos com gema mole

4 ovos grandes

Salada

4 xícaras cheias de rúcula
1 pimentão laranja, sem as sementes e a parte branca, fatiado
1 abóbora média, cortada em cubos
4 xícaras de repolho-roxo fatiado
½ xícara de chucrute de beterraba
Molho de limão-siciliano e mostarda Dijon (página 368)
Sal marinho e pimenta-do-reino moída
¼ de xícara de sementes de abóbora
½ xícara de queijo feta esfarelado (opcional)

1. **Modo de preparo do grão-de-bico marinado:** Em uma tigela média, misture o grão-de-bico, o azeite, a cebola chalota, o alho, o vinagre, o zaatar e o sal até ficar homogêneo. Cubra e deixe marinar por pelo menos 1 hora. O grão-de-bico pode ser feito com até 5 dias de antecedência.
2. **Modo de preparo dos ovos cozidos com gema mole:** Ferva uma panela média de água em fogo médio-alto. Com cuidado, coloque os ovos na água e deixe cozinhar por 7 minutos. Ao fim desse tempo, leve os ovos a uma tigela com água gelada até esfriarem o suficiente para serem manipulados. Descasque os ovos e reserve.
3. **Modo de preparo da salada:** Em uma tigela grande, misture a rúcula, o pimentão, a abóbora, o repolho-roxo e o chucrute com a quantidade desejada de molho de limão-siciliano e mostarda Dijon. Tempere a salada com sal e pimenta-do-reino a gosto.
4. Para servir, divida a salada em partes iguais entre quatro tigelas. Salpique as sementes de abóbora, o grão-de-bico marinado e o queijo feta, se usar. Coloque os ovos cozidos com gema mole por cima, cortados ao meio.

Armazenamento: Guarde a salada sem molho e seus componentes na geladeira por até cinco dias.

Curry de legumes assados com pão ázimo de farinha de coco

Sem glúten, sem soja
Tempo: 35 minutos

PORÇÕES: 2 A 3

Os temperos no curry em pó têm níveis de antioxidantes mais elevados do que os da maioria dos alimentos, incluindo a cúrcuma, um anti-inflamatório potente. A cúrcuma tem ação antioxidante e anti-inflamatória, inibindo a expressão do gene inflamatório NF-κB. A farinha de coco e as cascas de psyllium no pão ázimo somam 17 gramas de fibra por porção e podem ser encontradas na maioria das lojas de produtos saudáveis, embora talvez o psyllium esteja na área de suplementos. A farinha de mandioca é uma alternativa sem grãos e sem glúten à farinha de trigo.

Pão ázimo de farinha de coco
½ xícara de farinha de coco
½ xícara de farinha de mandioca
2 colheres de sopa de cascas de psyllium
½ colher de chá de fermento
¼ de colher de chá de sal marinho
¼ de xícara de leite de coco

Curry de legumes assados
1 couve-flor média, cortada em pequenos floretes
1 tomate grande, cortado em fatias
1 cebola pequena, fatiada
3 cenouras médias, grosseiramente fatiadas
1 colher de sopa de curry em pó
2 colheres de sopa de azeite extravirgem, e mais para fritar
Sal marinho e pimenta-do-reino moída fresca
½ xícara de ervilhas congeladas
Coentro
Iogurte natural integral
1 limão cortado em fatias

1. **Modo de preparo da massa do pão ázimo:** Preaqueça o forno a 200 °C. Em uma tigela média, misture a farinha de coco, a farinha de mandioca, as cascas de psyllium, o fermento e o sal. Acrescente o leite de coco e 1½ xícara de água morna e misture até ficar homogêneo. Reserve por pelo menos 10 minutos.
2. **Modo de preparo do curry de legumes assados:** Em uma assadeira grande com borda, misture a couve-flor, o tomate, a cebola e as cenouras com o curry, o azeite, o sal e a pimenta-do-reino até os legumes ficarem bem cobertos pelos temperos. Asse por 20 a 25 minutos, misturando ocasionalmente, até os legumes ficarem dourados e macios. Nos últimos 5 minutos de forno, acrescente as ervilhas congeladas e misture os legumes. Asse até as ervilhas ficarem bem verdes.
3. Divida a massa do pão em 6 partes iguais. Faça bolinhas com cada parte. Posicione uma bola entre duas folhas de papel-manteiga. Com um rolo, abra a massa até ficar com a espessura de cerca de 1 centímetro. Repita com todas as bolinhas.
4. Aqueça uma frigideira de ferro fundido em fogo médio. Adicione um pouco de azeite e coloque um pão ázimo aberto na frigideira quente. Cozinhe por 3 a 4 minutos de cada lado ou até dourar e começar a inflar. Transfira o pão para um prato e repita o processo com o restante da massa.
5. Sirva o curry de legumes assados com o pão ázimo quente, coentro, iogurte e fatias de limão.

Temakis com arroz de couve-flor

Sem glúten, sem laticínios, sem soja, sem oleaginosas
Tempo: 30 minutos

PORÇÕES: 2

O arroz de couve-flor para sushi, feito com linhaça (rica em ômega 3) e vinagre de arroz, dá um toque nutritivo ao típico arroz branco para sushi e ajuda na regulação da glicemia. As folhas de nori torradas são ricas em iodo, mineral essencial que traz benefícios à saúde metabólica e da tireoide.

Salmão picante

1 lata (170 gramas) de salmão selvagem, escorrido e amassado com garfo
1 colher de sopa de aioli de ervas (páginas 376-377) ou maionese de óleo de avocado
1 pitada de pimenta-calabresa em flocos (opcional)
Sal marinho e pimenta-do-reino moída na hora

Arroz de couve-flor para sushi

½ receita de arroz de couve-flor simples (página 369), morno
1 colher de chá de vinagre de vinho de arroz
1 colher de sopa de gergelim
2 colheres de chá de linhaça moída

Molho de missô e tahine

1 tâmara sem caroço
3 colheres de sopa de tahine
1 colher de chá de tamari
1 colher de chá de missô aká
2 colheres de chá de vinagre de arroz
1 dente de alho, picado
1 colher de chá de gengibre ralado na hora

3 a 4 folhas de nori torradas, cortadas em quatro
1 avocado maduro, mas firme, cortado ao meio, sem caroço, descascado e fatiado
1 pepino pequeno picado

1. **Modo de preparo do salmão picante:** Em uma tigela média, junte o salmão, o aioli e a pimenta-calabresa em flocos (caso esteja usando) e misture bem. Tempere com sal e pimenta-do-reino a gosto. Reserve.
2. **Modo de preparo do arroz de couve-flor para sushi:** Em uma tigela separada, misture o arroz de couve-flor morno, o vinagre, o gergelim e a linhaça. Reserve.
3. **Modo de preparo do molho de missô e tahine:** Coloque a tâmara de molho em água quente por 10 a 15 minutos até amolecer, então escorra. Misture o tahine, o tamari, o missô, a tâmara, o vinagre, o alho e o gengibre usando um miniprocessador de alimentos. Dilua com 1 a 2 colheres de sopa de água ou até obter consistência firme, mas fluida.
4. Para montar os temakis, cubra uma folha de nori com um pouco de arroz de couve-flor, salmão picante, avocado fatiado e pepino. Enrole e sirva com molho de missô e tahine.

Wrap de salada de aipo e frango

Sem glúten, sem laticínios, sem soja, sem oleaginosas
Tempo: 50 minutos

PORÇÕES: 2 A 4

O aioli de ervas (páginas 376-377) e a maionese de óleo de abacate trazem sabor sem o uso da maionese inflamatória à base de óleo de sementes. Substituir os wraps tradicionais ou pães feitos com farinha de trigo por folhas de couve-galega é uma troca que promove a produção de Energia Boa. Usando componentes que podem ser preparados com antecedência e armazenados na geladeira, esses wraps são ótimos para um almoço rápido.

> 700 gramas de peito de frango desossado sem pele
> Sal marinho
> 4 a 8 folhas grandes de couve-galega
> ¼ de xícara de aioli de ervas ou maionese de óleo de abacate
> Sumo de ½ limão-siciliano
> ¼ de xícara de cebola roxa cortada em cubos
> 2 talos de aipo picados em cubos
> 1 xícara de repolho-roxo cortado em fatias finas
> 1 pepino cortado em tiras

1. Em uma tigela média, tempere o peito de frango com sal e leve à geladeira por 20 a 30 minutos.
2. Enquanto isso, ferva uma panela grande de água em fogo alto. Com uma faca afiada, corte a parte mais grossa de cada caule de folha de couve-galega para obter uma espessura uniforme. Tempere a água com bastante sal. Coloque as folhas de couve-galega na água para branqueá-las por cerca de 1 minuto ou até que as folhas amoleçam e fiquem com uma cor verde vibrante. Mergulhe as folhas cozidas em água gelada para interromper o processo de cozimento. Coloque-as sobre uma toalha limpa para secar.
3. Tire o frango da geladeira. Adicione 3 xícaras de água a uma panela média com tampa e deixe ferver em fogo médio-alto. Acrescente o frango e tampe a panela. Coloque em fogo baixo e deixe ferver até o frango estar totalmente cozido, entre 15 e 20 minutos, dependendo da espessura.

4. Em uma tigela grande, misture o aioli, o sumo de limão-siciliano, a cebola e o aipo.
5. Retire o peito de frango da água e seque-o. Corte o frango em cubos e coloque-o na mistura de maionese. Mexa até misturar bem.
6. Para montar os wraps, coloque um pouco de salada de frango, repolho-roxo fatiado e tiras de pepino numa folha de couve-galega branqueada. Enrole e se delicie.

JANTAR

Arroz frito de couve-flor com carne de porco
Sem oleaginosas, sem glúten, sem laticínios
Tempo: 30 minutos

PORÇÕES: 2

Com a troca do arroz branco pelo arroz de couve-flor, você recebe os benefícios dos compostos encontrados em vegetais crucíferos, incluindo uma variedade de micronutrientes como vitamina C, vitamina K, vitamina B_9, vitamina B_6 e potássio.

- 1 colher de sopa e 1 colher de chá de tamari
- 1 colher de sopa de vinagre de arroz, e mais para montar o prato
- 1 colher de sopa de manteiga de amêndoas
- 3 dentes de alho picados
- 250 gramas de carne de porco moída
- Sal marinho e pimenta-do-reino moída na hora
- 2 xícaras de cogumelos Portobello cortados em cubos
- 3 xícaras de arroz de couve-flor fresco (cerca de 300 gramas)
- 1 cenoura picada
- ½ cebola roxa média picada
- 2 xícaras de couve picada
- 2 ovos grandes, batidos e levemente temperados com sal e pimenta-do-reino
- 2 cebolinhas, com as partes verdes e brancas finamente picadas

1. Em uma tigela pequena, misture o tamari, o vinagre, a manteiga de amêndoas e o alho. Reserve.
2. Aqueça uma frigideira grande em fogo médio-alto. Adicione a carne de porco moída e cozinhe, separando os pedaços grandes com uma colher de pau, por 5 a 7 minutos ou até dourar. Tempere com sal e pimenta-do-reino a gosto.
3. Adicione os cogumelos e cozinhe por 4 a 5 minutos ou até ficarem macios e dourados. Adicione o arroz de couve-flor, a cenoura, a cebola, a couve e a mistura de vinagre e tamari. Cozinhe por 2 a 3 minutos ou até ficar al dente.
4. Abra um pequeno buraco no centro da frigideira e adicione os ovos batidos. Mexa levemente os ovos por 2 a 3 minutos ou até ficarem firmes e então junte à mistura de arroz de couve-flor. Tire do fogo.
5. Decore com cebolinha picada e acrescente vinagre a gosto.

Salmão selvagem grelhado com molho de cebolinha e purê cremoso de couve-flor com aipo

Sem glúten, sem laticínios, sem soja, sem oleaginosas
Tempo: 20 minutos

PORÇÕES: 2

O salmão selvagem é uma ótima fonte de poderosos ácidos graxos de cadeia longa ômega 3, ácido eicosapentaenoico (EPA) e ácido docosa-hexaenoico (DHA). Se escolher salmão selvagem em vez do de cativeiro, você terá diversos benefícios alimentares e nutricionais extras.

2 filés (170 a 230 gramas) de salmão selvagem com pele
Sal marinho e pimenta-do-reino moída na hora
1 colher de sopa de óleo de abacate

Molho de cebolinha
3 colheres de sopa de cebolinha fresca picada
¼ de xícara de tomates cortados em cubos
1 colher de sopa de sumo de limão espremido na hora
½ colher de chá de azeite extravirgem
Sal marinho e pimenta-do-reino moída na hora
⅓ da receita de purê cremoso de couve-flor e raiz de aipo (páginas 363-364)

1. Seque os filés de salmão e tempere com sal e pimenta-do-reino. Numa frigideira de ferro fundido com 25 centímetros de diâmetro ou uma frigideira média para forno, aqueça o óleo de abacate em fogo médio-alto até começar a borbulhar, mas sem sair fumaça. Adicione os filés com o lado da pele para baixo e deixe-os fritar por 3 a 4 minutos sem mexer ou até que a pele esteja bem dourada. Vire o salmão e cozinhe por mais 2 a 3 minutos ou até cozinhar totalmente. Tire do fogo.
2. Enquanto isso, prepare o molho. Em uma tigela pequena, misture a cebolinha, o tomate, o sumo de limão, o azeite e sal e pimenta a gosto.
3. Para servir, coloque quantidades iguais de purê de couve-flor no centro de cada prato. Em seguida, coloque o salmão por cima com a pele voltada para o alto. Divida o molho entre os pratos.

Escondidinho de cogumelos e couve-flor cremosa

Sem glúten, sem laticínios
Tempo: 1 hora e 30 minutos

PORÇÕES: 4 A 6

Em vez de usar purê de batatas como cobertura nesta releitura do escondidinho, eu uso o meu purê cremoso de couve-flor e raiz de aipo (páginas 363-364), que é igualmente gostoso, porém tem mais fibras e micronutrientes. Fazer esse tipo de troca por elementos com baixo teor de carboidratos é uma forma fácil de minimizar a variabilidade glicêmica.

2 colheres de sopa de azeite extravirgem
240 gramas de cogumelos variados fatiados
1 cebola grande fatiada
1 dente de alho negro amassado
1 colher de missô aká
Pimenta-do-reino moída na hora
3 xícaras de caldo de frango ou de legumes
1 xícara de lentilhas
¼ de colher de chá de tomilho seco
Sal marinho
½ xícara de nozes picadas
2 xícaras de folhas de espinafre baby
Purê cremoso de couve-flor e raiz de aipo

1. Preaqueça o forno a 200 °C. Numa frigideira para forno larga e com tampa, aqueça o azeite em fogo médio-alto. Adicione os cogumelos e cozinhe por 4 a 5 minutos ou até ficarem macios e dourados. Reduza para fogo médio. Adicione a cebola e cozinhe, mexendo com frequência, por 8 a 10 minutos ou até dourar e liberar aroma.
2. Adicione o alho negro, o missô, pimenta-do-reino a gosto e ½ xícara de caldo. Com uma colher de pau, solte os pedaços dourados do fundo da panela e misture bem. Deixe a mistura de cogumelos ferver e mantenha no fogo por 3 a 4 minutos ou até metade do líquido evaporar e os cogumelos ficarem cobertos por uma camada marrom brilhante.

3. Adicione as lentilhas, o tomilho e as 2½ xícaras restantes de caldo. Tempere o caldo com sal e mais pimenta, se necessário. Deixe as lentilhas ferverem e tampe. Cozinhe por 25 a 30 minutos ou até que as lentilhas estejam macias e a maior parte do líquido tenha sido absorvida. Tire do fogo, adicione as nozes e misture as folhas de espinafre baby até murcharem.
4. Cubra o recheio de lentilha com o purê cremoso de couve-flor e raiz de aipo. Coloque a panela destampada no forno e asse por 25 a 30 minutos ou até dourar. Sirva quente.

Wraps de alface recheados com carne de peru e cogumelos apimentados

Sem glúten, sem soja, sem oleaginosas
Tempo: 30 minutos

PORÇÕES: 3

Os wraps tradicionais são feitos com farinha branca ultrarrefinada, que promove grandes oscilações na glicose. Usar folhas de alface no lugar de wraps de trigo é uma troca fácil que promove Energia Boa e reduz a ingestão de alimentos processados. A carne moída de peru acrescenta cerca de 40 gramas de proteína por porção, fazendo com que seja uma refeição que gera muita saciedade.

- 1 colher de sopa de azeite extravirgem
- ¼ de colher de chá de cominho em pó
- ¼ de colher de chá de canela em pó
- ¼ de colher de chá de pimenta-da-jamaica em pó
- ¼ de colher de chá de pimenta-calabresa em flocos
- 1 cebola roxa média picada
- 3 dentes de alho picados
- 1 colher de chá de gengibre ralado na hora
- 3 xícaras de cogumelos Portobello grosseiramente picados em pedaços de aproximadamente 0,5 centímetro.
- ¾ de colher de chá de sal marinho, mais sal a gosto
- Pimenta-do-reino moída na hora
- 1 tomate médio finamente picado
- 500 gramas de carne moída de peru
- 1 colher de sopa de iogurte natural integral
- ½ xícara de coentro fresco picado, e mais para montar o prato
- ¼ de xícara de hortelã fresca picada
- 1 colher de sopa de vinagre de vinho tinto
- 1 alface lisa (cerca de 150 gramas)
- ¼ de xícara de farelos de queijo feta, para decoração

1. Em uma frigideira de ferro fundido com 25 centímetros de diâmetro, aqueça o azeite em fogo médio. Adicione o cominho, a canela, a pimenta-da-jamaica e a pimenta-calabresa, e cozinhe por cerca de 15 segundos ou até o aroma ser liberado, mas sem queimar. Adicione ¾ de xícara de cebola (reserve o restante para decorar), alho e gengibre à frigideira. Cozinhe, mexendo ocasionalmente, por 2 a 3 minutos ou até que a cebola comece a ficar dourada e macia.
2. Adicione os cogumelos e tempere com ¼ de colher de chá de sal e pimenta-do-reino a gosto. Cozinhe por 5 a 6 minutos ou até os cogumelos começarem a dourar e ficar macios. Adicione o tomate em cubos e misture bem.
3. Aumente o fogo para médio-alto e adicione a carne de peru. Tempere com a ½ colher de chá de sal restante ou a gosto. Cozinhe por 6 a 8 minutos ou até que esteja totalmente cozida, separando as pelotas com uma colher de pau. Tire do fogo.
4. Adicione o iogurte, o coentro, a hortelã e o vinagre, e misture até que o iogurte seja totalmente dissolvido no líquido da panela. Sirva com as folhas de alface para embrulhar e o coentro, a cebola roxa e o queijo feta para decorar.

Massala de tofu com castanhas-de-caju torradas e *raita* de pepino e hortelã

Sem glúten, sem soja
Tempo: 1 hora

PORÇÕES: 2 A 3

Reduzir o estresse oxidativo é um fator essencial para a produção de Energia Boa, e especiarias como o cominho e o açafrão acrescentam um grande poder antioxidante a esta receita.

Raita de pepino e hortelã
½ xícara de iogurte natural integral
½ xícara de pepino ralado com o sumo
¼ de colher de chá de sal marinho
1 pitada de chá de cominho em pó
2 colheres de sopa de hortelã fresca picada
2 colheres de chá de sumo de limão-siciliano espremido na hora

Tofu com cúrcuma
1 colher de sopa de óleo de coco extravirgem
1 pacote (400 gramas) de tofu extrafirme escorrido, cortado em cubos e seco
Pimenta-do-reino moída na hora a gosto
¼ de colher de chá de cúrcuma em pó
¼ de colher de chá de sal, ou a gosto

Molho massala
1 colher de sopa de manteiga de vaca alimentada no pasto
½ colher de chá de cominho em pó
½ colher de chá de sementes de coentro moídas
1 colher de chá de sal marinho
Pimenta-do-reino moída na hora
1 cebola grande fatiada
1 colher de chá de gengibre ralado na hora
3 dentes de alho picados

1 pimenta jalapeño fatiada
1 lata (400 gramas) de tomates pelados e em cubos
½ xícara de leite de coco tradicional
½ colher de chá de garam masala
¼ de xícara de castanhas-de-caju cruas
Arroz de couve-flor simples (página 369)
Coentro para decoração

1. **Modo de preparo da *raita* de pepino e hortelã:** Em uma tigela pequena, misture o iogurte, o pepino ralado, o sal, o cominho, a hortelã e o sumo de limão-siciliano. Prove e ajuste o tempero, se necessário. Cubra e deixe na geladeira até a hora de servir.
2. **Modo de preparo do tofu com cúrcuma:** Aqueça o óleo de coco em uma frigideira grande em fogo médio-alto. Adicione o tofu e frite levemente por 4 a 5 minutos ou até dourar em todos os lados. Tempere com pimenta-do-reino, cúrcuma e sal. Coloque em um prato e reserve.
3. **Modo de preparo do molho:** Na mesma frigideira, derreta a manteiga em fogo médio. Adicione o cominho, as sementes de coentro, o sal e a pimenta a gosto, e cozinhe por 15 a 30 segundos ou até o aroma ser liberado, mas sem queimar. Adicione a cebola, o gengibre, o alho e a pimenta jalapeño, e cozinhe por 8 a 10 minutos ou até que a mistura de cebola esteja macia e dourada. Tire do fogo e deixe esfriar.
4. Coloque a mistura de cebola no liquidificador em alta potência com os tomates cortados em cubos, o leite de coco e o garam masala. Bata até ficar homogêneo.
5. Devolva o molho à frigideira. Cozinhe por 4 a 5 minutos em fogo médio ou até borbulhar e liberar o aroma. Prove e ajuste os temperos se necessário. Adicione o tofu e deixe ferver por 3 a 4 minutos ou até que esteja coberto e saboroso, e o molho, ligeiramente espesso.
6. Em uma pequena frigideira em fogo médio-baixo, torre as castanhas-de-caju por 3 a 4 minutos ou até dourar, mexendo com frequência para obter uma cor dourada uniforme.
7. Sirva com o arroz de couve-flor simples, *raita*, castanhas-de-caju torradas e coentro para decorar.

"Bolinhos de caranguejo" de palmito com salada arco-íris

Sem glúten, sem soja

Tempo: 1 hora

PORÇÕES: 4 (2 BOLINHOS POR PORÇÃO)

Os "bolinhos de caranguejo" feitos com palmito são uma alternativa acessível aos bolinhos de caranguejo tradicionais. A mistura de palmito, farinha de grão-de-bico e temperos totaliza 15 gramas de proteína e 10 gramas de fibra por porção, sem carboidratos refinados.

Salada arco-íris
1 cenoura grande
1 beterraba média
1 maçã verde
½ cebola roxa média cortada em fatias finas
Sumo de ½ limão-siciliano
Sal marinho

Molho de iogurte com alcaparras
1 xícara de iogurte grego natural integral
2 colheres de sopa de chucrute
1 colher de sopa de alcaparras grosseiramente picadas
1 colher de sopa de mostarda Dijon
Sumo de ½ limão-siciliano
Sal marinho, conforme necessário

"Bolinhos de caranguejo" de palmito
400 gramas de palmito escorrido, lavado e picado
1 xícara de farinha de grão-de-bico
2 ovos grandes batidos
1 talo de aipo finamente picado
½ pimentão vermelho, sem as sementes e a parte branca, cortado em cubos
½ cebola roxa média finamente picada
¼ de xícara de salsa lisa picada
2 colheres de sopa de linhaça moída

1 colher de chá de mistura de temperos para frutos do mar
½ colher de chá de alho em pó
¼ de colher de chá de sal marinho grosso
Óleo de coco extravirgem, para fritura

1. **Modo de preparo da salada:** Corte a cenoura, a beterraba e a maçã em palitos usando um espiralizador, a escama grossa de um ralador ou uma faca afiada. Em uma tigela média, misture os legumes picados e a cebola com o sumo de limão-siciliano e tempere com sal a gosto. Refrigere até a hora de usar.
2. **Modo de preparo do molho:** Em uma tigela média, misture o iogurte, o chucrute, as alcaparras, a mostarda e o sumo de limão-siciliano. Se necessário, tempere com sal. Refrigere até a hora de usar.
3. **Modo de preparo dos "bolinhos de caranguejo":** Em uma tigela grande, misture palmito, farinha de grão-de-bico, ovos, aipo, pimentão, cebola, salsa, linhaça, tempero para frutos do mar, alho em pó e sal.
4. Em uma frigideira, aqueça uma pequena quantidade de óleo de coco em fogo médio. Aos poucos, coloque a massa na frigideira formando discos médios (8 no total) e cozinhe por 3 a 4 minutos de cada lado ou até dourar e ficar crocante.
5. Sirva quente com a salada arco-íris e o molho.

Arroz de couve-flor com "queijo"

Sem glúten, sem laticínios
Tempo: 40 minutos

PORÇÕES: 4

O missô fermentado e a levedura nutricional fazem bem ao intestino e dão sabor ao molho de "queijo". A levedura nutricional é um tipo de fungo (semelhante à usada para fazer pão ou cerveja) que foi "desativado" pelo calor. Costuma ser usada para dar mais sabor e umami a pratos de origem vegetal e é uma boa fonte de várias vitaminas B e proteínas. Use o molho desta receita misturado com o seu molho picante favorito para dar um toque apimentado ou como molho para macarrão de lentilhas ou legumes.

450 gramas de feijão-preto, só os caroços
2 tomates médios picados
½ xícara de cebola roxa picada
½ xícara de coentro fresco picado, e mais para montar o prato
Sumo de 1 limão
Sal marinho e pimenta-do-reino moída na hora

Molho de "queijo"

2 xícaras de couve-flor picada, floretes e caules, fresca ou congelada
1 cenoura média picada
½ cebola pequena picada
½ xícara de leite de coco tradicional
¼ de xícara de levedura nutricional
1 colher de chá de mostarda Dijon
1 colher de chá de vinagre de maçã
¾ de colher de chá de sal marinho
½ colher de chá de missô aká

Arroz de couve-flor simples (página 369)

1 avocado maduro, mas firme, cortado ao meio, sem caroço, descascado e fatiado
¼ de xícara de amêndoas picadas ou fatiadas

1. Em uma tigela grande, misture o feijão-preto, os tomates, a cebola roxa, o coentro e o sumo do limão. Tempere generosamente com sal e pimenta-do-reino. Reserve.
2. **Modo de preparo do molho de "queijo":** Encha uma panela grande com 5 centímetros de água. Coloque um cesto para cozimento a vapor na panela e deixe a água ferver em fogo médio-alto. Coloque a couve-flor, a cenoura e a cebola no cesto e cubra. Deixe-as no vapor por 10 a 12 minutos ou até sentir que estão bem macias ao espetar com um garfo.
3. Escorra os legumes e transfira-os para o processador de alimentos ou o liquidificador. Adicione o leite de coco, a levedura nutricional, a mostarda, o vinagre, o sal e o missô, e bata até ficar homogêneo.
4. Para servir, junte o arroz de couve-flor com a mistura de feijão-preto e divida igualmente em quatro tigelas. Cubra com abacate fatiado, amêndoas e um fio de molho de "queijo".

Macarrão de abobrinha ao molho pesto com *gremolata* de nozes

Sem glúten, sem soja
Tempo: 35 minutos

PORÇÕES: 4

O macarrão de abobrinha substitui o macarrão tradicional à base de semolina nesta receita, aumentando o teor de nutrientes e fibras do prato e eliminando os carboidratos processados.

Macarrão de abobrinha
6 abobrinhas médias (aproximadamente 1,5 quilo)
Sal marinho

Gremolata de nozes
¼ de xícara de nozes finamente picadas
¼ de xícara de tomates secos finamente picados
1 colher de sopa de manjericão fresco picado
Raspas de 1 limão-siciliano
Sal marinho e pimenta-do-reino moída na hora

Pesto de manjericão e rúcula
½ xícara de manjericão fresco, bem cheia
½ xícara de rúcula
¼ de xícara de nozes picadas
¼ de xícara de queijo parmesão ralado ou levedura nutricional, e mais para montar o prato
1 dente de alho
¼ de xícara de azeite extravirgem
Sumo de 1 limão-siciliano
½ colher de chá de sal marinho
¼ de colher de chá de pimenta-do-reino moída na hora

1 colher de sopa de azeite extravirgem
1 ½ xícara de tomates grape cortados ao meio
2 xícaras de rúcula

1. **Modo de preparo do macarrão de abobrinha:** Com um espiralizador, corte a abobrinha na forma de espaguete. Se não tiver um espiralizador, você pode usar um descascador de legumes para fazer fatias finas. Coloque o macarrão de abobrinha em um escorredor grande e tempere com sal. Reserve por pelo menos 10 minutos para liberar o excesso de água.
2. **Modo de preparo da *gremolata*:** Em uma tigela pequena, misture nozes, tomates secos, manjericão e raspas de limão-siciliano. Tempere levemente com sal e pimenta-do-reino. Reserve.
3. **Modo de preparo do pesto:** No processador de alimentos, coloque manjericão, rúcula, nozes, parmesão, alho, azeite, sumo de limão-siciliano, sal e pimenta-do-reino. Pulse até que a mistura fique homogênea. Reserve.
4. Em uma frigideira grande, aqueça o azeite em fogo médio-alto. Adicione os tomates e cozinhe por 4 a 5 minutos ou até começar a formar bolhas. Adicione o macarrão de abobrinha e a rúcula, e cozinhe, mexendo ocasionalmente, por 2 a 3 minutos ou até ficar al dente. Tempere com sal e pimenta-do-reino a gosto. Tire do fogo e misture a abobrinha com o pesto até o macarrão ficar revestido.
5. Para servir, divida o macarrão de abobrinha em quatro pratos. Cubra cada prato com uma pitada de *gremolata* e parmesão ralado.

LANCHES/MOLHOS/ACOMPANHAMENTOS/SOBREMESAS

Purê cremoso de couve-flor e raiz de aipo
Sem glúten, sem laticínios, sem soja, sem oleaginosas
Tempo: 30 minutos

PORÇÕES: 4 A 6

Trocar o purê de batatas por este purê é fácil e gera muitos benefícios. Já foi comprovado que os compostos de sulforafano na couve-flor regulam a via Nrf2, sistema de defesa celular que ajuda a proteger contra o estresse oxidativo e a inflamação.

- 6 xícaras de couve-flor picada, floretes e caules
- 2 xícaras de raiz de aipo picada
- 2 cenouras médias picadas
- 2 dentes de alho
- ¼ de xícara de levedura nutricional
- 1 colher de sopa de azeite extravirgem
- 2 colheres de chá de sumo de limão-siciliano espremido na hora
- ½ colher de chá de sal marinho
- Pimenta-do-reino moída na hora

1. Encha uma panela grande com 5 centímetros de água. Coloque um cesto para cozimento a vapor sobre a panela e deixe a água ferver em fogo médio-alto. Coloque a couve-flor, a raiz de aipo, a cenoura e o alho no cesto, e cubra. Deixe-os no vapor por 10 a 12 minutos ou até ficarem bem macios.

2. Após os legumes esfriarem, escorra-os e coloque-os no processador de alimentos ou no liquidificador em alta potência. Acrescente levedura nutricional, azeite, sumo de limão-siciliano, sal e pimenta-do-reino a gosto. Bata até obter uma mistura homogênea e cremosa.

Armazenamento: O purê cremoso de couve-flor e raiz de aipo pode ser preparado com antecedência e guardado na geladeira em um recipiente vedado por até três dias.

Molho defumado de cenoura e *harissa*

Sem glúten, sem laticínios, sem soja
Tempo: 20 minutos

RENDE: 4 XÍCARAS DE MOLHO

O molho usa sementes de cominho e alcaravia torradas, que estão entre os alimentos mais ricos em antioxidantes. Para um lanche bem equilibrado, consuma o molho com biscoitos de linhaça com ervas (página 373) ricos em proteínas e ômega 3.

> 900 gramas de cenouras picadas
> ½ colher de chá de sementes de alcaravia
> 1 colher de chá de sementes de cominho
> ¼ de xícara de pasta *harissa*
> 1 colher de chá de páprica defumada
> 2 dentes de alho
> ½ xícara de castanhas-de-caju
> 2 colheres de sopa de azeite extravirgem, e mais para montar o prato
> 2 colheres de chá de vinagre de vinho tinto
> Sal marinho e pimenta-do-reino moída na hora

1. Encha uma panela grande com 5 centímetros de água. Coloque um cesto para cozimento a vapor sobre a panela e deixe a água ferver em fogo médio-alto. Coloque as cenouras no cesto e cubra. Deixe-as no vapor por cerca de 10 minutos ou até ficarem macias.
2. Enquanto as cenouras estiverem no vapor, leve as sementes de alcaravia e de cominho a uma panela pequena em fogo médio. Torre, mexendo com frequência, por 2 a 3 minutos ou até ficarem perfumadas. Usando um pilão, um moedor de especiarias ou um moedor de café limpo, triture grosseiramente as sementes.
3. No processador de alimentos ou no liquidificador em alta potência, adicione as cenouras, as sementes trituradas, a pasta *harissa*, a páprica, o alho, as castanhas-de-caju, o azeite, o vinagre, o sal e a pimenta-do-reino, e bata até tudo ficar bem misturado. Regue com azeite e sirva com biscoitos de linhaça com ervas e hortaliças cruas da estação.

Molho de beterraba e tremoços

Sem glúten, sem laticínios, sem soja, sem oleaginosas
Tempo: 25 minutos, e até 90 minutos adicionais para assar

RENDE: 4 XÍCARAS DE MOLHO

Em geral os tremoços são vendidos em conserva. Estão ligados ao controle da glicemia por terem alto teor de fibras e proteínas, além de zero carboidratos líquidos (calculados subtraindo-se as fibras do total de carboidratos). O chucrute contribui para a saúde do microbioma e combina bem com a fibra prebiótica dos tremoços. A beterraba é uma usina de Energia Boa, sendo rica em nitrato, que pode ser convertido em óxido nítrico, substância que dilata os vasos sanguíneos. Aproveite esses benefícios usando o molho com os biscoitos de linhaça com ervas (página 373) e legumes da estação.

2 beterrabas grandes (aproximadamente 600 gramas)
    ou 450 gramas, se cozidas
400 gramas de grão-de-bico, escorrido e lavado
1 xícara de tremoços cozidos ou grão-de-bico, caso não encontre tremoços
½ xícara de tahine
4 dentes de alho
2 colheres de sopa de azeite extravirgem, e mais para montar o prato
½ xícara de chucrute de beterraba, mais o sumo, ou chucrute tradicional
½ colher de chá de cominho em pó
Sal marinho e pimenta-do-reino moída na hora

1. Se usar beterraba cozida, pule para a etapa 2. Preaqueça o forno a 200 °C. Cubra as beterrabas com papel-alumínio e coloque-as numa assadeira pequena. Asse por 60 a 90 minutos ou até que as beterrabas estejam macias quando espetadas com uma faca. Tire-as do forno e deixe-as esfriar.
2. Após as beterrabas esfriarem, descasque e pique-as grosseiramente e coloque no processador de alimentos. Adicione grão-de-bico, tremoços, tahine, alho, azeite, chucrute e cominho, e bata até obter uma mistura homogênea. Tempere com sal e pimenta-do-reino a gosto. Para servir, regue com azeite e acrescente pimenta moída. Sirva com biscoitos de linhaça com ervas e legumes da estação.

Armazenamento: Guarde num recipiente vedado na geladeira por até sete dias.

Biscoitos de queijo com brócolis e cebolinha

Sem glúten, sem soja
Tempo: 45 minutos

RENDE: 8 BISCOITOS

Estes são biscoitos com Energia Boa e sem carboidratos refinados. Assim como a couve-flor, os brócolis são uma fonte rica em isotiocianatos, compostos poderosos que ativam genes fundamentais para a produção de Energia Boa e o estresse oxidativo.

- 2½ xícaras de arroz de brócolis, fresco ou congelado*
- 3 colheres de sopa de cebolinha picada
- 3 ovos grandes
- ⅔ de xícara de queijo cheddar ralado ou levedura nutricional
- 1½ xícara de farinha de amêndoas
- 1 colher de chá de fermento
- ¼ de colher de chá de alho em pó
- ½ colher de chá de sal marinho
- Pimenta-do-reino moída na hora

1. Preaqueça o forno a 180 °C. Cubra uma assadeira com papel-manteiga.
2. Em uma tigela grande, misture o arroz de brócolis, a cebolinha, os ovos e o queijo.
3. Em uma tigela separada, misture a farinha de amêndoas, o fermento, o alho em pó, o sal e a pimenta-do-reino. Incorpore os ingredientes secos aos úmidos até ficarem bem misturados.
4. Usando um pegador de sorvete ou uma colher grande, arrume os biscoitos em 8 porções iguais. Asse por 30 a 35 minutos ou até que as superfícies dos biscoitos fiquem douradas.

Observação: Se usar arroz de brócolis congelado, leve ao forno por mais 5 a 10 minutos.

Armazenamento: Guarde em um recipiente vedado na geladeira por até cinco dias.

Molho de limão-siciliano e mostarda Dijon

Sem glúten, sem laticínios, sem oleaginosas
Tempo: 5 minutos

RENDE: 1 XÍCARA (8 PORÇÕES DE 2 COLHERES DE SOPA)

Gosto de fazer um pote desse molho para usar durante toda a semana na salada de funcho e maçã (página 339), na salada arco-íris (páginas 340-341) e em outras. Fazer o próprio molho de salada é uma ótima maneira de evitar açúcares e outros aditivos ocultos em suas versões industrializadas.

- 2 colheres de sopa de sumo de limão-siciliano espremido na hora
- 2 colheres de sopa de vinagre de maçã
- 2 colheres de sopa de sumo de laranja espremido na hora
- 1 colher de sopa de mostarda Dijon
- 1 colher de sopa de tamari
- Sal marinho e pimenta-do-reino moída na hora
- ½ xícara de azeite extravirgem

1. Em uma tigela média, misture sumo de limão-siciliano, vinagre, sumo de laranja, mostarda, tamari e sal e pimenta a gosto.
2. Sem parar de bater, regue o azeite e misture até emulsionar o molho. Se preferir, junte todos os ingredientes num frasco com tampa e agite por 30 segundos ou até ficar bem misturado.

Armazenamento: Guarde em um recipiente vedado na geladeira por até sete dias.

Arroz de couve-flor simples

Sem glúten, sem laticínios, sem soja, sem oleaginosas
Tempo: 15 minutos

PORÇÕES: 2 A 4

O arroz de couve-flor é uma base fantástica para uma refeição, com baixo teor de carboidratos e alto teor de fibras – tem mais que o triplo das fibras do arroz branco.

1 couve-flor grande sem as folhas
2 colheres de chá de azeite extravirgem
Sal marinho

1. Pique grosseiramente os floretes e o caule da couve-flor e coloque no processador de alimentos. Pulse até os pedaços de couve-flor terem aproximadamente o tamanho de grãos de arroz.
2. Em uma panela média com tampa, aqueça o azeite em fogo médio. Adicione o arroz de couve-flor e o sal a gosto, e misture bem.
3. Tampe, coloque em fogo baixo e deixe cozinhar por 4 a 6 minutos ou até ficar al dente. Sirva em seguida.

Brownies de feijão-preto

Sem glúten, sem laticínios, sem soja
Tempo: 45 minutos, além do tempo de refrigeração durante a noite

PORÇÕES: 12

Os polifenóis benéficos do cacau em pó ajudam a manter níveis saudáveis de insulina, e o feijão-preto, rico em fibras, ajudam a equilibrar o açúcar das tâmaras. Você pode adicionar gotas de chocolate sem açúcar para deixar os brownies ainda mais apetitosos.

8 tâmaras sem caroço picadas grosseiramente
¾ de xícara de cacau em pó
400 gramas de feijão-preto, escorrido e lavado
½ xícara de leite de coco tradicional
2 colheres de sopa de farinha de linhaça
1 colher de chá de extrato de baunilha
1 colher de chá de fermento
1 colher de sopa de beterraba em pó
¼ de colher de chá de sal marinho
Óleo de coco extravirgem
½ xícara de gotas de chocolate sem açúcar adoçadas
Flor de sal

1. Preaqueça o forno a 180 °C. Se as tâmaras estiverem secas, coloque-as de molho em água quente por 10 a 15 minutos, para amolecer.
2. Em um processador de alimentos grande, coloque as tâmaras e o cacau em pó, e pulse até picar as tâmaras. Adicione feijão-preto, leite de coco, farinha de linhaça, baunilha, fermento, beterraba em pó e sal. Bata os ingredientes até formar uma massa e raspe as laterais da tigela com uma espátula.
3. Unte uma assadeira de 20 cm × 20 cm com óleo de coco. Se for usar as gotas de chocolate, misture a massa e as gotas em uma tigela grande. Espalhe a massa uniformemente na assadeira com uma espátula.

4. Asse por 35 minutos. Os brownies estarão bem macios e esponjosos assim que forem retirados do forno, mas vão ficar densos e cremosos por dentro durante a noite. Polvilhe flor de sal. Resfrie durante a noite na geladeira e sirva no dia seguinte.

Armazenamento: Guarde em um recipiente vedado na geladeira por até cinco dias.

Crumble de frutas vermelhas com noz-pecã torrada

Sem glúten, sem soja
Tempo: 55 minutos

PORÇÕES: 8

A cobertura do crumble é uma combinação de farinha de noz de tigre (também conhecida como junça ou *tiger nut*), uma farinha rica em fibras, e nozes-pecãs altamente antioxidantes, fazendo dela uma ótima alternativa ao crumble tradicional preparado com farinha branca.

- 6 xícaras de frutas vermelhas congeladas, como framboesas, mirtilos e morangos
- ¾ de xícara de farinha de noz de tigre
- ½ xícara de nozes-pecãs picadas
- 4 colheres de sopa (½ tablete) de manteiga de leite de vaca alimentada no pasto sem sal, gelada, em cubos, ou óleo de coco refrigerado
- 3 colheres de sopa de xarope de bordo
- 1 colher de chá de extrato de baunilha
- ¼ de colher de chá de sal marinho
- ¼ de colher de chá de canela em pó

1. Preaqueça o forno a 180 °C. Coloque as frutas vermelhas congeladas em uma frigideira de ferro fundido ou assadeira de 25 centímetros.
2. Em uma tigela grande, misture farinha de noz de tigre, nozes-pecãs, manteiga, xarope de bordo, baunilha, sal e canela. Usando um garfo, quebre os pedaços de manteiga ou coloque o óleo de coco até obter uma consistência arenosa.
3. Com uma colher, coloque a mistura de cobertura uniformemente sobre as frutas vermelhas e asse por 40 a 45 minutos ou até dourar a superfície e as frutas vermelhas começarem a borbulhar.
4. Deixe o crumble esfriar um pouco antes de servir.

Biscoitos de linhaça com ervas

Sem laticínios, sem glúten, sem soja, sem oleaginosas
Tempo: 1 hora e 30 minutos

PORÇÃO: CERCA DE 80 BISCOITOS

Ao contrário dos biscoitos tradicionais, estes biscoitos de linhaça com ervas farão você se sentir energizado, estabilizando os níveis de glicose e trazendo os benefícios da Energia Boa através de fibras, ômega 3, proteínas e micronutrientes! As sementes de linhaça são ricas em ômega 3, que é anti-inflamatório e promove a elasticidade da membrana celular. Eu uso orégano nesta receita, mas você pode trocar pelas suas ervas secas favoritas, como alecrim, tomilho ou sálvia.

- 2 xícaras de sementes de linhaça finamente moídas em um moedor de especiarias ou processador de alimentos
- ½ xícara de gergelim
- ¼ de xícara de levedura nutricional
- ¼ de xícara de cascas de psyllium inteiras
- ½ colher de chá de alho em pó
- 1 colher de chá de sal marinho
- 1 colher de chá de orégano desidratado

1. Preaqueça o forno a 160 °C. Em uma tigela grande, misture sementes de linhaça moídas, gergelim, levedura nutricional, cascas de psyllium, alho em pó, sal e orégano. Adicione 1 xícara de água e mexa até que os ingredientes estejam bem misturados.
2. Prepare duas folhas de papel-manteiga para cobrir uma assadeira grande ou duas assadeiras médias. Coloque metade da massa em uma das folhas de papel-manteiga e cubra com outra folha. Usando um rolo, abra a massa até obter uma espessura uniforme de cerca de 3 milímetros. Repita o processo com a outra metade da massa. Use uma faca para cortar os biscoitos no tamanho desejado. Se preferir um formato mais rústico, quebre os biscoitos após o cozimento.
3. Asse por 1h15min ou até ficarem crocantes e um pouco mais escuros. Os biscoitos ficarão mais firmes conforme forem esfriando.

Bolo de limão e amêndoas com geleia de morango

Sem glúten, sem soja
Tempo: 45 minutos

PORÇÕES: 12

A farinha de amêndoas, uma alternativa nutritiva à farinha branca refinada usada na maioria dos bolos, é rica em proteínas, gorduras saudáveis e nutrientes vitais, como vitamina E e magnésio. A cobertura de morango é antioxidante e aproveita a doçura natural dos morangos no lugar do açúcar.

- 4 colheres de sopa (½ tablete) de manteiga de leite de vaca alimentada no pasto sem sal, derretida, e mais para untar a forma
- 2 xícaras de farinha de amêndoas branqueadas
- ½ xícara de adoçante de fruta do monge
- 1 colher de chá de fermento
- ½ colher de chá de bicarbonato de sódio
- ¼ de colher de chá de sal
- 4 ovos grandes
- 1 colher de chá de extrato de baunilha
- Raspas e sumo de 2 limões-sicilianos

Geleia de morango

- 3 xícaras de morangos, sem os cabinhos e cortados em quartos
- Uma pitada de sal
- ½ colher de chá de extrato de baunilha
- ½ colher de chá de pétalas de rosa em pó (opcional)

1. Preaqueça o forno a 180 °C. Cubra o fundo de uma forma de 25 centímetros com papel-manteiga. Unte as laterais com manteiga.
2. Em uma tigela grande, misture farinha de amêndoas, adoçante, fermento, bicarbonato de sódio e sal. Numa tigela média, bata os ovos e adicione manteiga derretida, baunilha, raspas e sumo dos limões-sicilianos. Adicione a mistura úmida à mistura seca e bata até que a massa do bolo fique homogênea.
3. Coloque a massa do bolo na forma. Asse na prateleira central por 25 a 30 minutos ou vá espetando o bolo com um palito ou faca até que saiam limpos.

4. **Enquanto isso, prepare a geleia de morango:** Em uma panela média, misture morangos, sal, baunilha e ¼ de xícara de água, e deixe ferver em fogo médio-alto. Cozinhe por 15 a 18 minutos ou até os morangos ficarem macios e o líquido ganhar consistência de calda. Tire do fogo e adicione as pétalas de rosa em pó, se for usar.
5. Deixe o bolo esfriar por cerca de 25 minutos. Desenforme em um prato de servir. Sirva fatias com uma ou duas colheres de geleia de morango.

DICA: Use a massa do bolo para fazer muffins! Basta assar em uma forma para muffins forrada por 18 a 22 minutos ou até espetar a massa e o palito ou a faca saírem limpos.

Palitos de jacatupé assados com ketchup caseiro e aioli de ervas

Sem glúten, sem laticínios, sem soja, sem oleaginosas
Tempo: 45 minutos

PORÇÕES: 2 A 4

O jacatupé é um tubérculo rico em inulina, fibra benéfica para a diversidade do microbioma intestinal. Com o ketchup caseiro e o aioli de ervas, você poderá desfrutar de todo o sabor dos seus condimentos favoritos sem nenhum dos açúcares ocultos ou óleos de sementes processados das versões industrializadas que fazem mal à saúde.

- 1 jacatupé médio (cerca de 700 gramas), descascado e cortado em palitos com 0,5 centímetro de espessura
- 1 colher de sopa de azeite extravirgem
- ½ colher de chá de sal marinho
- ¼ de colher de chá de pimenta-do-reino moída na hora

Aioli de ervas

- Gema de 1 ovo grande
- 1 dente de alho picado e amassado até virar pasta
- 1 colher de chá de sumo de limão-siciliano espremido na hora
- 1 colher de chá de mostarda Dijon
- 1 colher de sopa de salsa fresca picada na hora
- ¼ de colher de chá de sal marinho
- ⅓ de xícara de óleo de abacate extravirgem

Ketchup

- 1 tâmara sem caroço
- ¼ de xícara de extrato de tomate
- 1 colher de sopa de vinagre de vinho tinto
- ¼ de colher de chá de alho em pó
- ¼ de colher de chá de sal marinho

1. Preaqueça o forno a 220 °C. Encha uma panela grande com 5 centímetros de água. Coloque um cesto para cozimento a vapor na panela e deixe a água ferver em fogo médio-alto. Adicione o jacatupé e deixe no vapor por 8 a 10 minutos ou até ficar al dente. Escorra.
2. Em uma assadeira grande, misture o jacatupé com azeite, sal e pimenta-do-reino. Espalhe os palitos de jacatupé em uma única camada. Asse por cerca de 30 minutos, virando após 15 minutos, até que as bordas dos palitos estejam douradas e crocantes.
3. **Modo de preparo do aioli de ervas:** Em uma tigela média, misture a gema de ovo, a pasta de alho, o sumo de limão-siciliano, mostarda, salsa e sal. Batendo continuamente, regue devagar com óleo de abacate até que a maionese engrosse e o óleo seja incorporado.
4. **Modo de preparo do ketchup:** Deixe a tâmara de molho em água quente por 10 a 15 minutos para amolecer, depois escorra. Num pequeno processador de alimentos, misture o extrato de tomate, ¼ de xícara de água, vinagre, tâmara, alho em pó e sal.
5. Sirva os jacatupés quentes logo que tirar do forno com o aioli de ervas e o ketchup.

Chips de beterraba com sal e vinagre

Sem glúten, sem laticínios, sem soja, sem oleaginosas
Tempo: 1 hora

PORÇÕES: 6

Os chips de beterraba são um substituto perfeito das batatas chips. As beterrabas são ricas em vitamina B_9, manganês, potássio e fibras. Além disso, quando assamos os chips em azeite extravirgem em vez de fritá-los em óleo vegetal, reduzimos a chance de inflamação e estresse oxidativo no corpo.

- 3 ou 4 beterrabas de tamanho médio (aproximadamente 700 gramas), limpas ou descascadas
- Azeite extravirgem
- 1 colher de chá de vinagre de maçã
- ¼ de colher de chá de alho em pó
- ¼ de colher de chá de cebola em pó
- Sal marinho e pimenta-do-reino moída na hora

1. Preaqueça o forno a 150 °C. Corte as beterrabas o mais fino possível, com cerca de 1,5 milímetro de espessura, usando um cortador e fatiador ou uma faca afiada.
2. Unte levemente duas assadeiras com azeite, apenas o suficiente para evitar que as beterrabas grudem enquanto assam. Em uma tigela grande, misture as fatias de beterraba com vinagre, alho em pó, cebola em pó e sal e pimenta-do-reino a gosto. Coloque as fatias de beterraba em uma camada única nas assadeiras.
3. Asse por 40 a 55 minutos ou até que os chips estejam crocantes e dourados. Tire do forno e deixe esfriar completamente antes de servir.

AGRADECIMENTOS

Antes de tudo, queremos agradecer a Gayle Means, nossa amada mãe. Nossa decisão de escrever este livro foi tomada nos dias após sua morte, movidos pela paixão de levar adiante seu exemplo de Energia Boa e com o objetivo de capacitar as pessoas a entender a própria saúde e prevenir mortes prematuras.

Agradecemos ao nosso pai, Grady Means, por ser nossa inspiração de como viver os princípios descritos neste livro: praticar exercícios, escrever, velejar, fazer bodysurf, caminhar, rir, evoluir, praticar jardinagem, aprender e pôr em prática a gratidão aos 77 anos. Você é nosso herói! Muito obrigado por tudo.

Este livro não existiria sem Leslie, esposa de Calley e melhor amiga de Casey. Obrigado por ser a nossa fonte incansável de apoio, conselhos e terapia durante todo o processo, e por ser nosso modelo de Energia Boa com o amor e a evolução constantes que você demonstra todos os dias. Durante o processo de escrita, Leslie deu à luz Roark, que nos inspira com uma alegria e um encantamento pelo mundo a que todos nós deveríamos aspirar. Agradecemos a Brian, o incrível parceiro de Casey, que foi seu porto seguro durante o último ano e é uma fonte constante de Energia Boa na vida dela.

Somos gratos ao nosso agente, Richard Pine, pela confiança e pelos conselhos que foram fundamentais para moldar este livro, e a Eliza Rothstein, pelo apoio. Agradecemos também a Lucia Watson, por ser um exemplo de editora talentosa e colaborativa.

Este livro foi escrito enquanto lançávamos startups ligadas à saúde metabólica, algo que não teria sido possível sem o apoio de nossos cofundadores e nossas equipes. Para Casey, na Levels: Sam Corcos, Josh Clemente e a equipe incansável que fala de saúde metabólica todos os dias (Mike H., Jackie, Tony, Tom, Mike D., equipes de suporte, crescimento, produto, engenharia, pesquisa e desenvolvimento, Athena e todos os outros que fizeram parte da jornada – o mundo é metabolicamente mais saudável por causa de vocês). Para Calley, na TrueMed: Justin Mares e equipe.

Agradecemos aos nossos amigos que leram o livro e deram feedback e apoio inestimáveis, incluindo Carrie Denning, Fiona O'Donnell McCarthy, Steph Bell, Emily Azer, Ann Voorhees e Nick Alexander. Agradecemos a Sonja Manning por sua amizade e seu apoio em tantos aspectos do livro. Agradecemos a Kimber Crowe e Sally Nicholson pelo feedback inicial sobre o livro e por uma vida inteira de amor e suporte. Agradecemos a Dhru Purohit pelo apoio e pela inspiração contínuos sobre como lidar com os negócios, a saúde, a escrita e a vida.

Este livro não teria sido possível sem os líderes visionários que nos inspiraram a dedicar nossa vida à causa médica, em especial os Drs. Mark Hyman, Robert Lustig, David Perlmutter, Sara Gottfried, Dom D'Agostino, Terry Wahls, Ben Bikman, Molly Maloof e David Sinclair.

Também admiramos o trabalho de diversos pioneiros nas áreas da saúde, da nutrição, do biohacking e da agricultura regenerativa que trilharam os próprios caminhos, foram grandes fontes de inspiração e criaram excelentes conteúdos conosco. Entre eles estão os Drs. Rick Johnson, Will Cole, Tyna Moore, Austin Perlmutter, Gabrielle Lyon, Steve Gundry, Chris Palmer, Howard Luks, Kevin Jubbal, Philip Ovadia, Ken Berry, David Cistola e Bret Scher, assim como Jeff Krasno, Shawn Stevenson, Kayla Barnes, Chase Chewning, Louisa Nicola, Kelly LeVeque, Mona Sharma, Jason e Colleen Wachob, Jillian Michaels, Dave Asprey, Carrie Jones, Kara Fitzgerald, Kimberly Snyder (e Jon Bier), Ben Greenfield, Ronit Menashe, Vida Delrahim, Kristen Holmes, Nora LaTorre, Courtney Swan, Sarah Villafranco, Michael Brandt, Mariza Snyder, Molly Chester, Will Harris, Lewis Howes, Max Lugavere, Tom Bilyeu, Liz Moody e tantos outros heróis na mídia, em podcasts e nas comunidades dedicadas à gastronomia, ao bem-estar, à saúde e ao empreendedorismo, que trabalham para tornar o mundo um lugar melhor. Todos vocês nos ajudaram a divulgar a saúde básica nos últimos anos e somos extremamente gratos.

Agradecemos a Amely Greeven pela ajuda inicial no livro, a Ashley Lonsdale pela colaboração em receitas deliciosas, a Jen Chesak pela revisão e a Monica Nelson, Nina Bautista, Vika Miller, Sabrina Horn, Robbie Crabtree e Ezzie Spencer por várias formas de coaching pessoal e apoio que mudaram nossa vida durante os processos de escrita e publicação.

E o mais importante: nosso muito obrigado aos leitores que, assim como nós, têm o objetivo de se empoderar da própria saúde. Não existe jornada mais importante do que alcançar nosso potencial ilimitado e o máximo de Energia Boa na vida.

CONHEÇA ALGUNS DESTAQUES DE NOSSO CATÁLOGO

- Augusto Cury: Você é insubstituível (2,8 milhões de livros vendidos), Nunca desista de seus sonhos (2,7 milhões de livros vendidos) e O médico da emoção
- Dale Carnegie: Como fazer amigos e influenciar pessoas (16 milhões de livros vendidos) e Como evitar preocupações e começar a viver
- Brené Brown: A coragem de ser imperfeito – Como aceitar a própria vulnerabilidade e vencer a vergonha (900 mil livros vendidos)
- T. Harv Eker: Os segredos da mente milionária (3 milhões de livros vendidos)
- Gustavo Cerbasi: Casais inteligentes enriquecem juntos (1,2 milhão de livros vendidos) e Como organizar sua vida financeira
- Greg McKeown: Essencialismo – A disciplinada busca por menos (700 mil livros vendidos) e Sem esforço – Torne mais fácil o que é mais importante
- Haemin Sunim: As coisas que você só vê quando desacelera (700 mil livros vendidos) e Amor pelas coisas imperfeitas
- Ana Claudia Quintana Arantes: A morte é um dia que vale a pena viver (650 mil livros vendidos) e Pra vida toda valer a pena viver
- Ichiro Kishimi e Fumitake Koga: A coragem de não agradar – Como se libertar da opinião dos outros (350 mil livros vendidos)
- Simon Sinek: Comece pelo porquê (350 mil livros vendidos) e O jogo infinito
- Robert B. Cialdini: As armas da persuasão (500 mil livros vendidos)
- Eckhart Tolle: O poder do agora (1,2 milhão de livros vendidos)
- Edith Eva Eger: A bailarina de Auschwitz (600 mil livros vendidos)
- Cristina Núñez Pereira e Rafael R. Valcárcel: Emocionário – Um guia lúdico para lidar com as emoções (800 mil livros vendidos)
- Nizan Guanaes e Arthur Guerra: Você aguenta ser feliz? – Como cuidar da saúde mental e física para ter qualidade de vida
- Suhas Kshirsagar: Mude seus horários, mude sua vida – Como usar o relógio biológico para perder peso, reduzir o estresse e ter mais saúde e energia

sextante.com.br